Gine Elsner

Freikorps, Korporationen und Kolonialismus

Dr. med. Gine Elsner, Professorin i.R., Fachärztin für Arbeitsmedizin, Diplomsoziologin, bis 2009 Direktorin des Instituts für Arbeitsmedizin des Fachbereichs Humanmedizin der Goethe-Universität in Frankfurt a.M.; seit 2018 Inhaberin der Salomon-Neumann-Medaille.

Bei VSA: erschienen von ihr zuletzt: »Augustes Töchter. Auf den Spuren engagierter Frauen« (2021), »Vom Abseits in die Mitte: die Gesundheitsämter« (2022) und »Impfen für das Dritte Reich« (2023). In Vorbereitung ist der Band »Die Ärzte der Waffen-SS und ihre Verbrechen« (Herbst 2024). Außerdem hat sie die von Johannes Schult aufgeschriebenen Erinnerungen »Bessere Bildung ›för lütte Lüüd‹« (2023) unter Mitarbeit von Wolfgang Schult herausgegeben.

Gine Elsner

Freikorps, Korporationen und Kolonialismus

Die soziale Herkunft von Nazi-Ärzten

VSA: Verlag Hamburg

www.vsa-verlag.de

Bildnachweis

S. 128, 172, 213 Anne Elsner
S. 164 Gedenkstätte Deutscher Widerstand
S. 18 Ilona Meurer-Wurzer
S. 111, 247 Picture Alliance
S. 88 Stadtarchiv Düsseldorf
S. 49 Gerhard Stuby
S. 133 VSA: Archiv
S. 225, 229 Waldorf Astoria Zigarettenfabrik 1914
S. 210 Eva Zinke

Umschlagfoto: Unterkühlungsversuch im KZ Dachau an einem Häftling durch Prof. Dr. Ernst Holzlöhner (links) und Dr. Sigmund Rascher.
Druck und Buchbindearbeiten: CPI books GmbH, Leck
ISBN 978-3-96488-195-3

Inhalt

1. Einleitung

»Schreiben ist die Rache der Machtlosen«
Eugen Ruge

Mitte November 1988 saß ich im Interzonenzug nach Erfurt. Ich war Teilnehmerin und Referentin bei einem Symposium der International Physicians for the Prevention of Nuclear War (IPPNW). Das ist die Vereinigung der Ärzte gegen den Atomkrieg, die drei Jahre zuvor, 1985, den Friedensnobelpreis bekam.

Der Interzonenzug, der so hieß, weil er von West-Deutschland in die »Ostzone« fuhr, war fast leer. Wer fuhr auch schon in die DDR! Dass die DDR ein Jahr später zusammenbrach, implodierte, ahnte zum damaligen Zeitpunkt kein Mensch. Der Zug wurde in Hannover eingesetzt. Zu mir ins Abteil kamen zwei Frauen. Es waren Rentnerinnen, die die Erlaubnis hatten, ihre Verwandten in der Bundesrepublik zu besuchen. Nun waren sie auf dem Rückweg nach Hause in die DDR. Die eine fasste ihren Besuch zusammen: »Bei uns sind die Kartoffeln sämiger.« Wir unterhielten uns. Die andere – ich weiß nicht, wie wir auf das Thema kamen – sagte, man solle doch schwer behinderte Neugeborene gleich nach der Geburt töten.

Ich war erstaunt. Vielleicht auch entsetzt. Dass eine Frau nach 40 Jahren DDR-Regime eine solche Idee äußerte, war für mich äußerst bemerkenswert. Denn sozial sei die DDR doch! – wurde überall gesagt. Ich war auf dem Weg zu einer Konferenz, die das Schicksal der Medizin im Faschismus zum Thema hatte.[1] Ein vorgesehenes Referat würde laut Programm die Tötung von Kindern in Stadtroda nahe Jena zur Zeit des Nationalsozialismus behandeln.[2]

Der Bundestag diskutiert seit einiger Zeit über ein Gesetz zur Sterbehilfe. Die Abgeordneten tun sich schwer. Im Jahr 2020 hatte das Bundesverfassungsgericht ein vorliegendes Gesetz beanstandet. Es hatte ein Gesetz des Bundestags aus 2015 kritisiert, das eine »gewerbsmäßige« Sterbehilfe ver-

---

[1] Thom, A./Rapoport, S. (Hrsg.): Das Schicksal der Medizin im Faschismus, Internationales wissenschaftliches Symposium europäischer Sektionen der IPPNW 17.–20. November 1988, Erfurt/Weimar DDR, Jungjohann Verlagsgesellschaft, Neckarsulm/ München 1989.

[2] Zimmermann, S./Wieland, G.: Die Kinderfachabteilung Stadtroda/Thüringen unter der Leitung des Psychiaters Gerhard Kloos – ein Beispiel der faschistischen Vernichtungspolitik »lebensunwerten Lebens«, in: Ebenda, S. 213–216.

bot. Damit – so die obersten Richter – würde einem Menschen, der den Tod wünsche, die Möglichkeit genommen, eine Hilfe beim Selbstmord zu bekommen. Das Bundesverfassungsgericht meinte, dass die Würde eines Menschen gebiete, ihm zu jeder Zeit seinen Wunsch, sterben zu wollen, zu erfüllen. Auch durch ärztliche Suizidbeihilfe. Das vom Bundestag verabschiedete Gesetz war dem Bundesverfassungsgericht zu restriktiv. Es wollte die Maßnahme liberaler haben. Es gilt allerdings unter Juristen der Spruch: Die wesentlichen Dinge regelt der Gesetzgeber. Nicht das Gericht.

Zunächst haben die Abgeordneten das Problem drei Jahre lang auf die lange Bank geschoben. Sie haben es auf einem Nebengleis geparkt. Allmählich muss es von da weggeholt werden. Am 6. Juli 2023 lagen dem Bundestag zwei Gesetzentwürfe zur Verabschiedung vor.[3] Der eine liberaler, der andere restriktiver. Keiner der Entwürfe bekam eine Mehrheit. Den restriktiveren Gesetzentwurf bejahten 304 Abgeordnete (von 690), 363 Abgeordnete lehnten ihn ab, und 23 enthielten sich. Dem liberaleren Gesetzentwurf stimmten nur 287 Abgeordnete zu (von 682), 375 Parlamentarier lehnten ihn ab, es gab 20 Enthaltungen.[4] Die Abgeordneten schieben das Gesetz also weiterhin vor sich her. Zu schwer wiegt die Last der Vergangenheit.

Das Gesetzesvorhaben wegen der Sterbehilfe erfolgt heute in einer Zeit, in der eine Partei, die »Alternative für Deutschland« (AfD), die Nazidiktatur zu »einem Vogelschiss der Weltgeschichte« erklärt. Niklas Frank, der Sohn des früheren Generalgouverneurs im besetzten Polen von 1939 bis 1944, sieht bedrohliche Anklänge der AfD-Sprache an die Nazi-Nomenklatur.[5] Der AfD-Vormann Björn Höcke muss sich wegen seines NS-Vokabulars vor Gericht verantworten.[6] Die Jugendorganisation der AfD, die »Junge Alternative« (JA), propagiert ein »völkisches Gesellschaftskonzept, das auf biologischen Grundannahmen« beruht. Die JA-Mitglieder gehören »rechtsextremen« Burschenschaften an und behaupten, »Schwarze könnten nie Deutsche werden«.[7] Die AfD prangert die vielen fremdländischen Immigranten an, nennt Muslima »Kopftuchmädchen«, hält die ethnische Ab-

---

[3] Schmoll, H.: Besonnene Debatte über den Tod, in: Frankfurter Allgemeine Zeitung (FAZ) vom 7.7.2023.

[4] Richter-Kuhlmann, E.: Suizidbeihilfe: Gesetzliche Regelung gescheitert, in: Deutsches Ärzteblatt 120: 2023, S. B 1080f.

[5] Frank, N.: Da spricht ja mein Vater, in: Der Spiegel Nr. 37: 2019, S. 32.

[6] Holl, Th.: Höckes Losung, in: FAZ vom 14.9.2023.

[7] Baumgärtner, M./Höfner, R./Müller, A.-K.: JA zum Rechtsextremismus, in: Der Spiegel Nr. 19: 2023, S. 36–39.

stammung (»deutsche Kinder«) für entscheidend für die Volkszugehörigkeit, kritisiert einen »afrikanischen Ausbreitungstyp«, der sich schnell fortpflanze,[8] und plakatiert »Asylflut stoppen«. In einer Umfrage von infratest dimap stimmten im September 2023 34% der AfD-Anhänger der Aussage zu: »Es gibt wertvolles und unwertes Leben.«

Bei der Landtagswahl in Hessen im Oktober 2023 bekam die AfD 18,4% der Zweitstimmen. In der Wetterau, einer Region nordöstlich von Frankfurt am Main, wählten 27% die »Alternative für Deutschland«. In Hirzenhain entschied sich sogar ein knappes Drittel (31,2%) für die AfD. Ein Buderuswerk wurde dort geschlossen und hinterließ Arbeitslose. Während der Nazizeit beschäftigte das Werk mehr als 1.000 osteuropäische Zwangsarbeiter, vor allem Polen und Russen. Bei Kriegsende wurden 87 Menschen erschossen. Ein SS-Mann sagte: »Die Sache mit den Russenweibern ist erledigt.«[9]

Als der Chirurg Professor Julius Hackethal (1921–1997) im April 1984, also vor 40 Jahren, einer krebskranken Patientin Zyankali zukommen ließ, feierte ein Großteil der Öffentlichkeit diese Handlung als Sieg der »Humanität« und als Fortschritt über Rückständigkeit.[10] Es gab Überschriften in Großbuchstaben und Aufmacher in der Presse, die Patientin sei durch Hackethal »erlöst worden«.

Der Psychiater Klaus Dörner (1933–2022) mahnte damals an, zu beachten, dass die »Tendenz der Liberalisierung der Sterbehilfe sich in einer gefährlichen Kontinuität« mit der Euthanasie der NS-Medizin befinde.[11] Ein körperlich schwer Behinderter erinnerte sich später an die Hackethal-Diskussion. Er wurde gefragt: »Und, hast du auch schon darüber nachgedacht?«[12] Behinderte

---

[8] Steiner, F.: Die AfD in Thüringen: Völkischer Nationalismus als Programm, in: Hoff, B.-J. (Hrsg.), Neue Wege gehen. Wie in Thüringen gemeinsam progressiv regiert wird, VSA:Verlag, Hamburg 2023, S. 88–97.

[9] Anonymus (jjo): »Das mit den Russenweibern ist erledigt«, in: FAZ vom 27.3.2015.

[10] Hackethal galt als Kritiker des kommerzialisierten Medizinbetriebs (Hackethal, J.: Auf Messers Schneide, Rowohlt Verlag, Reinbek bei Hamburg 1976). Heutzutage vermuten manche Leute, H. sei ein »68er« gewesen, was er aber auf gar keinen Fall war – schon allein wegen seines Alters nicht.

[11] Dörner, K.: Euthanasie gestern – Sterbehilfe heute? In: Deutsches Ärzteblatt 84: 1987, S. B-2282-2287; Ebbinghaus, A.: Sterbehilfe – Tötung auf wessen Verlangen? In: Mitteilungen der Dokumentationsstelle zur NS-Sozialpolitik 1: 1985, H. 7/8, S. 3–22.

[12] Dokumentation eines Podiumsgesprächs in der Evangelischen Stiftung Alsterdorf in Hamburg am 7. Februar 2014: Die »Euthanasie«-Morde in aktuellen medizinisch-ethischen Diskussionen, in: Beiträge zur Geschichte der nationalsozialistischen Verfolgung in Norddeutschland Nr. 17, Edition Temmen, Bremen 2016, S. 163–179.

Menschen gerieten in einen Rechtfertigungsdruck: Permanent wurde ihre Lebensqualität infrage gestellt. Manche artikulierten ein »Bedrohungsgefühl«.

Die Diskussion verebbte damals. 40 Jahre nach Ende der Nazizeit wollte der Gesetzgeber nicht daran gehen und eine ärztliche Sterbehilfe legalisieren. Aber die Sache schmorte im Untergrund. Die Initiativen gingen weder vom Parlament aus noch von den Ärzten. Die Öffentlichkeit und die Presse beklagten immer wieder, dass Menschen, die sterben wollten, in die Schweiz oder in die Niederlande fahren müssten. Die Statistik aus den Niederlanden zeigt aber, dass es jedes Jahr zwischen 900 und 1.000 Fälle der ärztlichen »Euthanasie« gibt, die ohne Einwilligung der Betroffenen erfolge. Das seien 20–25% der erfassten Euthanasie-Fälle.[13] Denn die Geschichte zeigt, dass bei einer erlaubten Sterbehilfe immer die Gefahr eines Missbrauchs besteht. Die Sache kann ausufern.[14]

Es gab einen Film »Ich klage an«. Er kam 1941 in die Kinos und war ein großer Erfolg als Unterhaltungsfilm. Er war von Staats wegen gedreht worden, um der Bevölkerung die Vorteile der Euthanasie zu erklären. Der Münsteraner Bischof Clemens August Graf von Galen (1878–1946) hatte in Predigten die Euthanasie verurteilt, und Hitler hatte die Vergasungen in den Anstalten gestoppt. Nun sollte die Bevölkerung für derartige Maßnahmen dennoch gewonnen werden. Der Film handelt von einer schwerkranken Frau, die an einer Multiplen Sklerose leidet. Sie ist gelähmt, es gibt keine ärztliche Behandlung zur Besserung, sie will sterben. Ihr Ehemann ist Arzt. Sie bittet ihren Ehemann, sie von ihrem Leid zu erlösen. Er hat Mitleid mit ihr. Er tötet sie. Der Staatsanwalt klagt ihn wegen Mordes an. Vor Gericht sagt der Ehemann: »Ich klage die Vollstrecker der überwundenen Anschauungen und überholter Gesetze an.«[15] Der Film endet ohne Gerichtsurteil.[16]

---

[13] Speicher, St.: Durchlöcherte Grenzen, in: Süddeutsche Zeitung (SZ) vom 28.4.2009; Lindner, R., u.a. : Entwicklungen nach der Liberalisierung von Sterbehilfe, in: Deutsches Ärzteblatt 120: 2023, S. 403f.

[14] Leven, K-H.: Wie die NS-»Euthanasie« [Leserbrief], in: FAZ vom 4.10.2014. Bei der derzeitigen Rechtslage deutet sich der Missbrauch bereits an (FAZ vom 1.11.2023).

[15] Roth, K.H.: Filmpropaganda für die Vernichtung der Geisteskranken und Behinderten im »Dritten Reich«, in: Beiträge zur Nationalsozialistischen Gesundheits- und Sozialpolitik Nr. 2. Berlin (West) 1985, S. 125–193.

[16] Der Film »Ich klage an« diente als populäre Untermauerung der geheimen Euthanasie. Er wurde von Wolfgang Liebeneier (1905–1987) gedreht, der auch in der frühen Bundesrepublik als Filmregisseur arbeitete; die Ehefrau spielte Heidemarie Hatheyer (1919–1990), eine berühmte österreichische Film- und Theaterschauspielerin. Während Liebeneier in der Nachkriegszeit 1947 ohne Auflagen entnazifiziert wurde, erhielt Hatheyer von der Alliierten Militärkommission ein vierjähriges Berufsverbot, sie sagte, sie sei zu der Rolle in dem

Er »lieferte das anschauliche Begründungsmodell für die Euthanasie«.[17]

Mein Vater, der während des Zweiten Weltkriegs als Marine-Offizier in Norwegen stationiert war, sah den Film 1942 in Oslo. Er schrieb meiner Mutter in einem Feldpostbrief darüber. Mein Vater war Jurist, er kannte die Gesetze und den Mordparagrafen des Strafgesetzbuchs. Er schrieb, er sehe zwar nicht gern so ernste Filme, aber »ganz gut finde ich ihn doch«.

Der Film ist kostenlos im Netz anzusehen. Allerdings kennen ihn nur wenige Menschen. Alle Freunde und Bekannten, die ich nach dem Film frage, verneinen, ihn jemals gesehen zu haben. Ich frage mich, wie die Mehrheit der heutigen Zuschauer auf diesen Film reagieren würde. Zustimmend?

Die Folgen sind bekannt. Am Ende der Nazizeit gab es in den Grenzen des Deutschen Reichs einschließlich der annektierten Gebiete ungefähr 196.000 Tote durch die Maßnahmen der Euthanasie.[18] Nicht mitgerechnet all die Ermordeten aus Heilanstalten in den von Deutschland besetzten Ländern, vor allem des Ostens, nicht mitgezählt die kranken KZ-Häftlinge, die in den Euthanasie-Vergasungsanstalten getötet wurden. Volker Roelcke schätzte die Gesamtzahl der in der Euthanasie gestorbenen Menschen 1999 auf 265.000, eine andere Schätzung ging 2009 von 296.000 Toten aus, und die Vermutung bestand 2011, dass sich die Anzahl im Zuge weiterer Forschung auf mehr als 300.000 Ermordete erhöht.[19]

Der im Auftrag des NS-Regimes gedrehte Film »Ich klage an« war geeignet, beim Zuschauer Mitleid mit der unheilbar kranken Ehefrau zu entwickeln. Aber es ging in den NS-Euthanasiemaßnahmen nicht um Menschen, deren Wunsch es war, zu sterben. Die Euthanasie der Nazizeit raste wie eine Lawine übers Land und begrub Tausende Tote unter sich. Die Euthanasie-Lawine war durch nichts aufzuhalten. Nachdem die psychiatrisch Kranken und die Behinderten tot waren und das Bedienungspersonal der Euthanasieanstalten arbeitslos war, wurden die Juden ab 1941 in der besetzten Sowjetunion in Gaswagen und in den Vernichtungslagern im Osten in Gaskammern getötet, danach die Sinti und Roma, dann Arbeitsunfähige, Seuchenkranke und andere unerwünschte Personen.

Film »Ich klage an« gezwungen worden. Sie konnte danach ihre Karriere als Schauspielerin fortsetzen. (Wikipedia, 22.3.2023)

[17] Hoffmann, H.: Erinnerungen, Suhrkamp Verlag, Frankfurt am Main 2003, S. 30.

[18] Schmuhl, H.-W. : »Euthanasie« und Krankenmorde, in: Jütte, R., Medizin und Nationalsozialismus, Wallstein Verlag, Göttingen 2011, S. 214–255, hier S. 214.

[19] Roelcke, V.: Nicht nur Pflegeanstalten an Tötung Kranker beteiligt [Leserbrief], in: FAZ vom 20.8.1999; Bruns, F.: Medizinethik im Nationalsozialismus, Stuttgart 2009, S. 54; Schmuhl 2011, S. 214.

Die Initiative zur Euthanasie kam 1938 aus dem Kreis der Betroffenen. Hitler ermächtigte die Ärzte zur Sterbehilfe, lehnte aber ein Gesetz über die Euthanasie-Maßnahmen ab. Die Hackethal-Diskussion wurde ebenfalls durch Betroffene entfacht. Sie verebbte, der Gesetzgeber nahm die Initiative nicht auf. Das Gesetz über die Sterbehilfe, das die Abgeordneten des Bundestags 2015 verabschiedeten, wurde auch von Betroffenen aus der Bevölkerung in Gang gesetzt. Es ist aber Aufgabe des Parlaments, das Für und Wider abzuwägen, dazu ist es da: die Dinge ausführlich zu beraten und über sie zu debattieren. Das hat das Parlament 2015 getan und die »gewerbsmäßige« Sterbehilfe verboten. Das hat das Parlament auch 2023 getan und sich gegen eine ärztliche Suizidbeihilfe entschieden.

Es waren Ärzte während des Dritten Reichs, die die Ventile der Kohlenmonoxid-Gasflaschen in den Euthanasie-Anstalten öffneten, und es waren Ärzte, die den Säuglingen mit Behinderungen Luminal spritzten. Sie setzten sich über die Paragrafen des Strafgesetzbuchs hinweg.

Wie kam es dazu, dass sie das taten? Jeder Mensch hat eine natürliche Hemmung zu töten. Fast alle Einwohner des Deutschen Reichs, rund 60 Millionen, waren damals Angehörige einer christlichen Kirche. »Du sollst nicht töten« ist ein christliches Gebot, das jeder Mensch seit Kindesbeinen an verinnerlicht hatte. Nur wenige Menschen in Deutschland waren nicht christlich gebunden. Vor allem Kommunisten waren Atheisten, aber ausgerechnet sie waren von Anfang an die schärfsten Kritiker des Nationalsozialismus. Die Nationalsozialisten predigten zwar die Loslösung vom Christentum, aber selbst Hitler blieb ein Leben lang Katholik und trat nicht aus der Kirche aus.

Der Hippokratische Eid wird auch heute noch vielfach bemüht, wenn es um die ethischen Pflichten von Ärzten geht. Allerdings wird und wurde der Eid gerade in Bezug auf die Sterbehilfe nie zitiert! In ihm heißt es nämlich: »Nie werde ich irgendjemandem, auch auf Verlangen nicht, ein tödliches Mittel verabreichen oder auch nur einen Rat dazu erteilen.«[20]

Ansonsten ist der Hippokratische Eid ein Relikt der Antike – für heute nicht mehr zu gebrauchen, obwohl er permanent gebraucht wird! Denn welcher heutige Arzt schwört schon »bei Appolon, dem Arzt, und Asklepios und Hygieia und Panakeia und allen Göttern und auch Göttinnen«? Paul Lüth (1921–1986), der während der Nazizeit Medizin studierte und der in der Bundesrepublik Landarzt war, sagte, dass ausgerechnet erst Heinrich Himmler (1900–1945) Hippokrates in das Bewusstsein breiter Ärzteschich-

[20] Leven, K.-H.: Geschichte der Medizin, Verlag C.H. Beck, München 2008, S. 106.

ten brachte. Bis dahin habe Hippokrates ein Schattendasein geführt. Heinrich Himmler gefiel, dass heidnische Götter angerufen wurden. Er sagte, dass die Lehre des Hippokrates »arisches Gedankengut enthalte, das über zwei Jahrtausende hinweg zu uns eine lebendige Sprache redet«.[21] Allerdings wurde der wortwörtliche Text des Eids angeblich während der Nazizeit nicht erwähnt.[22]

Henry S. Sigerist, der gebürtige Schweizer und einer der Begründer der modernen Medizingeschichtsforschung, Professor in Leipzig bis zu seiner Emigration 1932, meinte, dass Ärzte, die heidnische Götter anriefen, an die sie nicht glaubten, einen Meineid schworen. Außerdem schworen Ärzte, dass sie nicht als Chirurgen arbeiteten (»nie und nimmer werde ich [...] den Schnitt machen [...]«), keine Abtreibungen vornähmen (»werde ich keiner Frau ein keimvernichtendes Vaginalzäpfchen verabreichen«) und ihren Lebensunterhalt mit ihren Lehrern teilten (»werde ich den Lebensunterhalt mit meinem Lehrer teilen und ihn, falls er Not leidet, mitversorgen [...]«).

Aber wenn Hippokrates in der NS-Zeit weiten Ärztekreisen bekannt war, dann schworen die Ärzte auch, dass sie mit diätetischen Maßnahmen zum Nutzen der Leidenden handeln und Schädigung und Unrecht von den Leidenden abwehren würden, dass sie »lauter und redlich« ihre ärztliche Kunst ausüben würden, dass sie sich von sexuellen Handlungen »an den Leibern von Frauen und Männern, Freien und Sklaven« fernhalten würden und dass sie über alles, was immer sie bei der Behandlung von Patienten sehen oder hören, schweigen würden.[23] Es ist offensichtlich, dass viele Ärzte im Nationalsozialismus diesem Schwur zuwiderhandelten.

Der Schock der ärztlichen Nazi-Gräuel geht bis heute den Ärzten durch Mark und Bein. Zu tief sitzen nach wie vor Scham und Entsetzen über die vielen Toten der NS-Zeit, die aufs ärztliche Konto gingen. Deshalb verbot das ärztliche Berufsrecht den Ärzten jahrzehntelang eine Sterbehilfe. In den Satzungen der Landesärztekammern hieß es: »Ärzte dürfen keine Hilfe zur Tötung leisten.« Bis 2021. Dann strich die verfasste Ärzteschaft diesen Satz aus der Berufsordnung, um sie (in Erwartung des neuen Sterbehilfegesetzes) gesetzeskonform anzupassen.

Wie konnten aus Ärzten Täter werden? Gab es besondere biografische Merkmale der familiären Herkunft oder der Sozialisation, die die NS-Ärzte zu »Mördern« machten? Gab es Unterschiede in der schulischen oder

---

[21] Lüth, P.: Die Leiden des Hippokrates oder Medizin als Politik, Luchterhand Verlag, Darmstadt/Neuwied 1975, S. 18f. u. 259.

[22] Bruns 2009, S. 78–87.

[23] Leven 2008, S. 106.

universitären Ausbildung zwischen Euthanasie-Ärzten und Ärzten in den KZ einerseits und den wenigen Ärzten, die dem Nationalsozialismus widerstanden, andererseits? Selten wurde von Medizinhistorikern dieser Frage nachgegangen. Eine Ausnahme macht das Projekt von Karl-Heinz Leven und Philipp Rauh aus Erlangen, die eine gruppenbiografische Studie über KZ-Ärzte durchführten, um Tätertypen, differenziert nach Karrierewegen, Motivation, sozialer Herkunft, ausmachen zu können.[24]

Der typische Arzt der Nazizeit ist heute in der Vorstellung der Allgemeinheit ein brutaler SA- oder SS-Arzt. Klischeehaft wird der NS-Arzt[25] auch heute noch als süchtig (vor allem heroinabhängig) dargestellt, der mit dem Ochsenziemer (mit dem »verdörrten Ochsenpenis«) Häftlinge halb tot prügelt. Als Prototyp gilt der wirkliche Erwin Villain (1898–1934), Sohn eines Konrektors aus Köpenick, der nach Medizinstudium und Promotion schon 1930 sowohl in die NSDAP als auch in die SA eintrat und ein so erbarmungsloser Schläger und ein so fürchterlicher Sadist war, dass ihn seine eigenen Nazi-Kameraden im »Röhm-Putsch« 1934 erschossen.[26]

Aber als Wolfgang Staudte 1946 im Auftrag der ostdeutschen DEFA den Film drehte »Die Mörder sind unter uns«, machte er einen traumatisierten sensiblen Wehrmachtsarzt zur Hauptfigur. Der Film-Arzt ist im Zweiten Weltkrieg Zeuge geworden, wie polnische Zivilisten von einem Wehrmachtsoffizier erschossen wurden, und er leidet nun in der frühen Nachkriegszeit darunter, untätig zugesehen zu haben.[27] Der Arzt ist die Lichtgestalt des Films, voller Reue, der in den Nachkriegsruinen ein diphtheriekrankes Kind mit einem Luftröhrenschnitt rettet und der von einem ehemaligen weiblichen KZ-Häftling (der jungen schönen Hildegard Knef) geliebt wird. Nicht der Arzt ist in diesem Film der Mörder, sondern der frühere Wehrmachtsoffizier, der in der Bundesrepublik ein reicher Kapitalist wird.

Erzählungen von ehemaligen Wehrmachtsärzten weisen allerdings oft in eine andere Richtung als der Filmregisseur Staudte – in die Richtung einer Empathielosigkeit sonder gleichen, die erstaunt. So berichtete der Internist Ferdinand Hoff (1899–1988), der nach dem Krieg Ordinarius der Goethe-Universität in Frankfurt am Main wurde, von seinem Aufenthalt im belarussi-

---

[24] Jachertz, N.: Auf der Suche nach Tätertypen, in: Deutsches Ärzteblatt 116: 2019, S. C 719–721.

[25] Lifton, J. R.: Ärzte im Dritten Reich, Klett-Cotta, Stuttgart 1988, S. 159.

[26] Siehe zu Erwin Villain Wikipedia (15.3.2023).

[27] Kühne, Th.: Dämonisierung, Viktimisierung, Diversifizierung, in: Wrochem, O. von (Hrsg.), Nationalsozialistische Täterschaften, Metropol Verlag, Berlin 2016, S.32–55.

schen Borissow nahe Minsk: Er hörte von tausendfachen Judenerschießungen in Borissow. Hoff schrieb in seiner Autobiografie, dass das Erlebnis ihn bis ans Kriegsende als furchtbarer Druck begleitet habe.[28] Aber der Druck kann nicht allzu schlimm gewesen sein, denn kurze Zeit später ging Ferdinand Hoff in Minsk erst mal in die Oper und sah »Eugen Onegin« von Tschaikowsky und genoss, dass er als deutscher Besatzer den besten Platz im ersten Rang bekam.[29]

Im Folgenden geht es um die Untersuchung der Frage: Warum wurden Ärzte zur NS-Zeit Täter? Dabei geht es nicht nur um Euthanasie-Ärzte, die in den Vergasungsanstalten oder in den Kinderfachabteilungen mordeten. Es geht auch um Ärzte, die in den Konzentrationslagern töteten. Sie wurden zu Mördern, wenn sie in den Vernichtungslagern Menschen für die Gaskammern selektierten. Sie wurden zu Henkern, wenn sie sich an Hinrichtungen beteiligten.[30] Sie nahmen bei Humanexperimenten den Tod der Versuchspersonen in Kauf. Sie töteten durch Misshandlungen. KZ-Häftlinge starben, weil SS-Ärzte ihnen eine ärztliche Behandlung versagten oder notwendige Hygieneregeln missachteten. Allerdings prügelten Ärzte in den KZ nicht. Sie verhielten sich nicht ebenso grob wie die SS-Block- und Kommandoführer.[31] »In der Regel schlugen sie nicht, sondern töteten durch Experimente, Spritzen, Gas oder die Unterlassung medizinischer Hilfe. Die Ärzte waren nicht nur für die Behandlung kranker Häftlinge, die Hygiene und Seuchenbekämpfung zuständig, sondern auch für die Verhängung von Todesurteilen bei der Selektion arbeitsunfähiger oder unerwünschter Häftlinge.«[32]

Betrachtet werden für die Untersuchung unterschiedliche Gruppen von Ärzten hinsichtlich ihrer Sozialisation, ihrer frühen Biografie oder ihrer Handlungsmotive. Drei unterschiedliche Tätergruppen werden einer Gruppe von Widerständlern gegenüber gestellt. Erstens sind die Euthanasie-Ärzte zu untersuchen (Kapitel 2), zweitens die SS-Ärzte in den KZ (Kapitel 3) und drittens ärztliche Wissenschaftler (aus zivilen Einrichtungen oder militärischen Formationen von außerhalb der KZ), die in den KZ Experimente durchführten (Kapitel 4). Ein weiteres Kapitel (Kapitel 5) zeigt die Biografien von ärztlichen Widerständlern. Weist diese Gruppe von Ärzten

---

[28] Hoff, F.: Erlebnis und Besinnung, Verlag Ullstein, Berlin (West) u.a. 1971, S. 369.

[29] Ebenda, S. 377.

[30] Kimmel, G.: Das Konzentrationslager Dachau, in: Broszat, M./Fröhlich, E. (Hrsg.), Bayern in der NS-Zeit, II Teil A, Oldenbourg Verlag, München/Wien 1979, S. 349–413, hier: S. 408.

[31] Münz, J.: Die Medizin in den Konzentrationslagern, in: Thom/Rapoport 1989, S. 66–71.

[32] Sofsky, W.: Die Ordnung des Terrors: Das Konzentrationslager, Fischer Taschenbuch Verlag, Frankfurt am Main 2004, 4. Aufl., S. 126.

andere frühe biografische Merkmale auf als die Gruppen der NS-Ärzte? Die drei Tätergruppen (»Euthanasie«, »KZ«, NS-»Wissenschaftler«) werden mit den biografischen Angaben der Gruppe von ärztlichen Widerständlern verglichen. Die Widerständler gelten quasi als Vergleichsgruppe.

Ein Exkurs zeigt die Geschichte der deutschen Kolonialärzte vor 1918. Denn bei der Beschäftigung mit der beruflichen Sozialisation von NS-Ärzten fällt auf, dass einige dieser Ärzte zuvor Erfahrungen in den deutschen Kolonien sammelten. Es geht um die Frage, ob es eine Kontinuität der Kolonialmedizin mit der Nazimedizin gibt (Kapitel 6). Der Schluss (Kapitel 7) fasst noch einmal die Ergebnisse zusammen und verortet die Kolonialärzte in diesem Konzept.

Methodisch wird so vorgegangen, dass die biografischen Daten der Ärzte aus gedruckten Publikationen, der veröffentlichten Literatur und Wikipedia gewonnen wurden. Aufwendige Archivforschung wurde nicht betrieben, sondern es wurde Verfügbares, bereits Veröffentlichtes, zur Kenntnis genommen und zusammen getragen. Dabei wurde nach biografischen Daten gefahndet, die die Zeit vor der Naziära berücksichtigen. Weitgehend vernachlässigt wurden Daten, die für die Zeit nach 1933 gelten. (Bei österreichischen Ärzten liegt die Zäsur bei 1938, dem »Anschluss ans Reich«.) Aufgelistet werden biografische Hinweise, die Rückschlüsse erlauben auf die familiäre Herkunft, frühes politisches Engagement, prägende persönliche Kontakte u. Ä. Aufgelistet werden das Geburtsjahr (als Hinweis auf die Zugehörigkeit zu einer bestimmten Generation) und der Beruf des Vaters als Zeichen der sozialen Herkunftsschicht. Aufgelistet werden der Ort der Geburt (»Grenzland«?) und die (meist familiär übernommene) Religion. Es interessiert die Teilnahme am Ersten Weltkrieg. Wichtige Informationen sind Mitgliedschaften in Parteien, Verbänden, Vereinigungen, Freikorps oder anderen paramilitärischen Formationen vor Beginn der Nazizeit.

Dabei kann es nicht darum gehen, die Gesamtheit der NS-Ärzte oder der Widerständler abzubilden. Gebraucht werden Stichproben. Die verwendeten Stichproben sind sicher nicht repräsentativ – denn sie wurden nach dem Prinzip des Verfügbaren gewonnen. Es besteht allerdings die Hoffnung, dass sie auch nicht gänzlich unrepräsentativ sind. Bei der Analyse der Merkmale und beim Vergleich der unterschiedlichen vier Gruppen hinsichtlich der genannten Merkmale wird ein quantitatives Verfahren gewählt. Da die verfügbaren Fallzahlen oft sehr klein sind, erfolgt ergänzend eine qualitative Auswertung. Hinweise auf eine frühere kolonialärztliche Tätigkeit der Mediziner werden eingearbeitet.

2. Soziale Merkmale von Euthanasie-Ärzten

»Salus aegroti suprema lex est«
(= Die Gesundheit des Patienten ist das oberste Gesetz)

Spätestens Mitte 1939 wurde die Umsetzung der Euthanasie in Angriff genommen. Sie begann mit der Tötung von missgebildeten oder behinderten Säuglingen und Kleinkindern. Danach kam die Euthanasie der erwachsenen Psychiatriepatienten und geistig Behinderten. Am Ende wurden auch kranke KZ-Häftlinge oder traumatisch Verwirrte (durch Bombardierungen usw.) oder Kriegsverletzte und Altersdemente getötet. Das Töten der Kranken und Behinderten war Arztsache. Ärzte töteten Kinder mit Luminalspritzen oder Opiaten, Erwachsene mit Kohlenmonoxid, oder sie ließen Kinder und Erwachsene verhungern.

Die Initiative für die Euthanasie ging von der Bevölkerung aus. Etwa 1938 oder Anfang 1939 forderten Eltern oder Großeltern die Tötung schwerbehinderter Neugeborener. Der genaue Beginn der Debatte ist nicht mehr aufzuklären. Nur: Sie ging von der Bevölkerung aus, nicht von den Ärzten.[1]

Aber Politik und Ärzteschaft nahmen die Idee sehr schnell auf. Aus dem Reichsinnenministerium lag am 18. August 1939 ein vertraulicher Erlass über die Meldepflicht schwer geschädigter Kleinkinder vor. Zu melden waren sie an den Amtsarzt. Unterschrieben war der Erlass von Staatssekretär Wilhelm Stuckart (1902–1953), einem Juristen. Der Reichsgesundheitsführer Leonardo Conti (1900–1945) wurde erst im selben Monat, August 1939, Staatssekretär im Innenressort. Die weiteren Erlasse in der Sache unterzeichnete dann Conti.

Conti war auch anfangs an der Erwachsenen-Euthanasie beteiligt. Er schickte in seiner Eigenschaft als Vertreter des Reichsinnenministers ein Schreiben an sämtliche Heil- und Pflegeanstalten mit der Auflage, ihm (dem Vertreter des Ministers! Nicht dem Amtsarzt wie bei der Kindereuthanasie!) sämtliche Behinderte zu melden. Er schrieb am 30. Juni 1940 an die Neuerkeröder Anstalten:[2]

---

[1] Schmuhl 2011, S. 222.

[2] Klieme, J.: Die Neuerkeröder Anstalten in der Zeit des Nationalsozialismus, Selbstdruck, Sickte-Neuerkerode 1984, Anhang.

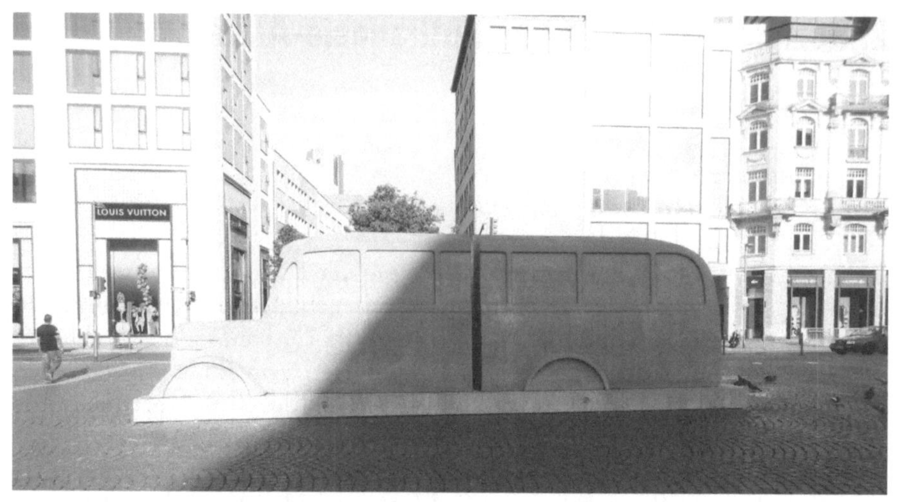

In Beton gegossene Nachbildung von Andreas Knitz & Horst Hoheisel jener grauen Busse, mit denen 1940/1941 Patienten in die Tötungsanstalten gefahren wurden.

»In Hinblick auf die Notwendigkeit planwirtschaftlicher Erfassung der Heil- und Pflegeanstalten ersuche ich Sie, die anliegenden Meldebogen umgehend nach Maßgabe des beiliegenden Merkblatts auszufüllen und an mich zurückzusenden. Falls Sie nicht selbst Arzt sind, sind die Meldebogen für die einzelnen Kranken durch den leitenden Arzt auszufüllen [...].«

Conti wurde aber die Beteiligung an der Sache abgenommen. Hitler ermächtigte seinen Begleitarzt Karl Brandt (1904–1948) mit der Euthanasie, und organisatorisch federführend wurde die Kanzlei des Führers und nicht das Reichsinnenministerium. Aber so ganz klar waren die Verhältnisse nicht. Alice Platen-Hallermund, die Beobachterin des Nürnberger Ärzteprozesses, sagte: »Wieder treffen wir auf unklare Befugnisse zweier Ämter, die zur allgemeinen Unsicherheit der untergeordneten Stellen beitrugen und einen Überblick verhinderten.«[3] Für die Erwachsenen-Euthanasie wurde eine neue Verwaltungszentrale in der Tiergartenstraße 4 (»T4«) eingerichtet. Karl Brandt wird Conti später gänzlich entmachten. Denn im August 1944 wird Brandt der Quasi-Gesundheitsminister, also der oberste Arzt des Reichs.

---

[3] Platen-Hallermund, A.: Die Tötung Geisteskranker in Deutschland, Mabuse-Verlag, Frankfurt am Main 2023, 9. Aufl., S. 89f. [Erstveröffentlichung 1948].

Leonardo Conti stammte aus eher bescheidenen Verhältnissen. Er war der Sohn eines Schweizer Postbeamten (Klee: Postdirektors[4]) und einer deutschen Mutter, er wurde in Lugano geboren. Er hatte dementsprechend die Schweizer Staatsbürgerschaft. Die Eltern ließen sich 1903 scheiden. Die Mutter Nana Conti, geb. Paul, ging mit dem Sohn nach Deutschland zurück. Sie wurde Leiterin der Reichshebammenschaft und propagierte Hausgeburten statt Kliniksentbindungen.[5] Leonardo Conti ging in Berlin-Charlottenburg zur Schule. Er wurde nicht mehr in den Ersten Weltkrieg eingezogen. Er wurde 1919 Mitglied der Deutschnationalen Volkspartei (DNVP).[6] Er war von 1921–1923 (bis zu seinem Eintritt in die SA 1923) Angehöriger des »Wikingbunds«, der die geheime Fortsetzung der Marinebrigade Ehrhardt[7] darstellte. 1925 wurde er praktischer Arzt in Berlin und trat 1927 in die NSDAP ein. 1930 folgte dann der Übertritt von der SA in die SS. 1932 war er preußischer Landtagsabgeordneter. Als Mitglied des preußischen Landesgesundheitsrats plädierte er schon 1932 für Zwangssterilisierungen erblich Kranker.

Im Februar 1933 wurde Conti Ministerialbeamter im preußischen Innenministerium (Staatskommissar z.b.V. für Gesundheitswesen), 1934 Preußischer Staatsrat, 1936 Stadtmedizinalrat von Berlin, d.h. Leiter des Hauptgesundheitsamts. Diesen Posten musste er 1939 aufgeben, als er am 20.4.1939 nach dem Tod des Reichsärzteführers Gerhard Wagner dessen Nachfolger als

---

[4] Klee, E.: Das Personenlexikon zum Dritten Reich, S. Fischer Verlag, Frankfurt am Main 2003, S. 96.

[5] Schneck, P.: Das Schicksal der sozialen Gynäkologie in der Zeit des Faschismus in Deutschland, in: Thom, A./ Spaar, H. (Hrsg.): Medizin im Faschismus, Symposium-Protokoll, Berlin (DDR) 1983, S. 148–157.

[6] Sandner, P.: Verwaltung des Krankenmordes, Psychosozial-Verlag, Gießen 2003, S. 727. Die DNVP gilt zwar als Steigbügelhalterin für die Nazis, und die Abgeordneten der DNVP stimmten dem Ermächtigungsgesetz Hitlers zu. Aber nicht jeder, der vor 1933 Mitglied der DNVP war, wurde ein NS-Befürworter. Hans Bernd Gisevius (1904–1974) gehörte sogar dem rechtsradikalen Flügel der DNVP an, wurde dennoch zu einem Mitverschwörer des Attentats vom 20. Juli 1944 (Vollmer, A./Keil, L.-B.: Stauffenbergs Gefährten, Hanser Verlag, Berlin 2013, S. 195).

[7] Hermann Ehrhardt (1881–1971): 1898 Seekadett, 1904 Berufssoldat, 1904–06 Feldzug gegen Hereros in Deutsch-Südwestafrika, im Erster Weltkrieg Korvettenkapitän, bildete 1919 die Brigade Ehrhardt gegen kommunistische Aufstände, Beteiligung 13.3.1920 am Kapp-Putsch, da man die Brigade nicht in die Reichswehr eingliedern wollte. In der Brigade fanden zusammen: »Abenteuernde Schlagetote, spätere Attentäter und Ministermörder und spintisierende Rassenfanatiker« (Leithäuser, J.: Wilhelm Leuschner, Bund-Verlag, Köln 1962, S. 34). Ehrhardt gründete den Geheimbund »OC« (Organisation Consul). Er sollte im Röhm-Putsch ermordet werden. Flucht. 1944 zweimonatige Haft. (Pearle, K.M./ Leibfried, St.: Anhang zu Frankenthal, K.: Der dreifache Fluch: Jüdin, Intellektuelle, Sozialistin, Campus Verlag, Frankfurt/New York 1981, S. 281).

»Reichsgesundheitsführer« wurde. Im August des selben Jahrs wurde Conti wie gesagt Staatssekretär.[8] Er nahm sich am 6. Oktober 1945 in amerikanischer Haft in Nürnberg das Leben.

Die Biografie von Karl Brandt ähnelte der von Conti insofern, als sie beide quasi von »außen« bzw. »vom Rande« Deutschlands kamen: Die Familie von Karl Brandt stammte aus dem Saarland, wo der Vater geboren wurde. Er war Polizeikommissar, zog 1901 nach Straßburg und heiratete 1903 im elsässischen Mülhausen. Hier wurde Karl Brandt geboren und verbrachte seine Kindheit, Schulzeit und prägende Jugendzeit.[9] 1920/21 verließ die Familie unfreiwillig das Elsass, was »einen traumatischen Effekt auf die Familie hatte «. Die »Vertreibung durch die Franzosen« weckte in Brandt starke Ressentiments gegen Frankreich und stärkte sein »Nationalgefühl«. Er studierte 1923–25 an der Universität Jena, ging dann 1925/26 nach Berlin und hörte bei dem Ordinarius der Chirurgie in der Ziegelstraße, August Bier (1861–1949), 1926 in München bei Ferdinand Sauerbruch (1875–1951). Brandt begann seine chirurgische Weiterbildung in der Bochumer Klinik »Bergmannsheil«. Bereits im Februar 1932 trat er in die NSDAP ein. Über seine Verlobte Anni Rehborn, eine berühmte Freistil-Schwimmerin, lernte Brandt Anfang der 1930er-Jahre Hitler kennen.

Im August 1933 machten er und seine Verlobte Urlaub in der Nähe Hitlers. Brandt fuhr im Auto hinter Hitler, als dessen Fahrer einen schweren Unfall verursachte. Brandt war zur Stelle und half. Fortan wurde er Hitlers Begleitarzt. Im November 1933 trat Brandt eine Assistenzarztstelle in der Chirurgischen Universitätsklinik in der Berliner Ziegelstraße an. Die SS-Mitgliedschaft beantragte er am 30. April 1934. Zehn Jahre später war er als »Reichskommissar des Führers für das Sanitäts- und Gesundheitswesens« der ranghöchste Mediziner, gleichsam ein »Gesundheitsminister«, der über das zivile und das militärische Gesundheitssystem bestimmte.[10] Wegen seiner Beteiligung an der Euthanasie wurde er nach dem Nürnberger Ärzteprozess hingerichtet.

Die folgende Tabelle 1 listet die Namen von 148 Euthanasie-Ärzten auf, deren Geburtsjahre bekannt sind. Zu den »Euthanasie«-Ärzten wurden vor allem die gezählt, die unmittelbar töteten, außerdem aber auch die, die als Gutachter für die Euthanasie-Zentrale tätig waren, und die dafür unmit-

[8] Wikipedia (26.5.2023).

[9] Schmidt, U.: Hitlers Arzt Karl Brandt, Aufbau Verlag, Berlin 2009, S. 41–97.

[10] Ebenda, S. 487.

Tab. 1: Geburtsjahre von Euthanasie-Ärzten (n = 148)

Name	Geburtsjahr
Albers, Lotte	1911
Albrecht, Rosemarie	1915
Altvater, William	1880
Asam-Bruckmüller, Irene	1907
Asmussen, Arnold	1912
Balluf, Fritz	1893
Banse, Johannes	1881
Bauer-Breitfort, Ilse	1910
Baumann, Friedrich	1874
Baumert, Willi	1909
Baumhard, Ernst	1911
Bayer, Wilhelm	1900
Becker, Herbert	1900
Beese, Ernst	1884
Begusch, Oskar	1897
Bender, Wilhelm	1900
Bensel, Ursula	1921
Bergl, Klemens	1884
Berner, Friedrich	1904
Bertha, Hans	1901
Bessau, Georg	1884
Beyerhaus, Georg	1882
Bindseil, Ernst	1885
Blumenbach, Arnold	1891
Borm, Kurt	1909
Bräuner, Max	1882
Braunmühl, Anton	1901
Buchalik, Ernst	1905
Bunke, Heinrich	1914
Catel, Werner	1894
Duken, Johann	1889
Eberl, Irmfried	1910
Eichler, Emil	1875
Eidam, Gustav	1908
Endruweit, Klaus	1913
Enke, Willi	1895
Eyrich, Max	1897
Faltlhauser, Valentin	1876

Name	Geburtsjahr
Fernholz, Alfred	1904
Fischer, Hans	1910
Friemert, Hans	1910
Gärtner, Lothar	1902
Gorgaß, Bodo	1909
Grohmann, Herbert	1908
Groß [Gross], Heinrich	1915
Großmann, Erich	1902
Hartenstein, Hans-Joachim	1910
Hebold, Otto	1896
Hecker, Elisabeth	1895
Heene, Hanns	1896
Hefter, Ernst	1906
Heinze, Hans	1895
Hempel, Hans Christoph	1912
Henkel, Otto	1876
Hennecke, Günther	1912
Herzer, Robert	1910
Heyde, Werner	1902
Hielscher, Margarete	1899
Hölzel, Friedrich	1894
Ibrahim, Yussuf	1877
Illing, Ernst	1904
Jekelius, Erwin	1905
Kaldewey, Walter	1896
Kihn, Berthold	1895
Kleine, Wilhelm	1897
Kipper, Walter	1897
Klein, Ferdinand	1902
Klemm, Ernst	1913
Kloos, Gerhard	1906
Knigge, Friedrich	1900
Kreyenberg, Gerhard	1899
Kühnke, Fritz	1911
Kujaht, Gerhard[dt]	1908
Lamezan, Ortrud von	1918
Lange-de la Camp, Maria	1906
Langer, Günther	1886

Name	Geburtsjahr
Lempp, Karl	1881
Leonhardt, Ernst	1885
Leu, Alfred	1900
Liebe, Siegfried	1906
Liebert, Georg	1874
Lonauer, Rudolf	1907
Lüthje, Emma	1912
Mathes, Viktor	1878
Mauthe, Otto	1892
Mauz, Friedrich	1900
Mennecke, Friedrich (Fritz)	1904
Mennecke, Günther	1912
Meumann, Ernst	1900
Mittag, Artur	1906
Mootz, Theophil	1872
Müller, Ernst	1891
Müller, Robert	1886
Munkwitz, Günter	1912
Neumann, Heinz	1908
Niebel, Theodor	1905
Niedermoser, Franz	1901
Nitsche, Paul	1876
Panse, Friedrich	1899
Pauselius, Erna	1905
Petersen, Ursula	1912
Pfannmüller, Hermann	1886
Pohlisch, Kurt	1893
Pusch, Friederike	1905
Ratka, Vic[k]tor	1895
Rauch, Hans-Joachim	1909
Rawie, Erika	1911
Recktenwald, Johannes	1882
Renfranz, Hans Hermann	1912
Renno, Georg	1907
Reuter, Gertrud	1909
Rodenberg, Carl-Heinz	1904
Rohde, Max	1904
Runckel, Curd A.	1913
Schmalenbach, Curt	1910

Name	Geburtsjahr
Schmieder, Friedrich (Fritz)	1911
Schmidt, Walter	1911
Schmorl, Ernst-Adolf	1906
Schneider, Carl	1891
Schneider, Ernst	1880
Schneider, Gustav	1908
Schreck, Arthur	1878
Schuch, Hubert	1888
Schütte, Magdalene	1904
Schulz, Alfred	1890
Schumann, Horst	1906
Schwabe, Gisela	1917
Sewering, Hans Joachim	1916
Sonnemann, Helene	1911
Steinmeyer, Theodor	1897
Straub, Erich	1885
Türk, Elmar	1907
Türk, Marianne	1914
Uflacker, Hannah (Hanna)	1906
Ullrich, Aqilin	1914
Villinger, Werner	1887
Wagenknecht, Ernst	1880
Wahlmann, Adolf	1876
Weber, Mathilde	1909
Wendt, Carl-Friedrich	1912
Wentzler, Ernst	1891
Wernicke, Fritz	1897
Wernicke, Hilde	1899
Wesse, Hermann	1912
Wesse, Hildegard (geb. Irmen)	1911
Wetzel, Ingeborg	1912
Wischer, Gerhard	1903
Zucker, Konrad	1893

Quellen: Klee 2018; Klee 2003; Aly, G.: Die Belasteten. »Euthanasie« 1939–1945. Eine Gesellschaftsgeschichte, Frankfurt a. M. 2021 (2. Aufl.); Babel, A.: Kindermord im Krankenhaus, Bremen 2015; Kaul, F.K.: Die Psychiatrie im Strudel der »Euthanasie«, Frankfurt a. M. 1979.

telbar zuständigen ärztlichen Sachbearbeiter. Die Liste basiert auf der von Ernst Klee erstellten,[11] die rund 350 Namen von Euthanasie-Ärzten enthält, ergänzt um Namen aus weiterer Literatur. Wie viele Ärzte letztendlich an der Euthanasie beteiligt waren, ist unbekannt. In den annektierten Ostgebieten, im besetzten Generalgouvernement, im Baltikum, in den besetzten sowjetischen Gebieten wurden ungezählte Menschen in den Heil- und Pflegeanstalten durch zahllose deutsche Ärzte ermordet. Man kann sicher von einer fiktiven Anzahl von 500 Euthanasie-Ärzten ausgehen. Es ist hier nicht Absicht, sämtliche an der Euthanasie beteiligten Ärzte aufzuzählen. Ziel ist, eine Namensliste mit Geburtsjahrgängen aufzustellen, die als möglichst repräsentativ für die Euthanasie-Ärzte gelten kann. Geht man von einer fiktiven Anzahl von 500 Euthanasie-Ärzten im Großdeutschen Reich aus, dann enthält die folgende Namensliste knapp ein Drittel aller angenommenen Euthanasie-Ärzte.

Werden die Geburtsjahre der 148 Euthanasie-Ärzte in die Abbildung 1 eingetragen, so ergibt das Bild einen langsamen, aber deutlich kontinuierlichen Anstieg ab 1872 mit einem Gipfel beim Geburtsjahr 1912, danach ein jäher Abbruch. Die Geburten verteilen sich auf 40 Jahre. Der Median liegt bei 1903/1904. Das heißt, die eine Hälfte wurde vor 1903/1904 geboren und die andere Hälfte danach.

Wer bis 1899 geboren wurde, wurde noch in den Ersten Weltkrieg eingezogen. Die Generation von 1880 bis 1899 nennt man deshalb die *Frontkämpfergeneration*. Die ab 1900 Geborenen wurden nicht mehr eingezogen (mit ganz wenigen Ausnahmen). Man nennt die ab 1900 Geborenen deshalb üblicherweise die *Kriegsjugendgeneration*, weil sie den Krieg als Jugendliche an der Heimatfront erlebten.[12] Anhand der Abbildung wird deutlich, dass gut die Hälfte der späteren Euthanasie-Ärzte zur Kriegsjugendgeneration gehörte (51%). Ein Drittel (33%) kam aus der Frontkämpfergeneration. Und ein kleiner Teil gehörte noch zur *Gründerzeitgeneration*. Das sind die zwischen 1870 bis 1879 Geborenen. Ein weiterer Rest (11 Personen) wurde nach 1912 geboren.

Nach Ende des Ersten Weltkriegs strömten viele ehemalige Kriegsteilnehmer zusätzlich an die Universitäten, weil sie ihr Studium wegen des Militärdienstes hatten unterbrechen müssen. An den Universitäten gab es nach

[11] Klee, E.: »Euthanasie« im Dritten Reich, Fischer Taschenbuch Verlag, Frankfurt am Main 2018, 3. Aufl., S. 54–605.

[12] Pomplun, J.-Ph.: Deutsche Freikorps, Vandenhoeck & Ruprecht, Göttingen 2023, S. 154f.

Abb. 1: Geburtsjahre von Euthanasie-Ärzten (n = 148), Anzahl absolut pro Jahrgang von 0 bis 11

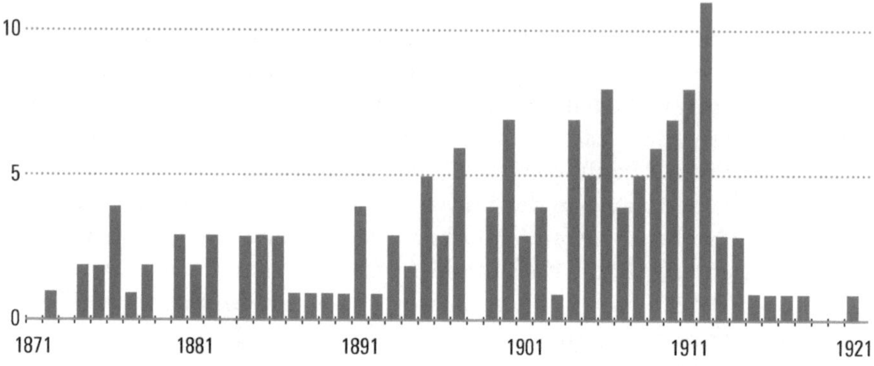

dem Ersten Weltkrieg einen Boom an Studenten.[13] Dementsprechend gab es einen Anstieg der ärztlichen Approbationen im Jahr 1923/24. Ein Großteil dieser Studierenden konnte sein ganzes Studium während der Republik absolvieren. Danach drängelten sich alle Approbierten auf dem umkämpften ärztlichen Arbeitsmarkt.

Wer allerdings 1912 (am Gipfel des Anstiegs) geboren wurde, hatte schon großenteils während der NS-Zeit studiert und also das nationalsozialistische Curriculum zu lernen. Wenn die 1912 Geborenen in der Regel mit 25 Jahren approbiert wurden, dann geschah das 1937. Sie begannen ihre Berufstätigkeit also etwa 1938. 1939 fing der Krieg an, aber auch die Maßnahmen der Euthanasie. Die jungen Ärzte wurden sofort entweder mit dem Kriegsdienst oder mit der nazistischen Vernichtungspolitik konfrontiert.

Doch es sieht nicht so aus, als wäre ein Großteil der späteren Euthanasie-Ärzte erst durch die Naziideologie indoktriniert worden. Die vielen älteren und alten Jahrgänge, der Einbezug der Frontkämpfer- und der Gründerzeitgenerationen in die Euthanasiepolitik, deuten darauf hin, dass die »Vernichtung unwerten Lebens« als medizinisches Konzept schon Ende des 19. Jahrhunderts angedacht wurde. 1920 veröffentlichte der Pfarrerssohn und Freiburger Psychiatrie-Ordinarius Alfred Hoche (1865–1943) zusammen mit dem Juristen Karl Binding die Schrift über »Die Freigabe der Vernich-

[13] Ebenda, S. 66.

tung lebensunwerten Lebens«,[14] die vielfach mit Interesse aufgenommen wurde. Aber erst die Nazizeit ermöglichte die Verwirklichung des mörderischen Konzepts.

Die Universitäten der Weimarer Republik waren allerdings keine Einrichtungen, in denen demokratische Methoden zu lernen waren. Die Hochschulen fühlten sich weiterhin den alten obrigkeitsstaatlichen Wertvorstellungen verpflichtet. Republikanisch gesinnte Professoren waren die Ausnahme. Stattdessen dominierten republikfeindliche Studentenverbindungen und nationalkonservative Gesinnungen. Der Antisemitismus blühte allerorten, obwohl ein liberaler preußischer Kultusminister, Carl Heinrich Becker (1876–1933), versuchte, zumindest die preußischen Universitäten zu demokratisieren und zu liberalisieren.

Unter den aufgelisteten 148 Ärzten sind 24 Frauen. Das ist ein Frauenanteil von 16%.[15] Es gab offenbar keine weibliche Hemmung zu töten. Die Ärztinnen töteten Kinder mittels Injektionen in den Kinderfachabteilungen und Kinderkliniken, sie lösten nicht die Ventile der Kohlenmonoxidflaschen in den Euthanasie-Anstalten. Dadurch, dass die Kinderheilkunde eine Domäne der Frauen war, gerieten etliche junge Assistenzärztinnen in die Kindereuthanasie. Sie waren jung und autoritätshörig und taten, was ihre Chefs ihnen anwiesen. Die zu Beginn des Zweiten Weltkriegs frisch approbierten jungen Ärztinnen, die gerade von der Universität kamen und unerfahren waren, wurden in die Kliniken gesteckt, während die jungen Ärzte, die jungen Männer, sofort an die Front des Zweiten Weltkriegs und in die Lazarette geschickt wurden.

Es gab aber auch Ärzt*innen*, die sich weigerten, zu töten. Vier Assistenzärztinnen (von 15) im Kinderkrankenhaus Hamburg-Rothenburgsort lehnten es ab, Kindern Luminalspritzen zu geben. Das waren Liesel Deidesheimer (1905–1993), Margarita van der Borg (1910–1992), Ingeborg Sammet (1908–2005) und Lydia Fontana (1913–1976). Die Letztgenannte war eine Südtirolerin. Sie war die einzige von den Vier, die sich »*offen* weigerte […] mitzumachen«.[16] Außer den Vieren hatten elf andere junge Ärztinnen in Rothenburgsort keine Skrupel, Kleinkinder mit Luminal zu sedieren, so dass

---

[14] Klee 2003, S. 260.

[15] Alexandra Przyrembel (Im Bann des Bösen, S. Fischer Verlag, Frankfurt am Main 2023, S. 182) verweist darauf, dass es im Kontext der sogenannten Euthanasie-Verfahren einen vergleichsweise hohen Anteil Frauen an den Beschuldigten und Verurteilten gab, nämlich 38% bzw. 27%.

[16] Babel 2015, S. 167.

die Kinder anschließlich an einer Lungenentzündung starben. Erkennbare soziale Unterschiede zwischen denen, die die Euthanasie in Rothenburgsort praktizierten, und denen, die sie verweigerten, gibt es nicht. Die Väter der 15 Frauen waren entweder Lehrer oder Kaufleute, stammten also aus der gesellschaftlichen Mitte. Nur die verweigernde Südtirolerin kam offenbar »aus einfacherem Haus«.[17] Sie galt als besonders religiös. Ein äußerst diskreter Unterschied bestand vielleicht hinsichtlich des Alters. Die vier Verweigerinnen waren etwas älter als die »Euthanasie«-Ärztinnen.

Es gab immer einzelne Ärzte, die die Beteiligung an den Euthanasiemaßnahmen verweigerten. Das Erstaunliche ist, dass eine Verweigerung ohne Schwierigkeiten oder große Mühen möglich war und in der Regel keine Sanktionen nach sich zog. Jedenfalls wurden weder Leib noch Leben der Ärzte, die sich weigerten mitzumachen, bedroht. Die Nazis hatten damit gerechnet, dass ein Teil der Ärzte sich den angesagten Maßnahmen verweigern würde. »Ein passives Nicht-Mitmachen war von den Machthabern einkalkuliert.« Die *passive* Weigerung, an einer Maßnahme teilzunehmen, wurde in der Regel sowieso nicht bestraft. Bestraft wurde das *aktive* Agieren gegen die Politik des NS-Regimes, das »aktive Dagegensein und -handeln«.[18] Dass sich dennoch so viele Ärzte an der Euthanasie beteiligten, obwohl eine Weigerung relativ problemlos möglich gewesen wäre, deutet darauf hin, dass die Euthanasiemaßnahmen von einem Großteil der Bevölkerung goutiert und dass sie von der Mitte der Gesellschaft akzeptiert wurden.

Die bekanntesten Euthanasie-Verweigerer sind:

Hans Gerhard Creutzfeldt (1885–1964) gehörte zu den Ärzten, die eine Beteiligung an der Euthanasie ablehnten. Er entlarvte nach dem Krieg den vormaligen Leiter der T4-Zentrale Werner Heyde [siehe unten], der sich unter dem Namen Dr. Fritz Sawade in Schleswig-Holstein versteckte. Unter diesem Namen machte Sawade/Heyde Gerichtsgutachten, und Hans Gerhard Creutzfeldt erkannte in einem Gutachten Heydes Handschrift. Viele Ärzte in Schleswig-Holstein wussten von Heydes Tarnung, ohne ihn zu verraten. Auch Creutzfeldt zögerte wohl, seine Erkenntnis zu offenbaren. Aber seine beiden Söhne, die auch Ärzte waren, übten Druck auf ihren Vater aus, die Sache weiter zu verfolgen.[19]

---

[17] Ebenda, S. 199.

[18] Evangelische Akademie Bad Boll: Medizin im Nationalsozialismus, Tagung April/Mai 1982. Protokolldienst 23/82, S. 258 (Arbeitsgruppe Verweigerung und Emigration).

[19] Lifton 1988, S. 139.

Creutzfeldt wurde in Harburg geboren, das damals noch zu Preußen gehörte und noch nicht nach Hamburg eingemeindet war. Er war Oberarzt in der Charité und Richter am Erbgesundheitsobergericht in Berlin. Creutzfeldts Biograf, Michael Illert, verweist darauf, dass die Gerichtsverfahren, an denen Creutzfeldt mitwirkte, seltener auf eine Erbkrankheit erkannten als andere.[20] 1938 wurde Creutzfeldt Professor für Psychiatrie in Kiel. Er trat nicht in die NSDAP ein (er war bei Kriegsende einer von drei Medizinern in der Fakultät, die nicht Parteimitglieder wurden). Im Juli 1945 machten ihn die Briten zum Rektor der Universität.

Karl Daniel war gegen die Euthanasie. Er gehörte zur Kriegsjugendgeneration des Ersten Weltkriegs. Er wurde 1937 approbiert und lebte in Leipzig.[21] Er übernahm am 1. Mai 1939 als Nachfolger von Ewald Meltzer (1869–1940) die Leitung des Katharinenhofs, der ehemals Königlich-Sächsischen Landesanstalt für schwachsinnige Kinder in Herrnhut (Ortsteil Großhennersdorf) nahe Löbau. Die Einrichtung war 1937 eine Pflegeanstalt der Inneren Mission »für Idioten«, eine Anstalt für bildungsunfähige schwachsinnige Kinder. *Ewald Meltzer* wurde 1894 approbiert und leitete fast 30 Jahre lang die Einrichtung, er war ein Befürworter der Sterilisation Behinderter.[22] Karl Daniel widersetzte sich der Aufforderung, die Kinder zu evakuieren, weil das Haus als Lazarett gebraucht wurde. Er schickte vier Kinder zu ihren Familien und sieben junge behinderte Männer in ein anderes Heim nach Großhennersdorf und brachte einige andere in Sicherheit. Dennoch wurden am 27. September 1940 69 Mädchen und 104 Jungen in Autobussen abgeholt und erst in Großschweidnitz »zwischengelagert« und dann in die Tötungsanstalt Sonnenstein nach Pirna gefahren.[23] Karl Daniel fotografierte alle Kinder und Jugendlichen zuvor, sodass ihre Bilder erhalten sind und heute in einer Gedenkstätte gezeigt werden können. Am 1. Oktober 1940 wurden weitere 68 Behinderte abgeholt und am 16. Mai 1943 weitere 80 Insassen des Katharinenhofs nach Großschweidnitz gebracht.[24] Karl Daniel schrieb in einem Brief aus dem Jahr 1966, dass er damals abgesetzt

---

[20] Nees, K.: »Creutzfeldt, eine Ausnahme unter den Psychiatern des Dritten Reiches« [Rezension], in: Kieler Nachrichten vom 3.4.2021

[21] Verzeichnis der deutschen Ärzte und Heilanstalten – Reichs-Medizinal-Kalender, Georg Thieme Verlag, Leipzig 1937 (im Folgenden: Verz. 1937). Hier: Nachtrag 1 vom Februar 1938, S. 158.

[22] Wikipedia (4.5.2023); Verz. 1937, S. 501; Klee 2018, S. 59f.

[23] www.euthanasie-ausstellung.de/index.php?site=widerstand_karldaniel.

[24] Klee 2018, S. 337f.

wurde und seine Stelle verlor, dass er in Schutzhaft[25] genommen wurde und dass er danach ins Ausland ging.[26] Nach dem Krieg praktizierte er als Facharzt für Neurologie und Psychiatrie in Karlsruhe.

Gottfried Ewald (1888–1963) lehnte die Euthanasie ab. Er war eigentlich ein Nazi-Anhänger. Ewald wurde in Leipzig geboren. Er studierte in Erlangen und Heidelberg und war Assistenzarzt an verschiedenen Universitäten. 1920 Habilitation in Erlangen. 1923 trat er dem rechtsradikalen Freikorps Oberland[27] bei. Im selben Jahr wurde er planmäßiger außerordentlicher Professor für Neurologie und Psychiatrie in Greifswald. Ab 1934 Ordinarius in Göttingen. Ewald befürwortete Sterilisationen, da »es besser ist, durch Beseitigung des Unkrauts Luft und Raum und Boden und Nahrung zu schaffen für die guten Pflanzen«.[28] Er sagte 1933 vor Erlanger Studenten: »Will man verhüten, dass ein krankes Geschlecht entsteht, so bleibt nichts anderes übrig, als bereits [...] zu verhindern, dass sich solche [kranken] Keimträger überhaupt fortpflanzen.«[29] Ewald bewarb sich um die NSDAP-Mitgliedschaft, wurde aber abgewiesen, weil er im Ersten Weltkrieg einen Unterarm verloren hatte. Er schloss sich der SA-Reserve an und wurde förderndes Mitglied der SS (FMSS).[30] Es hieß, er befinde sich »in völliger Übereinstimmung

---

[25] Die »Schutzhaft« wurde nach dem Reichstagsbrand eingeführt. Mit »Schutzhaftbefehl« durch die Gestapo erfolgte eine Haft von unbegrenzter Dauer ohne Gericht und Justiz in einem Konzentrationslager. War Karl Daniel in einem KZ? Ernst Klee (2018, S. 225) schrieb aufgrund seiner Recherchen, dass »kein Psychiater wegen Widerstandshandlungen ins KZ gekommen« sei. Allerdings gab es auch ca. 20 Schutzhaftabteilungen in größeren Justizanstalten. Arte France: Die NS-Justiz: Recht des Unrechts, Frankreich 2023 (Sendung vom 19.9.2023).

[26] Selg, P.: Heilpädagogik oder »Kindereuthanasie«?, Verlag des Ita Wegman Instituts, Tübingen 2021, S. 216 u. 240.

[27] Das Freikorps Oberland (Mannschaftsstärke 270.000) war an dem Mord an Matthias Erzberger (1875–1921) beteiligt. Dieser war ein Gegner der deutschen Kolonialpolitik und Zentrumsabgeordneter, der für die Annahme des Versailler Friedensvertrags verhandelte. Er war ehemaliger Reichsfinanzminister ab Mitte 1919. Gumbel, E.J.: Vom Fememord zur Reichskanzlei, Verlag Lambert Schneider, Heidelberg 1962, S. 38 u. 43. Emil Julius Gumbel (1891–1966) war Mathematiker, Statistiker und politischer Publizist, nach 1933 Emigration (zunächst Sanary-sur-Mer).

[28] Klee 2018, S. 194.

[29] Zimmermann, V.: Medizin in einer Universitätsstadt, Göttingen 1933-1945, in: Friedrich, H./Matzow, W. (Hrsg.), Dienstbare Medizin, Vandenhoeck & Ruprecht, Göttingen 1992, S. 61–86.

[30] Die Fördernden Mitglieder der SS (FMSS) hatten nur »eine sehr flüchtige Beziehung zur SS [...] oder überhaupt keine« (Der Prozess gegen die Hauptkriegsverbrecher vor dem Intern. Militärgerichtshof Nürnberg 1945/46, Nürnberg 1948, Nachdruck: Delphin Verlag 1984, Bd. 21, S. 388f.).

mit den Zielen der Partei«.[31] So bewarb er sich 1940 an der Reichsuniversität Straßburg. Er ging also davon aus, dass er die Unterstützung des Reichserziehungsministeriums haben würde und dass er den Nazis genehm war.

Dann wurde er zusammen mit zwölf anderen Psychiatern zu einer Besprechung »zur Erörterung dringender kriegswichtiger Maßnahmen auf dem Gebiet des Heil- und Pflegeanstaltswesens« am 15. August 1940 nach Berlin eingeladen. Die Psychiater sollten als Gutachter für die Euthanasie gewonnen werden. Ewald lehnte das Ansinnen ab.[32] »Er wurde zum Gehen aufgefordert.« Der Vorsitzende, Werner Heyde, »verabschiedete« Ewald »bestimmt«, »aber in durchaus höflicher und kollegialer Form und gab sogar seiner Achtung vor Ewalds Stellungnahme Ausdruck.«[33] Ewald zog sich vom Euthanasie-Programm zurück und kritisierte es. Er sagte: »In meiner Klinik wird es etwas Derartiges nicht geben.«[34] Er befürchtete (laut späterer Aussage seiner Ehefrau), für seine Ablehnung ins KZ zu kommen, was aber nicht geschah. Er behielt trotzdem seine positive Ansicht über Hitler. Er sagte, er könne sich nicht vorstellen, dass Hitler »hiervon« Bescheid wisse: »Denn bei dem, was er [Hitler] bisher an Können bewiesen hat, ist anzunehmen, dass er auch mit den Geisteskranken anders hätte fertig werden können, als dass er sie heimlich und unter Lügen umbringen lässt. Er hat aber noch nie gelogen. Und deshalb weiß er nicht, was vor sich geht.«[35]

Der amerikanische Psychiater und Psychoanalytiker Lifton, der mit Ewalds Witwe Ende der 1970er-Jahre sprach, vermutete in der Haltung Ewalds einen »frühen religiösen Einfluss dieses weltlichen Sohns eines evangelischen Geistlichen«.[36] Andererseits gab Ewald zu, dass er »als Beamter des autoritären Staats« einem Gesetz Folge leisten würde, wenn es ein Gesetz über die Euthanasie gebe. Ewald, der nicht nur Professor der universitären Nervenklinik, sondern zugleich auch Direktor der Landesheil- und Pflegean-

---

[31] Kater, M.H.: Ärzte als Hitlers Helfer, Europa Verlag, Hamburg/Wien 2000, S. 244.

[32] Hinz-Wessels, A.: Tiergartenstraße 4. Schaltzentrale der nationalsozialistischen »Euthanasie«-Morde, Ch. Links Verlag, Berlin 2015, S. 85.

[33] Lifton 1988, S. 92–100; Anonymus: Zeuge: Psychiater mußten nicht mitmachen, in: Frankfurter Rundschau (FR) vom 3.4.1986.

[34] Fresenius, H.: Eugenik bereitete den Boden für Ärzte-Unmenschlichkeit [Leserbrief], in: FAZ vom 3.2.1997.

[35] Seidel, R./Sueße, Th.: Werkzeuge der Vernichtung. Zum Verhalten von den Verwaltungsbeamten und Ärzten bei der »Euthanasie«, in: Frei, N. (Hrsg.), Medizin und Gesundheitspolitik in der NS-Zeit, Oldenbourg Verlag, München 1991, S. 253–264.

[36] Lifton 1988, S. 100.

stalt (LHPA) Göttingen-Rosdorf war, verhinderte allerdings nicht, dass 200 Pfleglinge dieser Einrichtung »abtransportiert« wurden.[37]

Ewald Wortmann (geb. 1911) war ebenfalls kein Gegner des Nazi-Regimes, aber er war ein Gegner der Euthanasie. Er war weder Parteimitglied noch trat er in den NS-Studentenbund ein, er war aber seit 1933 Mitglied in der SA. Er brachte es nur zum SA-Mann, dem untersten Rang. Er promovierte 1938 bei Werner Heyde in Würzburg mit einem bevölkerungspolitischen Thema über die »Bevölkerungsbewegung ... im Dithmarschen«. Er wollte Psychiater werden. Wortmann war als Assistent im Rassenbiologischen Institut der Würzburger Universität beschäftigt. Der »Jungmediziner« Wortmann nahm an einer »Selektionsreise« teil. Er sagte: »Die Kranken haben wir in keinem Fall zu sehen bekommen.«[38] Aber als er bei seinem Dienstantritt am 12. Mai 1940 in der Anstalt Sonnenstein/Pirna sah, wie die behinderten Opfer in einer Kammer vergast wurden und erstickten, war er entsetzt. Die Arbeit »sagte ihm nicht zu«. Dabei wollte er nicht mittun. Er fuhr zur Euthanasie-Zentrale nach Berlin in die Tiergartenstraße Nr. 4 (»T4-Zentrale«), um seine Entlassung aus der Anstalt zu erreichen.

Er sagte später in der Bundesrepublik als Zeuge in einem Euthanasie-Prozess aus, dass ihn der Leiter der T4-Zentrale, Werner Heyde, zunächst zu überreden versuchte, in der Anstalt Sonnenstein zu bleiben. Als er, Wortmann, sich diesem Ansinnen aber weiterhin widersetzte, seien ihm keinerlei Maßnahmen angedroht worden, falls er seine Weigerung aufrecht erhalte. Heyde wünschte ihm sogar für die Zukunft alles Gute und entließ ihn.[39] Ihm wurde nur auferlegt, über das Erlebte zu schweigen. Denn die Euthanasie war eine geheime Reichssache. Wortmann schied am 31. Oktober 1940 aus der Anstalt aus. Er meinte später, das Schlimmste, was ihm hätte passieren können, wäre gewesen, dass man ihm die U.k.-Stellung entzogen und ihn an die Kriegsfront geschickt hätte – aber nicht einmal das passierte ihm.[40]

Die Zahl der Ärzte, die die Euthanasie ablehnte, ist klein. Größer ist die Anzahl derer, die sie befürwortete. Ein christliches Verbot zu töten, hatten alle internalisiert. Das Strafgesetzbuch stellte Mord und Totschlag unter Strafe.

---

[37] Klee 2018, S. 192–194.

[38] Ebenda, S. 207.

[39] Klee, E.: Was sie taten – Was sie wurden, Fischer Taschenbuch Verlag, Frankfurt am Main 1986, S. 119.

[40] Lepp: Kein Nachteil für Arzt, der Mitarbeit ablehnte, in: FAZ vom 18.4.1986; mündliche Mitteilung von Prof. Dr. Hans-Ulrich Deppe, der im Jahr 1986 als Zuhörer in dem genannten Euthanasie-Prozess wahrnahm, wie Wortmann dies bezeugte.

Mord wurde demnach mit der Todesstrafe geahndet. Wie sah also eine Sozialisation aus, die bei Ärzten solche Charaktereigenschaften erzeugte, dass sie Verbote von Gott & Gesetzgeber missachteten?

Beispielhafte Herkunft und frühe Karrieren von Euthanasie-Ärzten

Über die Sozialisation von Ärzten, die an der Euthanasie beteiligt waren, ist wenig bekannt. Die meisten Historiker interessieren sich dafür, was die Ärzte *während* der NS-Zeit taten und was sie *nach* der NS-Zeit machten und weniger dafür, wie deren Leben *vorher* aussah. Selbst über den Arzt, der für den Tod von »Tante Marianne« verantwortlich war, der berühmten Tante des berühmten Malers Gerhard Richter, von der es nicht nur ein Gemälde, sondern über die es sogar einen Film gibt, ist kaum etwas bekannt:

Das war *Ernst Leonhardt* (1885–1947), der in Noßwitz/Plauen geboren wurde. Er bestand sowohl das Physikum (die ärztliche Zwischenprüfung) als auch das Staatsexamen in Leipzig mit der Note »sehr gut«. Der Eintritt in die NSDAP erfolgte erst 1937. Er war Facharzt für Nerven- und Gemütskrankheiten. 1940/41 vertrat er den Leiter der Anstalt in Arnsdorf bei Radeberg in Sachsen. Der Leiter, Wilhelm Sagel (1880–1954), lehnte bei seiner Rückkehr vom Militär die T4-Aktionen ab. Leonhardt, sein Stellvertreter, erledigte für ihn die Euthanasiemaßnahmen. Zu den getöteten Patienten aus Arnsdorf gehörte die Tante Marianne. Leonhardt sagte später im Prozess, er habe auf Anordnung seiner Vorgesetzten gehandelt. Er habe geglaubt, die Euthanasie sei gesetzlich verankert, und die Maßnahme nicht als Mord angesehen. Leonhardt wurde am 7. Juli 1947 in Dresden zum Tode verurteilt. Er beging in seiner Zelle Selbstmord.[41]

Wie kam er dazu zu morden? Es müssen bestimmte Sozialisationsbedingungen vorliegen, dass Ärzte hingehen und Patienten, oft ihre eigenen, töten. Denn niemand wird Arzt mit der Absicht zu töten. Indem Psychiater ihre eigene Klientel ermordeten, schafften sie auch ihre eigene Profession ab. Die Psychiater wurden arbeitslos. Ernst Klee zitierte eine Denkschrift aus dem Jahr 1943, in der bekannte Psychiater bezeugten, dass es schon »geradezu zu einer Flucht junger tüchtiger Ärzte aus der Psychiatrie« gekommen sei, »also zu einer Abwanderung bereits eingearbeiteter Kräfte in andere medizinische

---

[41] Schreiber, J.: Ein Maler aus Deutschland, Piper Verlag, München 2020, 5. Aufl., S. 182 u. 271–277; Klee 2018, S. 375 u. 573.

Tätigkeitsbereiche«.[42] So interessiert im Folgenden, wie sich Persönlichkeitsmerkmale bei den einzelnen Ärzten herausbilden konnten, die nicht verhinderten, dass sie ihrem ärztlichen Berufsethos zuwiderhandelten.

Kriterium der Aufnahme von Euthanasie-Ärzten in die folgende Darstellung der Kurzbiografien ist, dass biografische Informationen über die Zeit *vor* der Naziära bekannt sind: sei es über die familiäre Herkunft (Beruf des Vaters) oder über das politische Engagement (Mitgliedschaften in Vereinigungen) vor der Nazizeit. Zugrundegelegt wurden jene 148 Euthanasie-Ärzte, deren Geburtsjahre bekannt sind. Im Folgenden werden aus dieser Liste 73 Beispiele über die frühe Sozialisation von Euthanasie-Ärzten aufgezeigt. Der Schwerpunkt der Berichte liegt, wie gesagt, auf der Zeit vor dem Nationalsozialismus. Quellen der Hinweise sind gedruckte Publikationen oder die partizipative Enzyklopädie Wikipedia.

Lotte Albers (1911–1992) wurde als Tochter eines Ostasienkaufmanns in Hamburg geboren. Ihr Vater vertrat eine Weltoffenheit. Durch die Weltwirtschaftskrise und dann durch die Autarkiepolitik der Nazis wurde sein Geschäft allerdings ruiniert. Lotte Albers kam als Sechsjährige in eine renommierte Privatschule. Sie besuchte das Realgymnasium Klosterschule und legte 1931 das Abitur ab. Sie war eine gute Schülerin. 1931–1936 studierte sie Medizin in Hamburg. Sie promovierte 1936 bei Rudolf Degkwitz [siehe unten], dem ärgsten Widersacher ihres späteren Chefs Gerhard Bayer [siehe ebenfalls unten]. »Aus der Degkwitz-Schülerin wurde die eifrigste Kindermörderin.«[43] Sie gehörte nicht der NSDAP an. Am 1.4.1940 kam sie ans Hamburger Kinderkrankenhaus Rothenburgsort. Am 30.9.1944 schied sie aus, weil sie an das Krankenhaus Hamburg-Barmbek dienstverpflichtet wurde.

Rosemarie Albrecht (1915–2008) wurde in Kobe, Japan, geboren als Tochter eines deutschen Kaufmanns und einer Japanerin.[44] Sie wuchs nach dem Ersten Weltkrieg in Rostock auf und machte hier 1935 Abitur, 1940 bestand sie das Staatsexamen mit der Note »sehr gut«, danach Promotion. Sie war vom 1. Mai 1940 bis zum Mai 1942 in der Thüringischen Landesheilanstalt Stadtroda auf der Frauenstation mit 200 Betten beschäftigt, zunächst als Nicht-Approbierte. Das Reichsinnenministerium verwehrte ihr als »Nicht-Arierin« am 6. Juli 1940 die Approbation, sie wurde zunächst lediglich als »Volontärassistentin« angestellt.[45] Sie durfte in der Klinik nur deshalb arbeiten, weil sie

---

[42] Ebenda, S. 227.

[43] Babel 2015, S. 78–89.

[44] Wikipedia (29.10.2023).

[45] Jachertz, N.: Eine finstere Geschichte, in: Deutsches Ärzteblatt 100: 2003, S. B 2078–2082.

»kein fremdartiges Aussehen« hatte und die Klinik durch den Krieg in Personalnöten war. 1942 wurde sie dienstverpflichtet an die HNO-Klinik in Jena. 1965/66 wurde sie in der DDR beschuldigt, an dem Tod von 159 Patientinnen beteiligt gewesen zu sein. Das Verfahren wurde eingestellt. Rosemarie Albrecht war zuletzt HNO-Professorin in Jena. Erneute Vorwürfe tauchten nach der Wiedervereinigung auf.[46]

Ilse Bauer (1910–1974), verheiratete Breitfort, wurde in Essen geboren. Der Beruf ihres Vaters wurde mit »Syndikatsbeamter« oder »Bürovorsteher« angegeben.[47] Ostern 1931 machte sie die Reifeprüfung. Am Kinderkrankenhaus Hamburg-Rothenburgsort war sie vom 1.5.1937 bis Ende Oktober 1943 beschäftigt. Sie ging – offenbar wegen des bombengeschädigten Hamburg – nach Essen zurück.

Willi Baumert (1909–1984) trat schon am 1.2.1932 in die NSDAP ein. 1933 Mitglied der SS. Er promovierte 1935 in Göttingen und war daselbst in der Pathologie beschäftigt. 1936–40 Landesheil- und Pflegeanstalt (LHPA) Osnabrück. 1940 Eintritt in Waffen-SS. Als Angehöriger dieser Formation wurde er für eine Wochenhälfte an die LHPA Lüneburg abgeordnet, ab 1943 war er hier unter dem Kliniksdirektor Max Bräuner [siehe unten] Leiter der Kinderfachabteilung und verantwortlich für die Tötung von Kindern. 1965 wurde er aus gesundheitlichen Gründen außer Strafverfolgung gesetzt.[48]

Ernst Baumhardt (1911–1943) war der Sohn eines Arztes und wurde in der Nähe von Halle/Saale geboren. Er trat dem Nationalsozialistischen Deutschen Studentenbund (NSDStB) bei und wahrscheinlich noch während des Studiums auch der SA. 1937 Eintritt in die NSDAP. 1939 Promotion in Halle[49] und Approbation. Ab Anfang 1940 Stellvertreter in der Vergasungsanstalt Grafeneck. T4-Gutachter. Er meldete sich zur Marine und fuhr als Marinearzt auf U-Booten. Mit einem sank er am 24.6.1943.

---

[46] Honnigfort, B.: »Verdienter Arzt des Volkes« unter Verdacht oder: Eine Stadt windet sich, in: FR vom 16.3.2000; Honnigfort, B.: Eine »Verdiente Ärztin des Volkes« und viele tote Patientinnen, in: FR vom 16.4.2003; Schneider, K.: »Ich bin doch keine Massenmörderin«, in: Stern.de vom 28.8.2004; Anonymus: Ärztin wegen NS-Euthanasie vor Gericht, in: Spiegel online vom 27.1.2004; Reif-Spirek, P.: Später Abschied von einem Mythos, in: Leo, A./Reif-Spirek, P. (Hrsg,), Vielstimmiges Schweigen, Metropol Verlag, Berlin 2001, S. 21–50; Hoffmann, U.: »Das ist wohl ein Stück verdrängt worden …«, in: Leo/Reif-Spirek 2009, S. 51–66; Jachertz, N.: Rosemarie Albrecht. Nachschrift, in: Deutsches Ärzteblatt vom 29.5.2009.

[47] Babel 2015, S. 96–103.

[48] Wikipedia (30.5.2023).

[49] Kaiser, W./Völker, A.: Die faschistischen Strömungen an der Medizinischen Fakultät der Universität Halle, in: Thom/Spaar 1983, S. 53–67.

Wilhelm Bayer (1900–1970) wurde in Nimptsch (polnisch Niemcza) in Niederschlesien geboren,[50] die Stadt gehört seit 1945 zu Polen. Sie liegt etwa 45 km südlich von Wrocław (damals Breslau). 1924 Approbation. Von 1924 bis 1932 war Bayer Assistenzarzt in der Kinderklinik der Charité bei Adalbert Czerny (1863–1941), der aus Galizien stammte.[51] Bayer war ab 1932 bis März 1934 Assistenzarzt in der Hamburger Kinderklinik des Universitäts-Krankenhauses Eppendorf (UKE) unter Degkwitz [siehe unten]. Ein Habilitationsversuch scheiterte 1934, weil Degkwitz die Arbeit als fehlerhaft ansah. Bayer übernahm die Leitung des Hamburger Säuglingsheims und wurde Mitte 1934 Chefarzt der Kinderklinik Hamburg-Rothenburgsort, als der jüdische Chefarzt, der Gründer des Krankenhauses Carl Stamm (1867–1941), am 15. Juni zurücktreten musste. Bayer war seit dem 1. Mai 1933 Mitglied der NSDAP und seit Dezember 1933 Mitglied der SA. Er war Mitglied im Nationalsozialistischen Deutschen Ärztebund (NSD-Ärztebund). Er überließ das Töten der Kinder in Rothenburgsort seinen jungen Assistenzärztinnen. Er machte sich nicht die Finger schmutzig. Ein zweiter Versuch, Professor zu werden, scheiterte.[52]

Oskar Begusch (1897–1944) wurde in Österreich geboren und war der Sohn eines kaiserlich-königlichen (k.k.) Postkontrolleurs. Begusch war im Ersten Weltkrieg k.u.k. Leutnant. 1921 promovierte er. 1921 bis 1928 arbeitete er als Assistenzarzt an der Nervenklinik Graz. 1932 Mitglied der NSDAP, 1934 der SS. Ab September 1939 bis 1944 war er Direktor der Anstalt »Am Feldhof«, die zu einem Zentrum eugenischer Maßnahmen in der Steiermark wurde. Von dort wurden Patienten nach Hartheim verlegt. 1940/41 T4-Gutachter. 1944 starb Begusch bei einer Blinddarm-OP.[53]

Ursula Bensel (1921–1994) war als Anthroposophin eigentlich gegen das Töten von missgebildeten Kindern. Ihr Vater Otto Bensel wurde von seiner Ehefrau als »egoistisches Scheusal« bezeichnet.[54] Die Tochter litt unter der

---

[50] Burlon, M.: Die »Euthanasie« an Kindern während des Nationalsozialismus in den zwei Hamburger Kinderfachabteilungen, Dissertation Medizinische Fakultät Universität Hamburg (Betreuer: van den Bussche), Hamburg 2009, S. 63f.

[51] Brockhaus, 4. Bd., 1968, S. 237.

[52] Bussche, H. van den: Die akademische Seite der »Kindereuthanasie« während des Zweiten Weltkriegs und in der Nachkriegszeit, in: Beiträge zur Geschichte der nationalsozialistischen Verfolgung in Norddeutschland Nr. 17, Edition Temmen, Bremen 2016, S. 41–55. Rik van den Bussche ist im September 2023 gestorben. Als gebürtiger Belgier und familiär Unbelasteter war er besonders geeignet, über die Nazivergangenheit Hamburger Ärzte zu forschen.

[53] Wikipedia (31.5.2023).

[54] Babel 2015, S. 134–141.

problematischen Beziehung ihrer Eltern. Die Mutter hatte schließlich einen Liebhaber, Dr. Konrad Zucker, einen T4-Gutachter. Ursula Bensel verbrachte die letzten Schuljahre in einem Internat, in dem »die Bereitschaft zu nationaler Begeisterung selbstverständlich zum Schulalltag gehörte«. Sie studierte von 1940-1944 an fünf verschiedenen Orten. 1944 bis 1946 war sie fast 2½ Jahre im Kinderkrankenhaus Hamburg-Rothenburgsort beschäftigt.

Friedrich Berner (1904–1945) wurde in Zwickau als Sohn eines Frauenarztes geboren. Er wurde während der Weimarer Republik Mitglied des »Wehrwolf«,[55] eines rechtsgerichteten Wehrverbands. Er war 1926 Mitglied eines studentischen Corps. 1931 promovierte er in Rostock und wurde im selben Jahr approbiert. Er war Assistenzarzt in der Rostocker Universitätsklinik bei dem berühmten Internisten Hans Curschmann (1875–1950), ordentlicher Professor in Rostock. Berner wurde Facharzt für Röntgenologie. Er ging in die Frankfurter Universitätsklinik zu dem Röntgenologen Hans Holfelder (1891-1944; SS-Mitglied). Berner trat am 1. Mai 1933 in die NSDAP und in die SA ein, 1936 wurde er SS-Mitglied. Er war Angehöriger des von Holfelder geführten Röntgensturmbanns beim SS-Führerhauptamt. Er war vom 15. Mai bis 31. Dezember 1941 Direktor der Tötungsanstalt Hadamar.[56] Im August 1941 wurde die Vergasung und Verbrennung des 10.000sten Behinderten im Krematorium der Anstalt mit einem Umtrunk nach Art eines bunten Abends gefeiert. Dazu »erklärte Dr. Berner bei dem gemeinschaftlichen Mittagstisch, es würde heute der 10.000ste Tote verbrannt werden, hierzu habe sich das gesamte Personal einzufinden [...]. Jeder bekam eine Flasche Bier. Dann ging man in den Keller. Der Tote lag nackt auf einer Bahre; er hatte einen großen Wasserkopf. Er wurde von den ›Brennern‹ auf eine Art Trog gelegt und in den Verbrennungsofen geschoben.«[57]

Ab Oktober 1943 war Berner stellvertretender Leiter des Universitätsinstituts von Holfelder. Er starb am 2. März 1945 als SS-Hauptsturmführer eines SS-Röntgensturmbanns im Osten.

Johann Karl Anton (»Hans«) *Bertha* (1901–1964) promovierte 1926 in Graz. Von 1926 bis 1929 war er als Assistenzarzt an physiologischen Insti-

---

[55] Der »Wehrwolf« war eine Formation unter dem späteren Reichsarbeitsminister Franz Seldte (der während der ganzen Nazizeit Minister blieb), der bis 1933 Mitglied der Deutschnationalen Volkspartei (DNVP) war. Der »Wehrwolf« hatte eine Stärke von 117.000 Mann. (Gumbel 1962, S. 38.)

[56] Wikipedia (4.5.2023); Klee 2003, S. 42.

[57] Kogon, E./Langbein, H./Rückert, A., u.a.: Nationalsozialistische Massentötungen durch Giftgas, Fischer Taschenbuch Verlag, Frankfurt am Main 1986, S. 61.

tuten in Tübingen und Berlin beschäftigt. Seit 1932 gehörte er dem antisemitischen Steirischen Heimatschutz an. Am 1.3.33 trat er der NSDAP bei, im April 1937 der SS. Ab 1940 war er T4-Gutachter. Er interessierte sich für die Gehirne von getöteten Epileptikern, die in Hartheim vergast wurden, und er holte die Gehirne einige Male persönlich in Hartheim ab. Er gehörte zusammen mit Lonauer [siehe unten] zu den Hauptorganisatoren der T4-Aktion in Österreich. Er wurde nie verurteilt oder bestraft.

Georg Bessau (1874–1944) gehörte 1903 der Burschenschaft Arminia Breslau an. Er machte 1908 Staatsexamen, habilitierte sich 1915, wurde 1920 a.o. Professor in Marburg und 1922 in Leipzig. Er war Kinderarzt. 1932 wurde er der Nachfolger von Czerny an der Charité in Berlin. Er experimentierte mit einem Tbc-Impfstoff an behinderten Kindern aus Wiesengrund, der Kinder-und Jugendlichen-Psychiatrie von Berlin-Wittenau. Es handelte sich dabei um Kinder, die der Euthanasie unterlagen und für die Experimente von Bessau zurückgestellt wurden. Bessau starb mit 70 Jahren an Krebs.[58]

Kurt Borm (1909–2001) wurde in Berlin-Lichtenberg geboren, einem Arbeiterviertel. Sein Vater leitete als Stadtamtsrat das Wohlfahrtsamt in Rummelsburg.[59] Der Sohn legte 1929 das Abitur ab, studierte Medizin in Berlin und Rostock. Er war aktiver Burschenschaftler und trat 1930 in die NSDAP ein. Ab 1933 war er Mitglied der allgemeinen SS, schließlich SS-Obersturmbannführer. 1937 machte er das Staatsexamen, 1938 die Approbation. Borm nahm 1938 an einer Übung der SS-Totenkopfverbände teil. Er war im Krankenhaus Am Urban in Berlin-Kreuzberg sowohl als Medizinalpraktikant[60] 1937/38 als auch danach als Assistenzarzt tätig. Das Krankenhaus Am Urban hatte sehr viele jüdische Ärzte, die 1933 entlassen wurden. Bei Kriegsbeginn meldete Borm sich freiwillig zur »Leibstandarte SS Adolf Hitler«.[61]

[58] Wikipedia (30.5.2023)

[59] Hinz-Wessels 2015, S. 150f.

[60] Seit Anfang des 20. Jahrhunderts war die Medizinerausbildung so geregelt, dass nach dem Universitätsstudium, das mit dem Staatsexamen abgeschlossen wurde, eine einjährige Medizinalpraktikantenzeit anzuschließen war, die in Kliniken absolviert, aber wenig oder gar nicht entlohnt wurde. Im Anschluss daran wurde von der Landesbehörde die Approbation erteilt, die zum Arztberuf befähigte. Manchmal wurde der Medizinalpraktikant auch Medizinalassistent genannt (so hieß er nämlich in der Bundesrepublik bis 1970, dann wurde diese Position abgeschafft). Nach der Approbation wurde der junge Arzt in der Klinik als »Assistenzarzt« (oder auch: Assistent) beschäftigt. Als Assistenzarzt konnte er sich (seit 1924) zum Facharzt weiterbilden.

[61] Die Leibstandarte Adolf Hitler wurde im Juni 1933 als Privatarmee von Hitler gegründet. Sie ging später in der SS-Verfügungstruppe auf, woraus die Waffen-SS entstand. (Pomplun 2023, S. 263).

Er ließ sich für die Euthanasie-Morde anwerben und war Tötungsarzt in den Anstalten Sonnenstein/Pirna und Bernburg.

1972 wurde er von Vorwürfen, 6.652 Geisteskranke schuldhaft getötet zu haben, freigesprochen. Das Unerlaubte seines Tuns sei für ihn nicht erkennbar gewesen – so das Gericht. Der Bundesgerichtshof (BGH) bestätigte 1974 das Urteil.[62]

Max Bräuner (1882–1966) wurde als Sohn eines Postdirektors in Karlsruhe geboren. 1908: Approbation und Promotion. Seit 1909 war er in der LHPA Lüneburg beschäftigt, zunächst als Assistenzarzt, 1911 als Abteilungsleiter, (1914-1918 Militärdienst), 1921 als Oberarzt, 1927 als stellvertretender Direktor, von 1935 bis 1945 als Direktor. 1.5.1933 Eintritt in die NSDAP. 1941 wurde eine Kinderfachabteilung eingerichtet, die zunächst von Willi Baumert [siehe oben] geleitet wurde. Nachdem dieser zur Waffen-SS eingezogen wurde, übernahm Bräuner die Leitung der Kinderfachabteilung, in der 300 Kinder starben. 1966 wurde Bräuner als verhandlungsunfähig außer Strafverfolgung gesetzt.[63]

Ernst Buchalik (geb. 1905) wurde in Rybnik/Oberschlesien geboren. Rybnik kam 1922 zu Polen. Nach dem Überfall der deutschen Wehrmacht 1939 auf Polen wurde Rybnik wieder ins Deutsche Reich eingegliedert. Seit 1945 gehört es wiederum zu Polen. Ernst Buchalik machte 1925 Abitur, danach bis 1930 Medizinstudium in München und Breslau. 1930 Staatsexamen. Von Sommer 1930 bis Sommer 1931 war er Medizinalpraktikant, 1931 sowohl Promotion als auch Approbation. Ab Mitte 1931 arbeitete er an der Landesheilanstalt Tost/Oberschlesien. 1933 Eintritt in die NSDAP. Mitglied der SA, Kreisleiter des Rassenpolitischen Amts. Im Dezember 1938 wurde er Medizinalrat. Von Mitte September 1939 bis zum 18.1.1945 war Buchalik Direktor der Landesheilanstalt Loben (bzw. Lublinitz), 50 km nördlich von Kattowitz gelegen. Er ging quasi in seine oberschlesische Heimat zurück. Das deutsche Lublinitz kam nach dem Ersten Weltkrieg zu Polen und hieß fortan Lubliniec. 1939 wurde es von der deutschen Wehrmacht annektiert, im Mai 1941 erhielt es den Namen Loben. Buchalik war verantwortlich für die Kinder- und Jugendlicheneuthanasie in der (seit 1941 bestehenden) Kinderfachabteilung Loben. Die Zahl der Opfer war über 200. 292 Akten von *gestorbenen* Kindern sind erhalten.[64]

---

[62] Klee, E.: Morden und Heilen, in: Die Zeit vom 18.4.1986.

[63] Wikipedia (30.5.2023).

[64] Benzenhöfer, U.: Der Arztphilosoph Viktor von Weizsäcker, Vandenhoeck & Ruprecht, Göttingen 2007, S. 155; Leidinger, F.: Vom Krankenmord zum Holocaust. Die Er-

Heinrich Bunke (1914–2001) wurde als Sohn eines Volksschullehrers geboren. »Während seiner Schulzeit soll er eine Vorliebe für Theologie gehabt haben.«[65] Nach dem Abitur 1934 ging er freiwillig zum Arbeitsdienst. 1935/36 studierte er in Kiel, wo er sich sowohl dem NS-Studentenbund als auch der Burschenschaft Teutonia anschloss. Am 1. Mai 1937 trat er in die NSDAP ein. Er erhielt 1939 eine »Notapprobation«.[66] In Freiburg lernte er Aqilin Ullrich [siehe unten] kennen, der ihn Mitte 1940 für die T4-Aktion vorschlug. Bunke sagte seine Mitarbeit zu. Er wurde ab August 1940 als Nachfolger von Ullrich in der »Tötungsanstalt Brandenburg« (untergebracht im Zuchthaus) eingesetzt, die als Tötungsinstitution für Erwachsene galt. Bunke gab aber später zu, dass dort auch Kinder im Alter von acht bis etwa 14 Jahren ermordet wurden.[67] Es handelte sich um etwa 100 Kinder, die aus der Heil- und Pflegeanstalt Brandenburg-Görden (Leitung Hans Heinze) überstellt wurden.[68] Bunke wurde im Oktober 1940 in die Nachfolgeanstalt Bernburg versetzt, wo er bis Oktober 1941 blieb.

Bunke wurde 1967 von dem Vorwurf der Beihilfe zum tausendfachen Mord freigesprochen. Der BGH hob das Urteil 1970 auf. In einem erneuten Prozess 1986/1987 erfolgte eine Verurteilung zu vier Jahren Freiheitsstrafe. Die erneute Revision durch den BGH ergab nun, dass der Schuldspruch und die hohe verhängte Strafe nicht aufrecht zu erhalten seien, denn Bunke seien nicht 11.000 Mordfälle zuzurechnen, sondern nur 9.200.[69] In einem weiteren Prozess wurde Bunke zu drei Jahren Haft verurteilt, er wurde nach 18 Monaten krankheitshalber entlassen.[70]

---

mordung der polnischen Psychiatriepatientinnen und -patienten unter deutscher Besatzung im Zweiten Weltkrieg, in: Beiträge zur Geschichte der nationalsozialistischen Verfolgung in Norddeutschland Nr. 17, Edition Temmen, Bremen 2016, S. 65; Klee 2003, S. 80.

[65] Klee 1986 (Was sie taten), S. 114–117.

[66] Ders. 2018, S. 156. Am 1.4.1939 trat eine neue Studienordnung für Humanmediziner in Kraft, die die ärztliche Ausbildung auf zehn Semester insgesamt verkürzte: Das Medizinalpraktikum nach dem Staatsexamen wurde abgeschafft, und die Bestallung (Approbation) erfolgte gleich nach dem Staatsexamen (Bussche, H. van den: Im Dienste der »Volksgemeinschaft«, Dietrich Reimer Verlag, Berlin/Hamburg 1989, S. 133).

[67] Klee, E.: Euthanasie, in: Die Zeit vom 7.3.1986.

[68] Aly, G.: Hirnforschung im Dritten Reich, in: Die Tageszeitung (taz) vom 21.10.1989.

[69] Bundesgerichtshof (BGH): Beschluss 2 StR 275/88.

[70] Anonymus: Die beiden verurteilten »Euthanasie«-Ärzte haben Haft angetreten, in: Ärzte-Zeitung vom 17.4.1989; Klee 2003, S. 85.

Werner Catel (1894–1981) wurde in Mannheim als Sohn eines Ingenieurs geboren.[71] Die Familie war evangelisch-lutherischer Konfession. Als er sechs Jahre alt war, nahm er »die Beziehungslosigkeit seiner Eltern«[72] wahr. Als er 16 Jahre alt war, leistete er seiner »sterbenskranken« Großmutter Sterbehilfe mit Opiumtropfen, als kein Arzt erreichbar war. Am Ersten Weltkrieg nahm er als Feldhilfsarzt teil. 1920 promovierte er über einen »Fall von einseitiger Stauungspapille infolge von Orbitaltumor […]« in Halle. 1922 ging er nach Leipzig, wo seine verwitwete Mutter lebte, und wurde erst Assistenzarzt, dann 1927 Oberarzt von Georg Bessau [siehe oben] in der Universitätskinderklinik. 1932 ging er mit Bessau an die Charité, Oktober 1933 wurde Catel Ordinarius für Kinderheilkunde in Leipzig. Er wurde 1934 Mitglied des NSD-Ärztebunds.[73] Er trat erst 1937 in die NSDAP ein. Neben der Wissenschaft widmete sich Catel der Kunst, als Arztschriftsteller hatte er Kontakt zu Hermann Hesse und Hans Carossa[74] und veröffentlichte Gedichtbände und zwei Theaterstücke. Er wurde von einem Kollegen als »ungemein fleißig« beschrieben, vielleicht könne er aber nicht als »unbedingt originell bezeichnet werden«. Die Kindereuthanasie überhaupt begann in Catels Leipziger Kinderklinik.

Nach dem Krieg floh er aus Leipzig und wurde 1947 Chefarzt der Kinderheilstätte Mammolshöhe bei Mammolshain im Taunus bei Kronberg. Diese Klinik war seit 1927 eine Einrichtung für tuberkulöse Kinder.[75] Catel testete Medikamente an den Kindern ohne die Einwilligung der Eltern, es gab mindestens vier Todesopfer. Catel wurde Chefarzt in Kiel, er wurde niemals juristisch belangt.

Johann Duken (1889–1954) wurde in Brake nahe Oldenburg geboren. Er war Angehöriger eines Freikorps. 1924 Oberarzt bei Ibrahim [siehe unten] in Jena, 1926 a.o. Prof. Am 4. März 1933 unterzeichnete er die »Erklärung

---

[71] Schultz, U.: Dichtkunst, Heilkunst, Forschung: Der Kinderarzt Werner Catel, in: Beiträge zur Nationalsozialistischen Gesundheits- und Sozialpolitik Nr. 2, Rotbuch Verlag, Berlin (West) 1985, S. 107–124.

[72] Schultz, U.: Soziale und biographische Bedingungen medizinischer Verbrechen, in: Baader, G./Schultz,U. (Hrsg.), Medizin und Nationalsozialismus, Verlagsgesellschaft Gesundheit, Berlin (West) 1980, S. 195.

[73] Archiv der Landesärztekammer Hessen (LÄKH), Meldebogen (1947) Catel.

[74] Hermann Hesse (1877–1962) war ein Lavierer. Er distanzierte sich als Humanist von den Nazis, machte ihnen aber Zugeständnisse. Hans Carossa (1878–1956) war Arzt und Schriftsteller, er erhielt 1938 den Goethe-Preis. Er gestand seine Verwicklung in die NS-Zeit später ein.

[75] Bebenburg, P. von: Tödliche Arzneitests an Kindern, in: FR vom 21.2.2018.

von 300 deutschen Universitäts- und Hochschullehrern« gegen die marxistisch-bolschewistischen Einflüsse und für die Machtübernahme Adolf Hitlers.[76] 1933 NSDAP, SA, SS. Im selben Jahr Lehrstuhl in Gießen.[77] 1936 wechselte er auf den Lehrstuhl nach Heidelberg, der vakant geworden war, weil Ernst Moro (1874–1951) nach 25 Jahren »entnervt« wegen seiner »Mischehe« aufgegeben und um seine Emeritierung gebeten hatte. Johann Duken spielte eine »unrühmliche Rolle im Rahmen der NS-Krankenmorde in Heidelberg«. Er wurde 1945 interniert. Er wurde zwar als Mitläufer eingestuft, erhielt seinen Lehrstuhl aber nicht zurück und wurde auch nicht »ordentlich« emeritiert.[78]

Irmfried Eberl (1910–1948) war Österreicher. Er sei aber sehr »preußisch gewesen, pflichtbewusst«. Seine Verwandten waren Juristen.[79] Er trat 1931 in Innsbruck in die NSDAP ein. Er floh 1936 als »mittelloser Arzt« nach Deutschland, weil ihn die Schuschnigg-Regierung zwang, innerhalb von 12 oder 24 Stunden wegen seiner Anhängerschaft an den Nationalsozialismus Österreich zu verlassen. Er fand – so Götz Aly – eine Tätigkeit im Berliner Hauptgesundheitsamt.[80] Er wurde nur als Aushilfskraft beschäftigt. Als Vertretung eines eingezogenen Betriebsarztes verdiente er nur 300 Mark.[81] Eberl wurde Direktor der Vergasungsanstalt Brandenburg, die seit Mitte 1940 betriebsbereit war. Er war in erster Ehe mit Ruth E. aus Ulm verheiratet, die Abteilungsleiterin im Frauenamt der DAF war. Sie kam »unter mysteriösen Umständen« nach dem Attentat auf Hitler vom 20. Juli 1944 ums Leben.[82]

Irmfried Eberl wurde auch Vergasungsarzt in Bernburg, anschließend wurde er im Juni/Juli 1942 Kommandant des Vernichtungslagers Treblinka. Er »war wohl sehr ehrgeizig. Er hat mehr Transporte angefordert, als im Lager ›abgefertigt‹ werden konnten«.[83] Er wurde schon im August 1942 wegen »Unfähigkeit« abberufen. Leichenberge in Treblinka stapelten sich, die an-

---

[76] Abgedruckt in Forsbach, R./Hofer, H.-G.: Die Deutsche Gesellschaft für Innere Medizin, Katalog, Selbstdruck, Wiesbaden 2015, S. 28.

[77] Klee 2003, S. 121.

[78] Beddies, Th.: Besetzung pädiatrischer Lehrstühle in den westlichen Besatzungszonen und in der Bundesrepublik nach dem Zweiten Weltkrieg, in: Monatsschrift Kinderheilkunde 164: 2016 (Suppl. 1), S. 21–26.

[79] Bar-On, D.: Die Last des Schweigens, Rowohlt Taschenbuch Verlag, Reinbek bei Hamburg 1996, S. 99-129; Bar-On, D.: Verstehen Sie? In: taz vom 20.3.1990.

[80] Aly, G.: Medizin gegen Unbrauchbare, in: Beiträge zur Nationalsozialistischen Gesundheits- und Sozialpolitik Nr. 1, Rotbuch Verlag, Berlin (West) 1985, S. 9–74.

[81] Klee 2018, S. 119.

[82] Ebenda, S. 157; Bar-On 1996, S. 107.

[83] Klee 2018, S. 328.

kommenden Züge stauten sich, und die ankommenden neuen jüdischen Opfer sahen die Leichenberge. Eberl wurde nach Aussagen seines 1947 geborenen Sohns (aus der zweiten Ehe) an die Front geschickt. Eberl nahm sich in Ulm in U-Haft das Leben.

Klaus Endruweit (1913–1994) wurde als Sohn eines Taubstummenlehrers aus Tilsit geboren.[84] Er trat nach dem Abitur 1933 in die SA ein, mit Studienbeginn in München wurde er Mitglied des NS-Studentenbunds. Im Wintersemester 1935/35 kam er nach Würzburg. Er trat aus der SA aus und wurde stattdessen Fähnleinführer beim Deutschen Jungvolk in der HJ. Nach einem Intermezzo an der Berliner Universität kehrte er 1938 nach Würzburg zurück. Im November 1939 Approbation. Von Dezember 1940 bis August 1941 war er in der sächsischen Vergasungsanstalt Sonnenstein/Pirna. 1941 promovierte Endruweit bei Heyde [siehe unten]. Er gab die Tätigkeit nach etwa neun Monaten in Sonnenstein auf. Sein Entschluss, nicht mehr bei den Tötungen mitzumachen, hatte für ihn genauso wenig Nachteile wie für Wortmann.[85] Ende 1941 wurde Endruweit Stabsarzt bei der Organisation Todt. Das Kriegsende erlebte er an der Ostfront.[86] Er trat nicht in die NSDAP ein.

Endruweit wurde wie Bunke 1967 freigesprochen, der BGH hob 1970 das Urteil auf, 1987 Verurteilung zu vier Jahren Haft wegen Beihilfe zum Mord in mindestens 11.000 Fällen. Es folgten eine erneute Revision durch den BGH, ein erneuter Prozess vor dem Landgericht Hildesheim (Anklage Mord von 2.000 Psychiatriepatienten) kam wegen Verhandlungsunfähigkeit des Angeklagten nicht zustande.[87]

Max Eyrich (1897–1962) wurde als Sohn eines Arztes geboren. Er begann 1915 sein Studium, musste es aber unterbrechen wegen des Kriegsdienstes. Er konnte es 1919 bis 1922 fortsetzen. Als Medizinalpraktikant war er 1923 in der Tübinger Universitätsnervenklinik, nach der Approbation dort als Assistenzarzt bis 1929. Bis 1933 war er Oberarzt an der Bonner Provinzial-Kinderanstalt für seelisch Abnorme. Am 1.4.33 wechselte Eyrich als nervenärztlicher Berater ins Fürsorgewesen nach Stuttgart. Seit 1940 war er an Selektionen für die T4-Aktion beteiligt. »Er stand dem Nationalsozialismus

---

[84] Leppert, N.: Bisher war immer ein Attest zur Hand, in: FR vom 29.1.1986.

[85] Kohl, W.: »Ich fühle mich nicht schuldig«, Paul Zsolnay Verlag, Wien 2000, S. 79.

[86] Klee 1986 (Was sie taten), S. 118.

[87] Anonymus: »Euthanasie«-Prozess in Hildesheim, in: taz vom 4.11.1989.

sehr nahe«, obwohl er erst am 1.2.1940 NSDAP-Mitglied wurde. Nach dem Krieg Freispruch.[88]

Valentin Faltlhauser (1876–1961) war der Sohn eines Gutsverwalters aus dem Bayrischen Wald. Er machte in Amberg in der Oberpfalz sein Abitur, studierte ein Semester Jura, wechselte dann zur Medizin. Ab Februar 1904 war Faltlhauser Assistenzarzt in der Kreisirrenanstalt Erlangen. Er promovierte 1906 in Erlangen über einen Fall von Chorea Huntington. Den Ersten Weltkrieg machte er von 1914–1918 mit als Stabsarzt der Reserve und als Regimentsarzt.

Sein Konzept einer psychiatrischen Versorgung war durchaus reformorientiert. Er propagierte die offene Fürsorge und war ab 1922 hauptamtlicher Fürsorgearzt. Seit 1929 Direktor der staatlichen Heil- und Pflegeanstalt Kaufbeuren und der dazu gehörenden Nebenanstalt Kloster Irsee. Ab 1939 Arzt der Kinder-Euthanasie und T4-Gutachter für die Erwachsenen-Euthanasie. Der Kinofilm »Nebel im August« aus 2016 erzählt die wahre Geschichte des 13-jährigen Ernst Lossa, Sohn eines fahrenden Händlers, eines Angehörigen der Jenischen, der von Faltlhauser getötet wurde, obwohl er nicht behindert war. Er galt als »schwer erziehbar« und als renitent; er hatte von den Tötungen erfahren.

Alfred Fernholz (1904–1993) wurde in Grünthal in Westfalen geboren. 1930 Anstalt Zschadraß. 1.8.31 Eintritt in die NSDAP, zum 1.11.31 in die SS. Seit 1935 Leiter des Gesundheitsamts in Großenhain in Sachsen; Mitglied des Erbgesundheitsobergerichts. Ab Februar 1938 Abteilungsleiter im sächsischen Innenministerium, zuständig in Sachsen für T4. Nach 1945 Flucht in den Westen, niedergelassen, keine strafrechtliche Verfolgung.[89]

Bodo Gorgaß (1909–1993) war der Sohn eines Reichsbahnbeamten und wurde in Osnabrück geboren. Sowohl sein Vater als auch seine Mutter litten unter Depressionen und waren mehrfach in der Universitätsklinik in Leipzig. Bodo G. studierte von 1929 bis 1935 Medizin, um Psychiater zu werden. Er trat 1933 laut Wikipedia in die SA ein und am 1.5.1937 in die NSDAP. Er war nicht promoviert. Über den Eichberg kam er am 1. Oktober 1938 zum Kalmenhof, einer 1888 von reichen Frankfurter Bürgern, Juden und Christen, gegründeten privaten Reformeinrichtung für behinderte Kinder und Jugendliche, wo in der Nazizeit mehr als 700 Kinder getötet wurden. Er war besorgt um seine Mutter, die in einer Anstalt lebte, lehnte aber die Eutha-

[88] Wikipedia (30.5.2023).

[89] Schreiber 2020, S. 181f.; Klee 2003, S. 149; Wikipedia (16.5.2023).

nasie nicht ab.[90] Er wurde 1947 zum Tode verurteilt. Das Urteil wurde nach Inkrafttreten des Grundgesetzes in eine Haftstrafe umgewandelt. Er wurde 1958 begnadigt.

Herbert Grohmann (1908–?) wurde in Breslau geboren. 1931 Eintritt in die NSDAP. 1936 SS-Amt für Bevölkerungspolitik und 1937 SS-Rasse- und Siedlungshauptamt. 1938/39 Assistent am Kaiser-Wilhelm-Institut (KWI) für Anthropologie, menschliche Erblehre und Eugenik; 1939 Medizinalrat am Gesundheitsamt Łódź. Selektion der Patienten der Anstalt Kochanowka und Tötung mit Gas. Nach dem Krieg LVA Schleswig-Holstein.[91]

Heinrich Gross (1915–2005) wurde in Wien geboren. Er wurde 1932 Mitglied der HJ, 1933 der SA und 1938 – nach dem »Anschluss« – Mitglied der NSDAP. Er arbeitete an der Wiener Nervenklinik Am Spiegelgrund. In der Kinderfachabteilung starben mehr als 700 Kinder. Gross wurde erst im Jahr 2000 wegen Beihilfe zum Mord angeklagt. Das Verfahren gegen den 85-Jährigen wurde wegen Verhandlungsunfähigkeit eingestellt.[92]

Hans Christoph Hempel (geb. 1912) wurde als Sohn eines Kreishauptmanns in Pirna geboren. Von 1931–1933 war er im Sächsischen Grenzschutz, in der Landespolizei und Technischen Nothilfe tätig.[93] Seit 1. Mai 1933 Mitglied der NSDAP. Von 1933 bis 1944 Mitarbeiter von Catel [siehe oben] in der Universitätskinderklinik/Zentrum der Kindereuthanasie. 1937 Teilnehmer am Jungärztelehrgang in Alt-Rehse. Promotion 1938 in Leipzig mit einem »Beitrag zur Huntington'schen Erkrankung«. 1960 Habilitation, in der DDR Verdienter Arzt des Volkes.

Werner Heyde (1902–1964) wurde in Forst in der Lausitz als Sohn eines Textilfabrikanten geboren.[94] Als 16-Jähriger nahm er freiwillig während der letzten Monate am Ersten Weltkrieg teil. Mit 18 Jahren war er am Kapp-Putsch beteiligt. Nach seinem Abitur 1920 wirkte er im Anschluss an

---

[90] Platen-Hallermund 2023, S. 98–100; Klee 2003, S. 192f.

[91] Klee 2003, S. 202; Leidinger 2016, S. 59 u. 64.

[92] Mayr, W.: Vom Hakenkreuz zum Ehrenkreuz, in: Der Spiegel Nr. 12: 2000, S. 181–186.

[93] Schultz 1985, S. 117; Klee 2003, S. 244. Sowohl der Grenzschutz Ost als auch die Technische Nothilfe (TN) waren in Sachsen vor allem studentische (aber nicht nur) Freiwilligenverbände, die einen irgendwie gearteten Bezug zu den Freikorps hatten (Pomplun 2023, S. 134 u. 270). Die Technische Nothilfe war in der Nazizeit dem Reichsführer-SS unterstellt als »Hilfsorgan zur technischen Hilfeleistung bei der Bekämpfung öffentlicher Notstände und zur Erfüllung bestimmter Aufgaben der Landesverteidigung und des Luftschutzes« (Knaurs Lexikon, Th. Knaur Nachf., Berlin 1939, S. 1671).

[94] Lifton 1988, S. 137–140.

den Kapp-Putsch als Zeitfreiwilliger[95] an Kämpfen um Cottbus mit.[96] Studium der Medizin von 1920 bis 1925 in verschiedenen Orten, 1925 Promotion und ein Jahr später Approbation.[97] 1926 Tätigkeit als Hilfsarzt, dann als Stationsarzt, Oberarzt und seit 1932 nach der Habilitation als Privatdozent in Würzburg. Der Leiter der NS-Dozentenschaft bescheinigte, dass Heyde schon »vor der nationalen Erhebung ein überzeugter Nationalsozialist gewesen sei«. Eintritt in die NSDAP am 1. Mai 1933 mit der Mitglieds-Nr. 3.068.165. SS-Mitglied seit 1936. Ermittlungen 1939 durch die SS-Gerichtsbarkeit wegen angeblicher homosexueller Betätigung. Ab 1. Dezember 1939 ordentlicher Professor für Psychiatrie der Psychiatrischen und Nervenklinik Würzburg, obwohl er auffallend wenig publiziert hatte. Die Fakultät hatte ihn nicht auf die Berufungsliste gesetzt, die Kanzlei des Führers und der Reichserziehungsminister intervenierten. Zwischen 1939 und 1944 wurde er mehrfach wegen seiner nachlässigen Arbeitsmoral bei Gutachtenaufträgen gerügt (Dienstaufsichtsbeschwerden). Heyde war Leiter der »T4«-Zentrale bis 1941. Nach dem Krieg tauchte er als Dr. Sawade in Schleswig-Holstein unter und nahm sich nach Enttarnung und Verhaftung im Gefängnis in Butzbach das Leben.

Margarete Hielscher (1899–1985) wurde als Tochter eines Kaufmanns und Gemeindevorstehers im Landkreis Hirschberg/Riesengebirge geboren. 1919 Abitur, 1927 Staatsexamen, ab Mitte 1928 beschäftigt in der Abteilung für geisteskranke Frauen in der Landesheilanstalt Stadtroda. Ab April 1929 dort Assistenzärztin, ab 1930 jugendpsychiatrische Abteilung, dort später Oberärztin. 1930 Dissertation in Jena: »Die Unfruchtbarmachung Schwachsinniger aus rassenhygienischen und sozialen Gründen«. 1937 Eintritt in NSDAP, den Nationalsozialistischen Deutschen Ärztebund (NSDÄB) und die Nationalsozialistische Volkswohlfahrt (NSV). 1943–45 Leiterin der Kinderfachabteilung, in der 72 Kinder starben. 1965 Ruhestand.[98]

---

[95] »Beim Kapp-Putsch stellten Freikorps das Gros der Truppen der Putschisten. Im Sommer 1920 wurde der Großteil der Freikorps auf Druck der alliierten Abrüstungskommissare aufgelöst. Die Mehrzahl ihrer Mitglieder reintegrierte sich in reguläre Stellen etwa bei der Reichswehr.« (Hein, B.: Elite für Volk und Führer? Oldenbourg Verlag, München 2002, S. 25.) »Zeitfreiwillige« waren ehemalige Soldaten, die sich den regulären Truppen andienten, wobei die Führung in Händen von »Rechtsputschisten« lag (Schult, J.: Bessere Bildung »för lütte Lüüd«, VSA: Verlag, Hamburg 2023, S. 197).

[96] Hein 2002, S. 155f.

[97] Weise, N.: Eicke. Eine SS-Karriere zwischen Nervenklinik, KZ-System und Waffen-SS, Ferdinand Schöningh, Paderborn u.a. 2013, S. 206–213.

[98] Wikipedia 30.5.2023.

Yussuf Ibrahim (1877–1953) wurde als Sohn eines ägyptischen Arztes, der Präsident der Medizinischen Hochschule war, und einer deutschen Mutter in Kairo geboren. Er musste 1879 Ägypten verlassen und wuchs in München auf, wo er auch studierte und promovierte. Habilitation in Heidelberg.[99] 1912 bekam er die deutsche Staatsangehörigkeit. Über die Universität Würzburg, wo er eine jüdische Assistenzärztin, Klara Oppenheimer, anstellte,[100] kam er 1917 als Ordinarius für Kinderheilkunde und Leiter der Universitätskinderklinik nach Jena.[101] Er war schon vor der Nazizeit angetan von der NS-Ideologie, wurde aber als »Halb-Araber« nicht in die NSDAP aufgenommen, obwohl er sich schon vor 1933 darum bewarb.[102] Irahim war nach 1941 eingebunden in die Euthanasie schwerstgeschädigter Kinder.[103] Er wies freiwillig Kinder in die Kinderfachabteilung Stadtroda ein (Bemerkung: »Euth?«), obwohl er als Universitätsprofessor dazu gar nicht verpflichtet war. Nach der NS-Zeit wurde er in der DDR LDP-Mitglied, also Mitglied der liberalen Partei.

Walter Kaldewey (1896–1954) war im Ersten Weltkrieg Leutnant. Danach Studium. 1923 Dissertation: »Hirnpunktion bei Hirntumor«. 1930/31 KWI für Hirnforschung. 1931 Eintritt in die NSDAP. Auch in SA, NSDÄB und NSV. Dann Assistenzarzt in der Provinzial-Heilanstalt Eickelborn. Ab 1934 dort Ärztlicher Direktor. 1939 Heil- und Pflegeanstalt in Ellen bei Bremen. Nach Kriegsende niedergelassener Psychiater in Bremen.[104]

Berthold Kihn (1895–1964) wurde in Schöllkrippen im bayerischen Spessart als Sohn eines Arztes und Oberregierungsrats geboren.[105] 1921 erfolgte die Approbation von Berthold Kihn; danach Promotion bei Karl Bernhard Lehmann (1858-1940), Inhaber des Lehrstuhls für experimentelle Hygiene in Würzburg, der eher industrienah argumentierte. Kihn war Mitglied im »Bund Oberland« und in der DNVP. Bereits 1932 veröffentlichte er einen Aufsatz über die »Ausschaltung Minderwertiger«: »Im Kampf gegen die

---

[99] Wikipedia 23.10.2023.

[100] Ziegler, F./Rempe, G.: Klara Oppenheimer, Verlag Königshausen & Neumann, Würzburg 2017, S. 29.

[101] Klee, E.: »Wohltäter der Menschheit«, in: Die Zeit vom 3.2.2000.

[102] Reif-Spirek 2001, S. 21–50.

[103] Ergebnisbericht der Kommission »Kinderklinik Jussuf Ibrahim« vom 17.4.2000, www2.uni-jena.de/journal/unimail00/ibrahim.htm.

[104] Wikipedia 30.5.2023.

[105] Klee 2003, S. 308; Masuhr, K.F./Aly, G.: Der diagnostische Blick des Gerhard Kloos, in: Beiträge zur Nationalsozialistischen Gesundheits- und Sozialpolitik Nr. 2, Rotbuch Verlag, Berlin (West) 1985, S. 81–106; Klee, E.: Deutsche Medizin im Dritten Reich. Karrieren vor und nach 1945, S. Fischer Verlag, Frankfurt am Main 2001, S. 236 u. 240.

Minderwertigkeit ist jede Maßnahme erlaubt.« 1933 SA, 1939 Ordinarius in Jena. Er arbeitete mit der Kinderfachabteilung in Stadtroda »sehr schön zusammen«, sagte er. Er war T4-Gutachter. Die erste Ehefrau von Kihn war 1939 in »schwere Verwirrtheitszustände« verfallen. Offenbar schützte Kihn sie vor der Euthanasie. Nach dem Krieg unterhielt Kihn eine Privatnervenklinik in Erlangen. Er spendierte seiner Heimatregion in der Nähe von Geiselbach im Spessart eine Kapelle. 1963 wurde ein Ermittlungsverfahren gegen ihn eingestellt.

Gerhard Kloos (1906–1988) wurde in Sächsisch-Regen (im rumänischen Siebenbürgen) geboren. Die Familie lebte in der ländlichen Umgebung der Kreisstadt Bistritz – »mitten in einem seit dem 12. Jahrhundert von deutschen Siedlern bewohnten Obst- und Weinbaugebiets«.[106] Der Vater war Gymnasiallehrer und erzog die Schüler in »vaterländischem Sinn«. 1924 legte Gerhard Kloos die Reifeprüfung ab. Neben Medizin studierte er Philosophie. In Hamburg bestand er mit 24 Jahren das ärztliche Staatsexamen. Als Medizinalpraktikant kam er zum ersten Mal mit der Psychiatrie in Berührung. Er promovierte 1931 über ein Thema zur »Wahrnehmungsforschung«. 1932 war er Assistenzarzt in der Heil- und Pflegeanstalt Hamburg-Langenhorn (Ochsenzoll). Als Oberarzt ging er nach Freiburg. Er promovierte ein zweites Mal, und zwar in Philosophie. Der Doppeldoktor, Dr. med et Dr. phil., war »zielstrebig«. Am 1. Mai 1933 trat er in die NSDAP ein. Er wurde Mitglied der SA. Die schloss ihn 1935 aus wegen »Inaktivität«.

Obwohl Abtreibung verboten war, war er für die Abtreibung bei schwangeren Ostarbeiterinnen, damit die sich nicht »auf unsere Kosten wie Wildkaninchen vermehren«. Bei seiner späteren Ehefrau, der Komtesse Doris Gräfin von Posadowsky-Wehner, wurde 1940 eine jüdische Großmutter entdeckt, weshalb Kloos 1942 vom Gaugericht Thüringen aufgefordert wurde, aus der NSDAP auszutreten, was er tat. Eine andere Quelle hingegen verweist darauf, dass Kloos gegen die Aufforderung Beschwerde einlegte. Ein Dienstvorgesetzter von Kloos habe vorgeschlagen, von der Maßregelung abzusehen, was demnach auch geschah.[107] Kloos wandte sich aber nicht vom Nazismus ab. Er war dem Gedanken der Euthanasie nicht abgeneigt. Kurz vor Beginn des Zweiten Weltkriegs wurde er Direktor der Landesheilanstalt in Stadtroda nahe Jena, wo behinderte Kinder in einer Kinderfachabteilung getötet

[106] Masuhr/Aly 1985, S. 81–106.

[107] Wanitschke, M. (Hrsg.): Quellen zur Geschichte Thüringens. Archivierter Mord. Der SED-Staat und die NS-»Euthanasie« – Verbrechen in Stadtroda, Erfurt 2005, S. 135; Zimmermann/Wieland 1989, S. 213–216.

wurden. Kloos wurde dafür nie belangt. Er floh nach dem Krieg nach Westdeutschland.

Gerhard Kreyenberg (1899–1996) war der Sohn eines Rektors. Er machte an dem Hamburger Elite-Gymnasium Johanneum 1917 das Notabitur. Kriegseinsatz. Entlassung aus dem Militär 1919. Studium in Tübingen, München und Hamburg. 1923 Staatsexamen, Medizinalpraktikant im UKE. 1924 Approbation. 1925 Dissertation: »Körperkonstitution und manisch-depressives Irresein«. 1925 Niederlassung im Landkreis bei Osnabrück. 1926 Assistenzarzt in Bethel. Ab Januar 1928 Alsterdorfer Anstalten in Hamburg, einer evangelischen Einrichtung für geistig Behinderte, ab 1931 dort leitender Oberarzt, ab 1936 im Vorstand der Anstalten und von 1938–45 stellvertretender Leiter. Beteiligung an Euthanasie. 1933 Eintritt in NSDAP und SA. Ermittlungen nach dem Krieg wurden eingestellt.[108]

Maria Lange-de la Camp (1906–1990) wurde als Tochter eines Kaufmanns in Hamburg geboren. Sie studierte in Marburg, Göttingen und München auf Lehramt und promovierte mit einer botanischen Dissertation zum Dr. phil. Anschließend war sie am Institut für Pflanzenbau in Halle/Saale beschäftigt. Sie war eine begeisterte Pflanzenforscherin. Von 1939 bis 42 absolvierte sie ein Medizinstudium in Hamburg und Leipzig. Ihren medizinischen Doktortitel erhielt sie 1942, und sie arbeitete von Dezember 1942 bis Ende August 1943 als Assistenzärztin im Kinderkrankenhaus Hamburg-Rothenburgsort.[109] Beteiligt an Kindereuthanasie.

Ortrud von Lamezan (1918–1975) wurde in Kiel geboren. Ihre leiblichen Eltern waren der Lehrer Hans von Trotta genannt Treyden und seine Ehefrau Ina. Der Vater hatte in Kunstgeschichte an der philosophischen Fakultät in Königsberg promoviert. Er war in der Kieler Adelsgenossenschaft ein »Aktivposten«.[110] Er war der Sohn des Majors und Kammerherrn Otto von Trotta genannt Treyden. Die Tochter Ortrud wurde im Alter von acht Jahren Vollwaise. Ihre Adoptiveltern waren mit Ortruds leiblichen Eltern befreundet und zogen nach Plauen um, wo Ortrud zur Schule ging. Der Adoptivvater, Kurt Freiherr von Lamezan, wurde bei Tiflis geboren und war Internist, die Adoptivmutter praktische Ärztin. Von 1938–1943 studierte Ortrud von Lamezan. Im Herbst 1943 Staatsexamen. Am 1.3.1944 nahm sie die

[108] Wunder, M./Genkel, I./Jenner, H.: Auf dieser schiefen Ebene gibt es kein Halten mehr. Die Alsterdorfer Anstalten im Nationalsozialismus, Verlag W. Kohlhammer, 3., überarbeitete Aufl., Stuttgart 2016, S. 158; Wikipedia (30.5.2023).

[109] Babel 2015, S. 104–113.

[110] Ebenda, S. 126–129.

Tätigkeit im Kinderkrankenhaus Hamburg-Rothenburgsort auf, sie wurde dahin notdienstverpflichtet.

Karl Lempp (1881–1960) stammte aus einer schwäbischen Beamten- und Pfarrersfamilie.[111] Er wurde in Heilbronn geboren. Er wurde 1904 approbiert. 1913 war er Stadtarzt in Stuttgart. 1915 gründete er in Stuttgart ein Städtisches Kinderheim, aus dem später die Städt. Kinderklinik wurde, deren erster Chefarzt er war. Seit Gründung des Städtischen Gesundheitsamts in Stuttgart 1928 war Lempp zugleich stellvertretender Amtsleiter. Er trat 1933 in die NSDAP ein. Seit 1942/43 gab es in Stuttgart eine von Lempp geleitete Kinderfachabteilung, in der mindestens 52 Kinder ermordet wurden.[112]

Alfred Leu (1900–1975) wurde als Sohn eines Eisenbahnangestellten in Schwerin in einfachen Verhältnissen geboren. Zunächst machte er eine Schlosserlehre. 1920 Abitur, 1925 Promotion, 1926 Approbation. Ab 1929 beschäftigt in der HPA Sachsenberg-Lewenberg bei Schwerin zunächst als Assistenzarzt, ab 1936 als Oberarzt. Ab 1.5.33 Mitglied der NSDAP. Ab 1941 leitete er die Kinderfachabteilung, in der mindestens 70 Kinder starben. Am 24.10.51 Freispruch.[113]

Rudolf Lonauer (1907–5.5.1945) wurde in Linz als Sohn eines Beamten der Linzer Gesundheitsbehörde geboren. Der Vater war Mitglied der »Großdeutschen Volkspartei« und wechselte bei Gründung der NSDAP zu dieser. Rudolf Lonauer war 1924 beim antisemitischen Steirischen Heimatschutz, 1931 war er vorübergehend und ab 1.5.1933 endgültig Mitglied der österreichischen Nationalisten. Seit 1933 gehörte er der SS an. 1935 war er Mitglied einer schlagenden Burschenschaft. Bereits sein Medizinstudium war ausgerichtet auf »Rassenhygiene«. 1937 Facharzt für Psychiatrie. Mit 33 Jahren, also 1940, wurde er Leiter der Vergasungsanstalt Hartheim bei Alkoven (Nähe Linz). Am 5. Mai 1945 beging er Selbstmord. Beim Versuch, auch seine Familie umzubringen, tötete Lonauer eine seiner Töchter, während seine Ehefrau und eine andere Tochter überlebten.[114]

Emma Lüthje (1912–1995) wurde in Königsberg geboren. Ihr Vater war ein Betriebsdirektor und wurde aus Königsberg zur Eckernförder Kleinbahn

---

111 Wikipedia (28.4.2023).

112 Marquart, K.-H.: Karl Lempp. Verantwortlich für Zwangssterilisierungen und »Kindereuthanasie«, in: Abmayr, H.G. (Hrsg.), Stuttgarter NS-Täter, Schmetterling Verlag, Stuttgart 2009, S. 101–107; Abmayr, H.G.: Stuttgarter Kindermord, in: Kontext Wochenzeitung (Beilage zur Sonn-taz) vom 7.4.2013.

113 Wikipedia 30.5.2023.

114 Wikipedia 30.5.2023; Sandner 2003, S. 735.

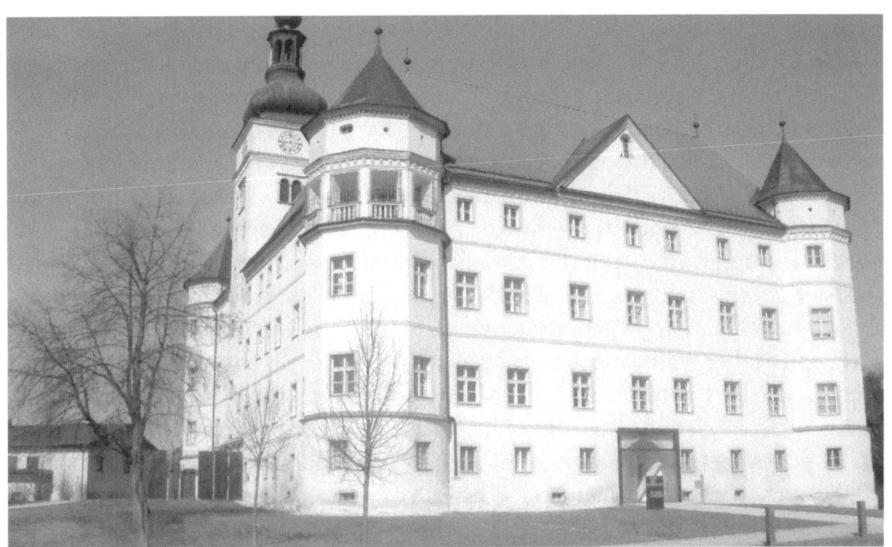

Schloss Hartheim bei Alkoven (Nähe Linz in Österreich). Vergasungsanstalt, deren ärztlicher Leiter Rudolf Lonauer war.

versetzt. In Eckernförde machte die Tochter Ostern 1931 das Abitur. In ihrer Abitursarbeit in Deutsch thematisierte sie Friedrich Schiller »über die ästhetische Erziehung des Menschen«.[115] Sie studierte von 1932-1937 und legte 1937 das Staatsexamen in Kiel ab. Im Augst 1939 begann sie, erst als »Volontärärztin«,[116] dann als Assistenzärztin am Kinderkrankenhaus Hamburg-Rothenburgsort zu arbeiten. Sie schied im März 1944 aus.

Otto Mauthe (1892–1974) wurde als Sohn eines Forstmeisters in Württemberg geboren. Er war Gynäkologe und Amtsarzt in Herrenberg. 1934 Eintritt

[115] Babel 2015, S. 114–117.

[116] Der Begriff »Volontärarzt« oder Volontär-Assistent taucht öfter in den Lebensläufen auf. Es handelte sich dabei um eine unbezahlte oder gering bezahlte Arztstelle. Der »Volontärarzt« erhielt keine oder nur eine geringe Vergütung. Die Hälfte von ihnen bekam nichts, 10% ein »Taschengeld«, 10% hatten freie Wohnung, etwa ein Drittel freie Verpflegung. Von den Medizinalpraktikanten (=Ausbildungsphase nach dem Staatsexamen, aber vor der Approbation) bekam während der einjährigen Ausbildungsphase ein Viertel ein Taschengeld, ein Drittel hatte freie Verpflegung und jeder siebte freie Wohnung. Silva, E.: Die Not der deutschen Jungärzte, in: Internationales Ärztliches Bulletin 5: 1938, S. 29f. Zum Beispiel bekam Wilhelm Z. 1936/37 während der einjährigen Medizinalpraktikantenzeit ein »Taschengeld« von monatlich 20 RM. Anschließend bekam er als approbierter Volontärassistent 3½ Monate lang neben freier Kost und Wohnung eine Pauschale von 50 RM. Erst danach wurde er als Assistenzarzt eingestellt.

in die NSDAP. Obermedizinalrat im Württembergischen Innenministerium, zuständig für die Euthanasie. Er besuchte Grafeneck und »selektierte« selbst. Er richtete eine Kinderfachabteilung in Stuttgart ein, die von Karl Lempp geleitet wurde. Im Grafeneck-Prozess wurde er 1949 rechtskräftig zu fünf Jahren Haft verurteilt, die er aber aus gesundheitlichen Gründen nie antrat.[117]

Friedrich Mauz (1900–1979) wurde als Sohn eines Arztes in Eßlingen am Neckar geboren. Seit 1918 gehörte er der Studentenverbindung AV Virtembergia Tübingen an. Nach dem Ersten Weltkrieg war er Mitglied des Tübinger Studentenbataillons.[118] 1922/23 war er wissenschaftliche Hilfskraft, dann Assistenzarzt in der psychiatrischen Tübinger Universitätsklinik. 1926 Dissertation »Über Schizophrene mit pyknischem Körperbau«. Er folgte seinem Mentor Ernst Kretschmer nach Marburg, wo Friedrich Mauz 1927 Oberarzt wurde. 1928 Habilitation: »Die Prognostik der Psychosen«. Er förderte die Psychotherapie von Schizophrenen, was damals eher ungewöhnlich war. 1928 wurde er Privatdozent, 1934 apl. Professor. 1934 war er SA-Scharführer. 1937 Eintritt in die NSDAP. 1940 gehörte er (damals in Königsberg) zu den Professoren, die wegen der Euthanasie angesprochen wurden. 1940/41 T4-Gutachter. Ein Ermittlungsverfahren nach dem Krieg wurde eingestellt. Direktor der psychiatrischen Klinik in Hamburg-Ochsenzoll. Sein Sohn war der Gerichtsreporter beim »Spiegel« Gerhard Mauz (1925–2003).[119]

Friedrich Mennecke (1904–1947) wurde in der Gemeinde Groß-Freden im Kreis Alfeld (Leine) geboren. Sein Vater war ein Steinhauer und Maurer. Der Vater war Sozialdemokrat. Er war als »Kriegszitterer« 1917 gelähmt aus dem Ersten Weltkrieg zurück gekommen. Der Vater zog sich mit seiner Lähmung aus dem Leben zurück. Friedrich Mennecke hatte einen vier Jahre älteren Bruder Karl. »Beide wuchsen unter schwierigen materiellen Verhältnissen auf. Ein Onkel unterstützte die Familie nach dem Tod des Vaters.« Dieser starb 1923.[120] Friedrich Mennecke bestand das Abitur 1923. Er absolvierte zunächst 1923 eine Kaufmannslehre und war bis 1927 als Kaufmann

[117] Wikipedia (30.5.2023).

[118] Pomplun (2023, S. 65–73) verweist darauf, dass es Verbindungen zwischen Studentenformationen wie dem Tübinger Studentenbataillon und den Freikorps gab, dass beide Formationen sich aber auch unterschieden hinsichtlich »Organisation und Autonomie«, wenngleich die Studentenformationen den Freikorps »in ihrer Gewaltbereitschaft nur wenig nachstanden«.

[119] Wikipedia 30.5.2023; Sandner 2003, S. 371.

[120] Chroust, P.: Friedrich Mennecke. Innenansichten eines medizinischen Täters im Nationalsozialismus, in: Beiträge zur Nationalsozialistischen Gesundheits- und Sozialpolitik Nr. 4, Rotbuch Verlag, Berlin (West) 1987, S. 67–122; Platen-Hallermund 2023, S. 92–94.

in Freden tätig. Er begann im Wintersemester 1927/28, Medizin zu studieren. Die ärztliche Zwischenprüfung musste er in einigen Fächern wiederholen, auch das Staatsexamen.[121] Das Staatsexamen bestand Mennecke 1934 mit »genügend«, die Dissertation 1934 wurde mit »gut« bewertet. Im Anschluss an das Staatsexamen absolvierte Mennecke einen Teil des Medizinalpraktikums bei Prof. Ewald in der Göttinger Psychiatrie – dem Ordinarius, der sich als einziger 1940 der Euthanasie widersetzen wird.

Seit 1932 war Mennecke Mitglied von NSDAP und SS. Er bewarb sich auf verschiedene Stellen – erfolglos. Es gab eine Stellenknappheit für Ärzte. 1936 wurde er gegen den Willen des katholischen Klinikdirektors Wilhelm Hinsen (1894–1980)[122] in der hessischen Landesheilanstalt Eichberg eingestellt. Am Anfang sei er ein bisschen zurückhaltend gewesen, erinnerte sich 1946 Hinsen, der vor 1933 dem katholischen Zentrum angehörte und 1938 als Klinikdirektor den Dienst quittierte und dann in den Heeresdienst eintrat, weil »Euthanasie am Horizont stand«.[123] Er sagte, Mennecke sei von vorneherein als Parteigenosse und SS-Mann aufgetreten. Seine Uniform musste er sich zunächst »zusammenleihen«. 1938 war Mennecke Oberarzt, 1939 Klinikdirektor. 1940 wurde Mennecke u.k. gestellt. »Ein mäßig Begabter, die fehlende Qualifikation durch stramme Gesinnung ersetzend, hat sich hochgestrampelt«, schrieb Ernst Klee. Mennecke wurde 1946 zum Tode verurteilt, er erhängte sich 1947 in seiner Zelle in Butzbach.

Paul Nitsche (1876–1948) wurde als Sohn eines Psychiaters in Colditz geboren.[124] 1901 Staatsexamen und Promotion. Tätigkeit in verschiedenen Kliniken, bis er am 1. April 1918 zum Direktor der sächsischen Anstalt in Leipzig-Dösen berufen wurde. 1925 Titel eines Professors. Am 1. August 1928 übernahm Nitsche die Leitung der Heilanstalt Pirna-Sonnenstein. Er zählte angeblich schon vor 1933 zu den Verfechtern einer »rassenhygienisch orientierten Psychiatrie«.[125] Förderndes Mitglied der SS. 1933 NSDAP-Eintritt. Ab Mai 1940 hauptamtlich in der »T4«-Zentrale in Berlin tätig. Nachdem Hitler das Vergasen stoppte, erfolgte die Tötung durch Verhungernlassen (»Nitsche-Methode«) oder durch die Gabe von Beruhigungsmitteln. Am 25. März 1948 wurde Nitsche in Dresden hingerichtet.

---

121 Klee, E.: »Auf geht's zum fröhlichen Jagen!« In: Die Zeit vom 4.2.1994.

122 Sandner 2003, S. 731.

123 Nuhn, C.: Die psychiatrische Anstalt Eichberg und ihre Direktoren 1938–1945, in: Thom/Rapoport 1989, S. 209–212.

124 Klee 2003, S. 437.

125 Hinz-Wessels 2015, S. 83.

Friedrich Panse (1899–1973) wurde als Sohn eines Schlossers geboren. 1917 Notabitur, im Ersten Weltkrieg als Gefreiter. 1919-23 Studium, Medizinalpraktikant bei Bonhoeffer in der Charité. Approbation 1924. 1925 Dissertation: »Verlauf und Prognose bei manisch-depressivem Irresein«. 1924–35 Beschäftigung in Wittenauer Heilstätten in Berlin, erst als Assistenz-, dann als Oberarzt. 1929 Kreisarztexamen. 1936 Habilitation. 1937 Lehrauftrag für »Rassenhygiene«. 1937 Eintritt in die NSDAP. Umwandlung der Dozentenstelle in eine Professur, 1942 apl. Professor in Bonn. T4-Gutachter. Nach dem Krieg freigesprochen.[126]

Ursula Petersen (1912–1980) wurde als Tochter eines Studienrats in Berlin geboren. Der katholische Vater war geborener Schlesier. Die Familie lebte im bürgerlichen Stadtteil Wilmersdorf. Spätestens 1919 zog die Familie nach Ratibor, in die Heimat des Vaters, um. Die Schule des Vaters hieß »Grenzlandschule«. Die Tochter machte in Ratibor, »im südöstlichsten Zipfel des deutschen Reichs«, Abitur.[127] Sie studierte von 1931-1938, legte Anfang 1939 das Staatsexamen ab und arbeitete anschließend im Gesundheitsamt Güstrow in Mecklenburg. Mitte 1939 fing sie im Kinderkrankenhaus Hamburg-Rothenburgsort an. Sie war kein NSDAP-Mitglied.

Hermann Pfannmüller (1886–1961) wurde in München geboren. Eintritt in die NSDAP 1922. Er war ein Schüler von Emil Kraepelin (1865–1926), dem Begründer der deutschen Psychiatrie. Kraepelin ging von der Vererbbarkeit der »dementia praecox« aus, wie er die Schizophrenie nannte. Pfannmüller wurde 1938 Direktor von Eglfing-Haar. 1951 zu fünf Jahren Haft verurteilt.[128]

Friederike Pusch (1905–1980) war eine Offizierstochter. Sie wurde erst MTA, dann von 1930 bis 1935 Medizinstudium. Mai 1933 NSDAP. 1936 Approbation, 1937 Promotion, bis 1938 Landesanstalt Potsdam. Ab 1938 Oberärztin in Landesanstalt Brandenburg-Görden bei Hans Heinze, Leiterin der Kinderfachabteilung. Nach dem Krieg bis 1968, bis zum Ruhestand, in der DDR. Nie belangt.[129]

Victor Ratka (1895–1966) war ein »Volksdeutscher« aus Schlesien. Ab 1928 arbeitete er in der polnischen Anstalt Lublinitz, ab 1934 war er Direktor der polnischen Anstalt Dzienkanka bei Gnesen. Nach dem Überfall der Deutschen 1939 auf Polen wurde diese Anstalt umbenannt in Gauheilanstalt Tiegenhof. Hierher wurden viele Behinderte aus dem »Altreich« verlegt und ver-

---

[126] Wikipedia 30.5.2023.

[127] Babel 2015, S. 90–95.

[128] Klee 2003, S. 458.

[129] Wikipedia 31.5.2023.

hungerten. Ratka konnte unter den Deutschen im Amt bleiben, weil er mit ihnen kollaborierte. Im Januar 1945 floh er ins »Altreich« nach Thüringen, von da floh er 1949 nach Westdeutschland. Er wurde als »Mitläufer« eingestuft. Er lebte in Baden. 1961 Haftbefehl, der wegen seiner Haftunfähigkeit nicht vollstreckt wurde. Nicht belangt.[130]

Erika Rawie (1911–1945) wurde als Tochter eines Instrumentenmachers in Osnabrück geboren. Die Musik war demnach allgegenwärtig. Allerdings gab die Tochter den Beruf des Vaters mit »Kaufmann« an, vielleicht hatte er eine Fabrik für Musikinstrumente?[131] Die Tochter machte 1930 das Abitur. Sie hatte eine »starke Abneigung gegen Menschen fremdländischen Aussehens«. Sie arbeitete 1941/42 im Kinderkrankenhaus Hamburg-Rothenburgsort und schied wahrscheinlich vor 1943 aus. Sie starb im August 1945 an Typhus. Deshalb wurde nicht gegen sie ermittelt.

Hans Hermann Renfranz (1912–1979) wurde in Neustrelitz geboren. 1931 NSDAP, Marine-SA. 1937–1940 Anstalt Lauenburg, T4-Mitarbeiter. Ab 6. März 1940 bis 1945 Direktor der Anstalt in Warta (deutsch »Wartha«). Warta liegt knapp 40 km östlich von Kalisz (deutsch »Kalisch«). Es gehörte zu dem Teil des besetzten Polen, der ins Deutsche Reich eingegliedert wurde. In die Anstalt in Warta wurden laufend Patienten aus West- und Norddeutschland deportiert, Warta wurde Aufnahmestation für Patienten aus dem »Reich«. Die Menschen wurden in Gaswagen getötet und in der Nähe in Massengräbern verscharrt. Renfranz war ab 1945 praktischer Arzt in Rendsburg. Ein Gerichtsverfahren wurde eingestellt.[132]

Georg Renno (1907–1997) wurde in Straßburg geboren als Sohn eines Raiffeisen-Angestellten.[133] Die Familie stammte ursprünglich aus der deutschen Pfalz. Von 1913 bis 1919 ging Georg Renno zur Schule in Straßburg. 1919 wurde die Familie von der französischen Militärbehörde aus Straßburg »vertrieben«, weil sie als »franzosenfeindlich« galt. Ein anderer Teil der Familie durfte bleiben, so wurde die Großfamilie getrennt.[134] Die Familie von Renno kam bei Ravensburg und dann bei Bergzabern unter. Georg Renno besuchte die Schule in Landau. 1920 ließ sich die Familie in Ludwigshafen nieder, der Vater arbeitete bei der Raiffeisen-Genossenschaft. Georg Rennos Biograf

---

130 Wikipedia 31.5.2023.

131 Babel 2015, S. 142–145.

132 Leidinger 2016, S. 56–66; Klee 2018, S. 109 u. 584.

133 Kohl 2000, S. 329–332.

134 Horsinga-Renno, M.: Der Arzt von Hartheim, Rowohlt Taschenbuch Verlag, Reinbek bei Hamburg 2008, S. 49.

Walter Kohl vermutet, dass die wechselvolle Geschichte des Elsaß wesentlich für die Sozialisation Rennos wurde. Er sei »schon immer national eingestellt gewesen«, sagte Renno:[135] »Elsaß sei deutsch gewesen.«

1926 machte Georg R. das Abitur und studierte Medizin in Heidelberg und München. 1929 trat er in den NS-Studentenbund (NSDStB) ein, am 1. August 1930 in die NSDAP. 1931 Eintritt in die SS Ludwigshafen als Angehöriger des Musikzugs – Renno spielte Querflöte. Er galt als »musischer Schöngeist«. Die Presse berichtete, dass Renno eine Sonate für Flöte und Klavier von Friedrich dem Großen »meisterhaft« spielte. Seine Großnichte nannte ihn einen »verhinderten Ästheten«.[136] Im Januar 1932 legte Renno das medizinische Staatsexamen ab. Sein Vater wurde im selben Jahr arbeitslos. Februar 1933 Approbation, im April 1933 Promotion.

Seine erste Beschäftigung als Arzt hatte Georg Renno 1933 in der Prinzregent-Luitpold-Heilstätte für tuberkulöse Kinder im Allgäu. Noch im selben Jahr wechselte er an die sächsische Landesanstalt Leipzig-Dösen. Er hatte sich auf eine ausgeschriebene Stelle beworben: »Viele haben gesucht, und wenig wurde angeboten.« Renno nutzte – wie er zugab – seine NS-Mitgliedschaften für sein »berufliches Weiterkommen«. Im September 1936 wurde er als Medizinalrat verbeamtet. Ende 1934 Beförderung zum SS-Unterscharführer, Einsatz als Staffelarzt für die Motorradstandarte, Beförderung zum SS-Untersturmführer. Im März 1940 warb Paul Nitsche, Anstaltsleiter in Leipzig-Dösen, Renno für die T4 an. Renno, der in seinem Auftreten als »militärisch« charakterisiert wurde,[137] sagte, er selbst habe sich nie bewusst für eine Beteiligung an der Euthanasie entschieden, »das sei einfach losgegangen«. Am 6. Mai 1940 wurde Renno Euthanasiearzt in Schloss Hartheim bei Linz, Oberösterreich. Er war Stellvertreter des ärztlichen Leiters Rudolf Lonauer [siehe diesen]. Renno tauchte 1945 unter. Ein Gerichtsverfahren wurde 1975 eingestellt.

Max Rohde (geb. 1904) wurde in Dorsten geboren. Er war der Sohn eines Kupferschmieds. Er war fünf Jahre als Bergmann tätig, als Kupferschmied und in anderen Berufen. 1928 Abitur. Medizinstudium bis 1935. Promotion. 1933 SA. 1936–38 Assistenzarzt. 1937 Eintritt in die NSDAP. Vom August 1943 bis Mai 1944 war er Leitender Arzt an der Heil- und Pflegeanstalt Kulparkow bei Lemberg. Dorthin wurden Patienten aus dem Rheinland depor-

---

[135] Kohl 2000, S. 21.

[136] Horsinga-Renno 2008, S. 27.

[137] Klee 1986 (Was sie taten), S. 108.

tiert. Das Schicksal der Patienten ist unbekannt, »wahrscheinlich sind sie verhungert«.[138]

Curt Schmalenbach (1910–1944) trat bereits 1931/32 in die SS ein. 1932 wurde er auch NSDAP-Mitglied, wurde aber aus der Partei bald wieder ausgeschlossen, weil er keine Mitgliedsbeiträge zahlte. Vor 1939 wahrscheinlich Mitarbeiter von Nitsche [siehe diesen] in Sonnenstein/Pirna, ab Juni 1940 T4-Gutachter. 1940/1941 erneut NSDAP-Mitglied. Er war bis 1943 in der Anstalt Sonnenstein/Pirna bei Horst Schumann [siehe diesen] beschäftigt. Wenn dieser abwesend war, öffnete Schmalenbach selbst das Ventil der Gasflaschen. Er kam 1944 bei einem Flugzeugabsturz über dem Comer See ums Leben.[139]

Walter Eugen Schmidt (1911–1970) wurde in Sonnenberg/Wiesbaden als Sohn eines Chemieingenieurs[140] geboren. »Die Eltern, Angehörige der Adventistengemeinde, waren konservativ bis deutsch-national und obrigkeitsstaatlich orientiert. Nach der Schulausbildung (Abitur 1932) studierte er von 1932 bis 1937 in Frankfurt am Main.«[141] Er wurde als »begabt« mit »komplexerer Persönlichkeit« beschrieben.[142] Hitlerjugend 1927, Eintritt in die NSDAP 1930 (er trat 1931 aus, aber 1933 wieder ein). 1932 in die SS, zuletzt SS-Untersturmführer. Nach zunächst ärztlicher Tätigkeit in Hadamar ab Februar 1939 wurde Walter Schmidt am 22. Mai 1939 in die Anstalt Eichberg versetzt und blieb dort bis Kriegsausbruch. Im August 1939 wurde er zur Waffen-SS einberufen. Auf Veranlassung von Mennecke wurde Schmidt 1941 u.k. gestellt. Im März 1941 war er wieder auf dem Eichberg, er leitete die »Kinderfachabteilung«. 1946/47 wurde er verurteilt und 1953 aus der Haft entlassen.

Friedrich (Fritz) Schmieder (1911–1988) wurde in Köln geboren, sein Vater war ein Oberrevisor und Abteilungsleiter im Verband Rheinischer Landwirtschaftlicher Genossenschaften. Friedrich Schmieder war Mitglied in katholischen Studentenverbindungen im Kartell-Verband (KV) sowohl in Innsbruck als auch in Köln. Er war auch Mitglied im NS-Studentenbund, ferner im NS-Dozentenbund und im NSD-Ärztebund. 1936 Approbation und Promotion. Thema der Dissertation: »Das Geburtstrauma im Fragenkreis

---

[138] Leidinger 2016, S. 61 u. 65.

[139] Wikipedia 31.5.2023; Sandner 2003, S. 740.

[140] Hamann, M.: Die Morde an polnischen und sowjetischen Zwangsarbeitern in deutschen Anstalten, in: Beiträge zur Nationalsozialistischen Gesundheits- und Sozialpolitik Nr. 1, Rotbuch Verlag, Berlin (West) 1985, S. 121–187.

[141] Nuhn 1995; Klee 2003, S. 546; Wikipedia 3.6.2023.

[142] Platen-Hallermund 2023, S. 94–98.

des Erbgesundheitsgerichts Köln«. Ab 1938 Assistenzarzt bei Carl Schneider [siehe unten] in der Heidelberger Universitätspsychiatrie. Schmieder wurde ab Juli 1942 u.k. gestellt für Forschungsarbeiten, die von der T4-Zentrale finanziert wurden. Er will aber erst nach dem Krieg von der Euthanasie erfahren haben. Ein staatsanwaltliches Ermittlungsverfahren wurde eingestellt.[143]

Carl Schneider (1891–1946) wurde in Gembitz Kreis Mogilno (Provinz Posen) geboren, er war der Sohn eines ehemaligen evangelischen Pastors aus Österreich. Der Vater unterhielt eine kleine Privatschule, dann verließ er die Familie und zog als Wandermusiker in die USA. Die Mutter zog nach Pegau in Sachsen. Ein Mitassistent Carl Schneiders aus der Zeit an der Leipziger Universitätsklinik erzählte, dass der Vater von Schneider »sein Pfarramt aufgegeben und wahrscheinlich auf der Landstraße gestorben sei«.[144] Carl Schneider machte 1911 Abitur. Er ging auf die elitäre und autoritäre sächsische Fürstenschule Grimma, wohin auch die Widerständler Gelbke und Gietzelt [siehe diese] gingen. Carl Schneider nahm am Ersten Weltkrieg teil und wurde im Juni 1919 approbiert.[145] 1919–1922 Assistent an der psychiatrischen Universitätsklinik Leipzig. 1923–1930 Tätigkeit in der Anstalt Arnsdorf (Sachsen), ab 1924 als Regierungs-Medizinalrat. Von 1930 bis 1933 lebte er als Chefarzt in den v. Bodelschwingh'schen Anstalten in Bethel (Bielefeld). Er trat am 1. Mai 1932 in die NSDAP ein. Im Oktober 1933 wurde er ordentlicher Professor und Direktor der psychiatrischen Universitätsklinik Heidelberg. Ab 1939/1940 T4-Gutachter. Er nahm sich nach Ende der Nazizeit 1946 in Frankfurt in der U-Haft das Leben.[146]

Arthur Schreck (1879–1963) wurde unehelich als Sohn eines Arztes geboren. Der Vater heiratete schließlich die Mutter, als Arthur Schreck 14 Jahre alt war. Er wurde zuerst Apothekenlehrling, machte dann aber 1902 das Abitur nach und studierte. 1905 Approbation, 1906 Promotion. Er übernahm die väterliche Praxis, bewarb sich dann aber bei der HPA Illenau in Achern (Baden). Er wechselte in die Anstalt in Rastatt. 1.5.1933 Eintritt in die NSDAP. Er war von der Euthanasie überzeugt, auch noch nach dem Zweiten Weltkrieg. Er wurde zu lebenslanger Haft verurteilt, kam aber bereits 1951 frei.[147]

---

143 Wikipedia (31.5.2023.

144 Müller-Hill, B.: Tödliche Wissenschaft, Rowohlt Taschenbuch Verlag, Reinbek bei Hamburg 1985, S. 172.

145 Verz. 1937, S. 546.

146 Klee 2003, S. 551; Sandner 2003, S. 741; Wikipedia (2.6.2023).

147 Wikipedia (31.5.2023).

Magdalene Schütte (1904–1980) war die Tochter eines Pfarrers und wurde in Köln-Mülheim geboren. Studium der Medizin an verschiedenen Orten, zuletzt in Freiburg. Sie trat im Mai 1933 in die NSDAP ein. Von 1934-1937 Tätigkeit als Assistenzärztin in Karlsruhe. Ab dem 15. Februar 1937 war Magdalene Schütte im Städtischen Kinderkrankenhaus Stuttgart beschäftigt unter dem Chefarzt Karl Lempp [siehe oben]. Sie wurde am 1. April 1943 zur Oberärztin ernannt. Ab Dezember 1942 leitete sie die im Städtischen Kinderkrankenhaus eingerichtete »Kinderfachabteilung« bis Kriegsende. Ihr Dienstverhältnis endete auf Anordnung der amerikanischen Militärregierung am 6. September 1945.[148]

Sohn eines Arztes war *Horst Schumann* (1906–1983), der in Halle geboren wurde. Er war das dritte Kind eines praktischen Arztes. Die Ehe der Eltern wurde geschieden, als Horst Schumann vier oder fünf Jahre alt war, die zweite Ehe, als er elf Jahre alt war. So lebte der Sohn, der das Humanistische Gymnasium besuchte, auch nicht zu Hause, sondern in einer Privatpension. Sein Vater hatte eine deutschnationale Gesinnung. Der Einfluss des Vaters auf den Sohn soll groß gewesen sein, und so verwundert es nicht, wenn der Sohn (genauso wie sein Vater) Mitglied im Studentencorps Budissa in Halle wurde. Der Vater trat bereits vor 1930 in die NSDAP ein, Horst Schumann am 1. Februar 1930, da war er noch Student. 1932 ging er in die SA.

Auf Vorschlag eines Schulkameraden wurde er im September 1939 in die »Kanzlei des Führers« bestellt. Es ging um die Beteiligung an der Euthanasie. Schumann wurde eine Bedenkzeit eingeräumt. Er besprach sich mit seinem Vater und einem befreundeten Pfarrer, die die Maßnahmen gut hießen, und sagte dann zu. Der Schulkamerad seinerseits hatte die Beteiligung an der Euthanasie abgelehnt.[149] So wurde Horst Schumann zuerst Euthanasie-Arzt. Im Herbst 1942 gelangte er dann als KZ-Lagerarzt nach Auschwitz.[150] Dort kastrierte Schumann Männer und Frauen mittels Röntgenstrahlen. Er wurde niemals gerichtlich belangt.

Gisela Schwabe (1917–2010) wurde als Tochter eines Oberstudienrats in Bergedorf, das erst in den 1930er-Jahren nach Hamburg eingemeindet wurde, geboren. Der Vater war ein Freigeist und hatte mit dem Nationalsozialismus nicht viel im Sinn.[151]1936 machte seine Tochter Abitur in Berge-

---

[148] https://archiv.staatsanzeiger.de/momente/rubriken/landleute/magdalene-schuette/ Den Hinweis verdanke ich Dr. Wolfgang Harsch.

[149] Kaul 1979, S. 67f.

[150] Klee 2003, S. 570f.; Klee 1986 (Was sie taten), S. 98.

[151] Babel 2015, S. 118–125.

dorf. Sie soll schon während der Schulzeit vom NS-Gedankengut infiziert gewesen sein. Jeder einzelne müsse mitarbeiten an der »rassischen Erhaltung unseres Volkes«, schrieb die Abiturientin. Im April 1943 machte sie ihr Staatsexamen, im September 1944 meldete sie sich freiwillig zum Einsatz im Kinderkrankenhaus Hamburg-Rothenburgsort.

Hans Joachim Sewering (1916–2010) wurde in Bochum als Sohn eines Betriebsleiters geboren. Er war evangelisch. Er legte 1933 das Abitur ab, trat am 1. November 1933 der SS bei (Reiter-SS) und wurde am 1. August 1934 NSDAP-Mitglied. Ab 1934 studierte er (unterbrochen durch ein Jahr Wehrdienstableistung beim Heer) Medizin in München und Wien. Sewering wurde 1935 Mitglied in der späteren Burschenschaft Franco-Bavaria.[152] Zum Wintersemester 35/36 beantragte er die Mitgliedschaft im NSDStB. 1939 wurde er zum Heer eingezogen, aber zur Beendigung seines Studiums freigestellt. 1941 beendete er das Medizinstudium mit Staatsexamen und Promotion. Im April 1941 erhielt er die ärztliche Approbation und wurde wieder zum Heer eingezogen. Aus der Wehrmacht wurde Sewering bereits im April 1942 »wegen krankheitsbedingter Dienstuntauglichkeit« entlassen.

Von der Stadt München dienstverpflichtet begann der 26-Jährige am 1. Juni 1942 eine Tätigkeit als Assistenzarzt am neu errichteten Tuberkulose-Hilfskrankenhaus in Schönbrunn bei Dachau. Sewering betreute neben den Tbc-Patienten auch zusätzlich die über 1.000 Behinderten einer assoziierten katholischen Pflegeanstalt für geistig und körperlich Erkrankte, als der Arzt dieser Anstalt eingezogen wurde.[153] Am 26. Oktober 1943 wies Sewering die 14-jährige Babette Fröwis in die zuständige Heil- und Pflegeanstalt Eglfing-Haar ein: »Sie leidet an Epilepsie und ereth.[ischer] Idiotie. Da [sie] sehr unruhig wird, ist sie für Schönbrunn nicht mehr geeignet. Gez. Sewering.« Die Anstalt Egelfing-Haar wurde von Hermann Pfannmüller [siehe oben] geleitet. Babette F. starb zwei Wochen später, am 16. November 1943. Wahrscheinlich durch eine Lungenentzündung nach Gabe von Luminal.[154] Sewering wies außerdem mindestens acht weitere Patienten nach Eglfing-Haar ein, fünf von ihnen wurden dort ermordet.

---

[152] Wikipedia (27.9.2023).

[153] Schreiben der Rechtsanwälte Wolf & Wolf an »Spiegel«-Verlag vom 20.1.1988.

[154] Anonymus: Sewering. Saubere Weste, in: Der Spiegel vom 22.5.1978; Anonymus: Höchste Ethik, in: Der Spiegel Nr. 4: 1993, S. 195f.; Bastian, T.: Zum »Fall Sewering«, in: IPPNW forum Nr. 19: 1993, S. 38; Fittkau, L.: Forderungen an die Ärzteschaft, in: FAZ vom 24.11.2008.

Sewering war von 1973 bis 1978 Präsident der Bundesärztekammer, musste aber zurücktreten, als »Der Spiegel« ihm seine Verstrickung in die Kindereuthanasie nachwies. Am 1. Oktober 1993 wollte Sewering Präsident des Weltärztebunds werden. Auf internationalen und deutschen Protest hin musste er auf das Amt verzichten.

Theodor Steinmeyer (1897–1945) stammte aus Öttingen in Bayern als Sohn eines Fabrikbesitzers. 1929: NSDAP, SA-Standartenarzt.[155] Er war 1934 als Anstaltsleiter der Heil- und Pflegeanstalt Ellen im Bremer Osten wahrscheinlich verantwortlich für Zwangssterilisationen.[156] 1939 wurde er Direktor in einer westfälischen Anstalt, ab 1940 T4-Gutachter, vertretungsweise ab 1942 Leiter der Vergasungsanstalt Bernburg. Er »selektierte« im April 1941 im KZ Sachsenhausen ausgemergelte und entkräftete Häftlinge zur Tötung in der Anstalt Sonnenstein bei Pirna.[157] 26. Mai 1945: Suizid im Gefängnis.

Erich Straub (1885–1945) trat bereits 1922 in die NSDAP in München ein. Nach dem Parteiverbot erneuter Eintritt 1926. Er war 1929 Stadtverordneter für die NSDAP in Schleswig. Oberarzt der Anstalt Schleswig. 1930 leitete er die Gauabteilung für Volksgesundheit und Rassenfürsorge der NSDAP. 1941 bis 1943 war er für T4 tätig. Suizid am 29.4.1945 während der Schlacht um Berlin.[158]

Aquilin Ullrich (1914–2001) wurde als Sohn eines Oberstudienrats eines humanistischen Gymnasiums geboren. Er stammte aus einer »erzkatholischen Familie, in der man bei Tisch stehend betete«. Das Elternhaus war »national gesinnt«. Der Vater war kein Nationalsozialist, »habe aber am Nationalsozialismus die nationale Gesinnung und die Wehrertüchtigung geschätzt«.[159] Der junge Aquilin wurde in »autoritärer Weise erzogen«. Er kam zur katholischen bündischen Jugendbewegung. Im Februar 1934 trat er in den NS-Studentenbund und in die SA ein. Er ging zum Studium erst nach München, dann 1935/36 nach Würzburg, »wo ihn der Oberarzt Dr. Heyde nachhaltig beeindruckt«.[160] Staatsexamen und Notapprobation 1939, Promotion 1941 in Würzburg. Weil Ullrich eine Protestantin heiratete – Ullrich

---

155 Klee 2003, S. 601.

156 Santos, A. dos: Euthanasie und Rassenhygiene in Bremen, in: taz vom 29.2.1988.

157 Wachsmann, N.: Die Geschichte der nationalsozialistischen Konzentrationslager, Siedler Verlag, München 2016, S. 283–285.

158 Wikipedia (31.5.2023).

159 Anonymus (lhe): Angeklagter Arzt schildert seine Kindheitserlebnisse, in: Ärzte-Zeitung vom 28.11.1986.

160 Klee 1986 (Was sie taten), S. 113f.

lernte seine Frau in der Mensa kennen –, kam es zum Bruch mit seiner katholischen Familie. Weder kamen seine Eltern zur Hochzeit noch gratulierten sie zur Geburt des ersten Kindes.[161] 1939 wurde Ullrich als Sieger beim Reichsberufswettkampf Hitler persönlich vorgestellt.[162]

1940 warb Heyde den jungen 26-jährigen Arzt Ullrich für die T4 an. Ullrich nahm Ende März 1940 seine Tätigkeit in der Euthanasie-Anstalt Brandenburg auf und beendete sie aber bereits am 5. August 1940. Ullrich äußerte sich (so der Bundesgerichtshof in seiner Revisionsentscheidung 1989), als er den wahren Charakter der »Tötungsanstalt« erkannte, gegenüber dem Anstaltsleiter Irmfried Eberl wie folgt: Er sehe seine Tätigkeit nicht als ärztliche Leistung an und wolle wieder zur Truppe zurück. Am 25. Juni 1940 fuhr er nach Würzburg zu Prof. Heyde und machte ihm Vorhaltungen, dass er junge, unerfahrene Ärzte für die Aktion ausgesucht habe, und erläuterte seinen Wunsch aufzuhören. Er habe sich um eine Versetzung aus der Anstalt bemüht, weil er die Tötung von Geisteskranken als »unerfreulich, unbefriedigend und abstoßend für einen Arzt« empfand.[163] Er schlug vor, »ihn als Mitarbeiter bei der Umsiedlung der Bessarabiendeutschen einzusetzen, was auch geschah«.[164] Er soll Schädelmessungen und andere Untersuchungen vorgenommen haben.[165] Anfang 1942 war Ullrich im »Sanitätseinsatz Ost«. Er war in Minsk mit mehreren Angehörigen der T4-Aktion zusammen.[166] Endgültig schied Ullrich aus der T4-Aktion erst 1942 aus.[167] Ullrich wurde zusammen mit Bunke [siehe dort] zunächst vom Vorwurf der Beihilfe zum Mord freigesprochen, was der BGH beanstandete. In einem erneuten Prozess wurde er zu vier Jahren Haft verurteilt. Nach der abermaligen Revision durch den BGH (diesmal: Strafe zu hoch) erneuter Prozess: drei Jahre Haft. Entlassung nach 20 Monaten.[168]

---

[161] Klee, E.: Nichts als Nächstenliebe, in: Die Zeit vom 27.3.1987.

[162] Ders. 2018, S. 156.

[163] Anonymus (ric): Die Ärzte waren nur zur Tarnung anwesend, in: Ärzte-Zeitung vom 17.2.1986.

[164] BGH, UZ 1970/89, Entscheidung mit AZ: 2 StR 275/88. – Nach dem Hitler-Stalin-Pakt vom 23.8.1939 wurden Volksdeutsche aus Bessarabien ausgesiedelt. In der Anstalt Sonnenstein gab es seit Januar 1940 ein Durchgangslager für Ausgesiedelte u.a. aus Bessarabien, bei denen »Selektionen« hinsichtlich »Wertigkeit, Arbeitsfähigkeit« vorgenommen wurden (Klee 2018, S. 159).

[165] Kolb, U.: Die ethisch qualifizierte Hand am Gashahn, in: FR vom 21.3.1987.

[166] Klee 2018, S. 319 u. 328.

[167] Klee, E.: Euthanasie, in: Die Zeit vom 7.3.1986.

[168] Anonymus: Die beiden verurteilten »Euthanasie«-Ärzte haben Haft angetreten, in: Ärzte-Zeitung vom 17.4.1989; Klee 2003, S. 635.

Werner Villinger (1887–1961) wurde als Sohn eines Apothekenbesitzers am Neckar geboren. Nach dem Abitur ging er nach London. Er wollte Seeoffizier werden, was aber nicht klappte. 1909–1914 Studium, Notapprobation. Kriegsdienst. 1920 Promotion. 1926 Jugendamt Hamburg. Seit 1. Januar 1932 war er Professor am UKE für Kinder- und Jugendpsychiatrie. Er war Mitglied im »Stahlhelm«, trat aber aus, als dieser zwangsweise in die SA überführt wurde. Ab 1. Januar 1934 Bethel, Sterilisationen. Richter an zwei Erbgesundheitsgerichten. Er wurde am 1. Februar 1940 Ordinarius in Breslau. Am 28. März 1941 stand er auf der Liste der T4-Gutachter, bestritt aber nach dem Krieg, jemals an der Euthanasie mitgewirkt zu haben. Er stellte Patienten für Hepatitis-Experimente zur Verfügung. Nach dem Krieg wurde er Professor in Marburg. 1961 bezeugte er vor der Staatsanwaltschaft, dass er als Gegner der »rassenpolitischen Maßnahmen der NSDAP bekannt gewesen sei«. Zwei Wochen später kam er bei einem Unfall (Freitod?) in den Alpen um.[169]

Adolf Wahlmann (1876–1956) wurde in Ehrenbreitstein (Koblenz) geboren. 1897 Abitur, 1903 Dissertation, Psychiater. Tätigkeiten in verschiedenen Heilanstalten. 1914–18 Kriegsteilnahme. 1925–1933 DVP-Mitglied. Er war ein gläubiger Christ und leitete einen Kirchenchor, für den er viel Zeit opferte. Er lehnte es ab, aus der Kirche auszutreten. Am 1.4.1933 NSDAP-Beitritt. 1934 SS. Zuletzt Tätigkeit in Hadamar. 1947 Todesurteil, revidiert, Freilassung 1953.[170]

Mathilde Weber (1909–1996), geb. Wolters, wurde in einem streng katholischen Elternhaus in Dinslaken als Tochter eines Reichsbahnbeamten geboren. 1931 Abitur in einer Klosterschule der Dominikanerinnen. 1938 Staatsexamen. Sie war mit einem praktischen Arzt verheiratet. 1939 kam sie zum Kalmenhof/Idstein, wo in der Nazizeit mehr als 700 Kinder getötet wurden. Mathilde Weber war kein NSDAP-Mitglied. 1944 schied sie wegen einer Tuberkulose aus dem Dienst im Kalmenhof aus. 1947 wurde sie in einem ersten Prozess zum Tode verurteilt, in einem zweiten Prozess bekam sie eine Haftstrafe von drei Jahren und sechs Monaten. Sie wurde nach Verbüßen von 2/3 der Strafe begnadigt und freigelassen. Sie wurde Kassenärztin.[171] Sie heiratete den ehemaligen KZ-Arzt Julius Muthig [siehe diesen].

---

[169] Klee 2018, S. 53, 76, 177f., 194, 196 u. 351; Klee, E.: Goethe wäre zur Zwangssterilisierung verurteilt worden, in: FR vom 18. 12. 2001; Bussche 2016, S. 54f.

[170] Sandner 2003, S. 744; Platen-Hallermund 2023, S. 100.

[171] Ebenda, S. 104; Wikipedia (31.5.2023); Sandner 2003, S. 745; Huhnke, B.: Der Alp, der Ms. Miller heimsucht: Blauspritze, Vergewaltigung, Angst vorm Ertrinken, in: FR vom 2.1.2002.

Ernst Wentzler (1891–1973) war der Sohn eines Lederfabrikanten. Beteiligung am Ersten Weltkrieg. 1918 Staatsexamen, 1919 Approbation und Promotion. Er war Kinderarzt und gründete in Berlin-Frohnau eine private Kinderklinik. 1936 NSDAP. Er war 1939 einer der drei Hauptgutachter (neben Catel und Heinze) für die Kindereuthanasie. Er wurde in der Nachkriegszeit nie juristisch belangt.[172]

Hilde Wernicke (1899–1947) war die Tochter eines Offiziers. 1919 Abitur, 1924 Staatsexamen, 1926 Promotion. Mai 1933 Eintritt in die NSDAP. 1927-1945 HPA Meseritz-Obrawalde (mit einer kurzen Unterbrechung), zuletzt als Oberärztin und Leiterin der Kinderfachabteilung. 1946 vom Landgericht Berlin zum Tode verurteilt, 1947 in Berlin hingerichtet.[173]

Hermann Wesse (1912–1989) war der Sohn eines Polizeikommissars, der aber vor der Geburt des Sohnes starb. So wurde er unehelich geboren. Er wurde von seiner Mutter großgezogen. Er konnte später mit amtlicher Bestätigung den Nachnamen seines Vaters führen. 1933 trat er in die NSDAP und in die SA ein. Er begann 1939 in der Bonner Psychiatrischen Klinik eine Doktorarbeit »über Nebenstörungen bei angeborenem und erworbenem Schwachsinn«, die er aber nicht fertigstellte. Er war nicht promoviert. 1940 wurde er in der Anstalt Andernach beschäftigt, wo er seine spätere Ehefrau Hildegard [siehe unten] kennen lernte. Er bemühte sich um eine U.k.-Stellung, wurde aber 1943 eingezogen. 1944 wurde er erneut u.k. gestellt und zum Kalmenhof zum Dienst verpflichtet.[174] Er wurde verurteilt.

Hildegard Wesse (1911–1997), geborene Irmens, war die Tochter eines Grundschullehrers, der die Familie »patriarchalisch« führte und ein gläubiger Christ war. Die Mutter starb, als die Tochter sechs Jahre alt war. Der Vater heiratete wieder. Trotz des bescheidenen Lehrergehalts gingen alle drei Kinder auf die höhere Schule. 1932 machte Hildegard Irmens Abitur, 1937 Staatsexamen an der Medizinischen Akademie Düsseldorf. Hier promovierte sie 1937 bei Paul Huebschmann[175] mit einem Thema: ob Autoabgase

---

[172] Wikipedia (31.5.2023).

[173] Wikipedia (31.5.2023); Przyrembel 2023, S. 183. Hilde Wernicke ist die einzige Frau, die wegen der Euthanasiemorde hingerichtet wurde (Schmuhl 2011, S. 272). Die Vollstreckung des Urteils erfolgte unter dem Vier-Mächte-Status von Berlin. Etwaig ergangene Todesurteile wurden in West-Deutschland nach Inkrafttreten des Grundgesetzes in Haftstrafen umgewandelt.

[174] Platen-Hallermund 2023, S. 104–106.

[175] Paul Huebschmann (1878–1960) war seit 1923 ordentlicher Professor der Pathologischen Anatomie und Direktor des akademischen Instituts für Pathologische Anatomie der Medizinischen Akademie Düsseldorf (Verz. 1937, S. 378). Sein Sohn Heinrich Huebschmann (geb. 1913) meinte anlässlich einer Podiumsdiskussion auf dem alternativen Gesundheits-

den Lungenkrebs förderten. 1938 ging sie an die HPA Andernach, wo sie ihren späteren Ehemann kennen lernte. Sie heiratete Hermann Wesse [siehe oben]. Während Hermann Wesse nach dem Krieg zu einer Haftstrafe verurteilt wurde und im Gefängnis sass, wurde Hildegard Wesses Strafe zur Bewährung ausgesetzt. Die Ehe zerbrach.[176]

Ingeborg Wetzel (1912–1989) wurde als Tochter eines Oberstudienrats in Hamburg geboren. Sie studierte von 1933–1938 an den Universitäten Greifswald und Würzburg. Anschließend war sie ein Jahr lang »Volontärärztin« in Greifswald und arbeitete danach vom 1.6.1940 bis zum 4.12. 1944 im Kinderkrankenhaus Hamburg-Rothenburgsort. In dieser Kinderklinik gab es keine gesonderte Kinderfachabteilung, sondern die Kinder, die den Euthanasiemaßnahmen zum Opfer fielen, waren auf verschiedenen Stationen verstreut untergebracht. Nach ihrem Ausscheiden übernahm Ingeborg Wetzel das Kinderkrankenhaus in Bispingen. Am 1.6.1946 wurde sie hauptamtliche Schulärztin am Gesundheitsamt Hamburg-Wandsbek. Am 15.9.1947 machte sie sich als Kinderärztin in Hamburg-Rahlstedt selbstständig. Sie wurde nicht belangt.[177]

Gerhard Wischer (1903–1950) wurde in Berlin geboren. 1927 SA-Regiment München. 1933 promovierte er in Rostock mit einer Arbeit über »Das Problem der Vernichtung lebensunwerten Lebens im Schrifttum«. 1937 NSDAP. 1938 Direktor der Anstalt Waldheim. Nach dem Krieg wurde er verurteilt und hingerichtet.[178]

Ergebnisse

Von 73 Euthanasie-Ärzten gibt es Informationen über ihre Biografie vor der Nazizeit. Die Hinweise aus gedruckten und digitalisierten Quellen sind von unterschiedlicher Qualität und Quantität. Die soziale Schicht der Herkunftsfamilie wird anhand des Berufs des Vaters festgelegt. Aber nur von 53 Euthanasie-Ärzten ist der Beruf des Vaters bekannt. So muss von jeweils unterschiedlichen Stichprobengrößen ausgegangen werden (Tab. 2).

---

tag in Berlin 1980: »Mein Vater hielt 1933 eine Rede vor Studenten, in der er sagte, es sei wie das Erwachen aus einem Alptraum.« (Huebschmann, H.: Geschichtliche Bedingungen medizinischer Verbrechen in Deutschland und Ansätze, wie dem zu begegnen wäre, in: Baader/Schultz 1980, S. 202–208). Heinrich Huebschmann war Psychosomatiker in Heidelberg.

[176] Wikipedia (31.5.2023).

[177] Babel 2015, S. 56–77.

[178] Wikipedia (31.5.2023).

Tab 2: Stichproben des Untersuchungssamples Euthanasie-Ärzte

Euthanasieärzte insgeamt (alle; n= ca. 500)
davon: Geburtsjahre bekannt (n = 148; 30 %-Stichprobe)
davon: biografische Daten vor Nazizeit bekannt (n = 73; 15 %-Stichprobe; Männer = 57, Frauen = 16)
davon: Beruf des Vaters bekannt (n = 53; 10 %-Stichprobe)

Bezogen auf eine fiktive Grundgesamtheit von ca. 500 Euthanasie-Ärzten bedeutet dies, dass von 10% der Beruf des Vaters, somit die soziale Schicht der Herkunftsfamilie, bekannt ist. Bei der Zuteilung der Berufsangaben zu verschiedenen sozialen Gesellschaftsschichten wird dem Beispiel von Jan-Philipp Pomplun gefolgt, das dieser bei seiner Analyse der Freikorps zugrunde gelegt hat.[179] Das Ergebnis sieht folgendermaßen aus (Tab. 3).

Die Analyse der väterlichen Berufe ergibt, dass neun von 53 Vätern Ärzte waren. Der Ärztestand hat sich immer schon aus sich selbst heraus reprodu-

Tab. 3: Soziale Schicht der Herkunftsfamilie (Beruf des Vaters) von Euthanasie-Ärzten (n=53)

Beruf Vater	
Oberschicht:	Ärzte (9), Fabrikanten (3), Apotheker (1), Offiziere (2) = 15
Obere Mittelschicht:	Pfarrer (3), Lehrer (10), Ingenieure (2), leitende Kommunalverwaltung (3) = 18
Untere Mittelschicht:	Kaufmann/Genossenschaft/Bank (6), Post & Bahn & Polizei (6), Forstmeister/Gutsverwalter (2), Kommunalverwaltung (3) = 17
Obere Unterschicht:	Schlosser, Kupferschmied (2)
Untere Unterschicht:	Steinhauer/Maurer (1)

ziert. Insgesamt 15 Väter (von 53) entstammten der Oberschicht, Zweidrittel der Mittelschicht. Es verwundert nicht, dass der sogenannten Unterschicht nur drei Väter angehörten: ein Schlosser und ein Kupferschmied (beide wohl Facharbeiter) und ein Steinhauer/Maurer (der vermutlich ungelent war). Schulgeld und Studiengebühren waren teuer, die sich nur eine begüterte Familie leisten konnten.

Unter den 73 Kurzbiografien sind 16 von Frauen, das sind 22%, ein gutes Fünftel. Bei der Analyse der Teilnahme in militärischen/paramilitärischen Formationen (Teilnahme am Ersten Weltkrieg oder Aktivität in einem Freikorps o.ä.) oder der Mitgliedschaft in Verbänden oder politischen Organisationen werden die Frauen ausgeschlossen, da Frauen weder an militärischen

[179] Pomplun 2023, S. 29.

Tab. 4: Teilnahme am Ersten Weltkrieg und Mitgliedschaften in paramilitärischen oder politischen Organisationen in der Republik von männlichen Euthanasie-Ärzten (n = 57). Anzahl der Nennungen absolut.

1. Weltkrieg	Freikorps	NSDAP	SA/SS	andere Partei	NSDStB	Stahlhelm	Korporation	HJ
10	8	18	14	3	3	1	8	2

Legende: andere Partei = außer NSDAP; NSDStB = Nationalsozialistscher Deutscher Studentenbund; HJ=Hitlerjugend

noch an paramilitärischen Aktionen teilnahmen. Der NSDAP gehörten bekanntermaßen zwar manche, wenige Ärztinnen an, aber eigentlich erst nach 1933. Die anderen hier interessierenden Verbände waren eine rein männliche Angelegenheit. Es wird deshalb bei der folgenden Analyse von militärischen oder politischen Aktivitäten von einer Anzahl von 57 männlichen Euthanasie-Ärzten ausgegangen (Tab. 4).

Bei der Interpretation der Tabelle 4 ist zu berücksichtigen, dass die Anzahl der Merkmale größer ist als die Anzahl der Personen, da auf eine Person mehrere Merkmale zutreffen können.

Zehn Ärzte (fast jeder Fünfte) waren im Ersten Weltkrieg. Das verwundert nicht, denn die Altersaufschlüsselung ergab, dass rund ein Drittel der Euthanasie-Ärzte dem Alter nach zur Frontkämpfergeneration zu rechnen war.

Immerhin acht Männer (jeder siebte) waren Angehörige in einem paramilitärischen Verband. Darunter fielen nun unterschiedliche Formationen: Friedrich Berner, Euthanasie-Arzt in Hadamar, war in der Weimarer Republik Angehöriger des antisemitischen Wehrverbands »Wehrwolf«. Von Johann Duken, dem Heidelberger Euthanasie-Arzt, ist bekannt, dass er in einem »Freikorps« kämpfte ohne nähere Angaben. Hans Christoph Hempel, Mitarbeiter von Catel in Leipzig, war Mitglied im »Sächsischen Grenzschutz« und bei der »Technischen Nothilfe«. Werner Heyde, der Organisator der T4-Zentrale in Berlin, war 1920 am Kapp-Putsch beteiligt und kämpfte anschließend in einer Formation der »Zeitfreiwilligen«. Berthold Kihn, der Jenaer Ordinarius, der seiner Heimat nach dem Krieg offensichtlich als Abbitte eine Kapelle stiftete, war Angehöriger des »Bund Oberland«, der Nachfolgeorganisation des Freikorps Oberland.[180] Und der letzte hier zu nennende Paramilitär der Weimarer Republik aus dem Kreis der Euthanasie-Ärzte war Friedrich Mauz, der dem »Tübinger Studentenbataillon« angehörte.

[180] Ebenda, S. 58.

Unter den 57 männlichen Euthanasie-Ärzten waren fünf Österreicher. Zwei von ihnen, Hans Bertha und Rudolf Lonauer, waren im »Steirischen Heimatschutz« aktiv.[181] Zehn Prozent der männlichen Euthanasie-Ärzte waren demnach österreichischer Herkunft. Das entspricht prozentual dem Anteil der Österreicher (in den Grenzen von 1918) an der Einwohnerzahl des Deutschen Reichs (in den Grenzen von 1937). Die österreichischen Ärzte waren also nicht häufiger an den Euthanasiemaßnahmen beteiligt als die deutschen.

Nur ein Arzt war Mitglied in dem Veteranenverband »Stahlhelm«. Das war Werner Villinger, der bereits im Ersten Weltkrieg kämpfte. In der Bundesrepublik wurde er Berater der »Lebenshilfe«, bevor er auf mysteriöse Weise in den Alpen umkam.

Insgesamt 18 Männer (also ein Drittel) waren schon vor der Nazizeit Mitglied in der NSDAP. Es waren »alte Kämpfer«. (Für drei Österreicher davon gilt als Zäsur nicht das Jahr 1933, sondern das Jahr 1938, das Jahr des Anschlusses Österreichs ans Deutsche Reich: drei Österreicher waren vor 1938 in die verbotene NSDAP eingetreten.)

Zwei deutsche Männer waren vor 1933 in anderen Parteien als der NSDAP: Berthold Kihn in der reaktionären Deutschnationalen Volkspartei (DNVP) und Adolf Wahlmann, der Hadamarer Euthanasiearzt, in der national orientierten liberalen Deutschen Volkspartei (DVP), dem rechten Arm der Liberalen. Der Österreicher Lonauer, der leitende Arzt der Vergasungsstätte Hartheim bei Linz, war vor dem »Anschluss«, seit 1931, Mitglied bei den »österreichischen Nationalisten«, seit 1933 war er zudem Mitglied der SS.

Acht Ärzte gehörten studentischen Verbindungen an: die Hälfte (wie Georg Bessau, Kurt Borm, Heinrich Bunke und Rudolf Lonauer) einer Burschenschaft. Friedrich Berner und Horst Schumann waren Mitglieder in einem Corps, Friedrich Mauz in einer weiteren Korporation. Friedrich Schmieder trat einer katholischen Verbindung im Kartell-Verband bei, der die nicht-»satisfaktionsfähigen« und nicht-schlagenden Korporationen umfasste. Die Katholiken schlugen niemals Mensuren.[182] In jedem Fall ist aber darauf hinzuweisen,

---

[181] Die steirische Heimwehr versuchte 1931 einen Putschversuch in der Steiermark. Die österreichischen Heimwehren hatten dem Parlamentarismus den Kampf angesagt und versuchten, den Austrofaschismus durchzusetzen. Sie konkurrierten mit dem Nationalsozialismus um ihre spezielle Auffassung von Faschismus in Österreich. Maimann, H./Mattl, S.: Die Kälte des Februar. Österreich 1933–1938, Junius Verlag und Verlag der Wiener Volksbuchhandlung, Wien 1984, S. 16–31.

[182] Ich danke Heinz Grossmann für Informationen zu den Korporationen.

dass die namentlichen Veröffentlichungen in den Mitgliederverzeichnissen der Burschenschaften immer freiwillig waren und dass viele Mitglieder sich verweigerten, in den Listen genannt zu werden. Das gilt sowohl für die Weimarer Republik als auch für die Bundesrepublik. Insofern ist davon auszugehen, dass weit mehr Ärzte in Burschenschaften Mitglieder waren als hier genannt.

Drei spätere Euthanasie-Ärzte waren vor der Nazizeit Mitglied im Nationalsozialistischen Deutschen Studentenbund (NSDStB). Diese 1926 gegründete NS-Studentenorganisation war allerdings den meisten angehenden Ärzten zu »plebejisch«, denn »verarmte Studenten« bildeten »einst seinen Kern«.[183] Unmittelbar vor der »Machtübernahme« gehörten ihm nur 7% der Studenten an. Mitglieder vor allem der elitären Corps sahen auf den Nazi-Studentenverband herab. Der NSDStB wurde allerdings in den folgenden Jahren zum stärksten politischen Studentenverband. 1934 war rund ein Drittel der Studenten Mitglied im NSDStB. Geführt wurde er ab 1936 von einem Mediziner.[184] Auf dem Reichsparteitag am 13. September 1935 in Nürnberg wurde angekündigt, dass in Zukunft die Mitglieder des NSDStB nicht mehr einer Verbindung angehören dürften.[185] Die Korporationen wurden im Laufe der NS-Ära aufgelöst. Sie konnten als »Kameradschaften« erhalten bleiben und die Tradition fortsetzen.[186]

Zwei der späteren Euthanasie-Ärzte waren schon in der Republik Mitglieder in der Hitlerjugend (HJ).

Die Beteiligung an militärischen/paramilitärischen Aktionen bzw. die Mitgliedschaft in militärähnlichen Bündnissen und Vereinigungen hat die Ärzte brutalisiert. Warum sich ausgerechnet Ärzte, die doch für die Wiederherstellung von beschädigten Körpern zuständig sind, ohne Not für blutrünstige Veranstaltungen interessierten, bleibt ein Rätsel. Aber unstrittig ist, dass gerade Medizinstudenten in die studentischen Freikorps und in die Studentenbataillone hinein drängten.[187]

Die hier dokumentierten biografischen Merkmale von Euthanasie-Ärzten werden im Folgenden mit entsprechenden Merkmalen von KZ-Ärzten verglichen.

---

[183] Bruns 2009, S. 137.

[184] Hein 2012, S. 160–163. Führer des NSDStB war Gustav Adolf Scheel (1907–1979), NSDAP-Mitglied, SS-Mitglied, medizinisches Staatsexamen 1934, anschließend Medizinalpraktikant, medizinische Promotion 1935, Arztpraxis in Hamburg 1964–1977. Klee 2003, S. 524; Wikipedia (9.10.2023).

[185] Locher, T./Saß, H.-M.: Handbuch der Deutschen Burschenschaften, Ludwig Wagner Verlag, Bad Nauheim 1964, S. 58.

[186] Ebenda, S. 59.

[187] Pomplun 2023, S. 74.

3. Soziale Merkmale von KZ-Ärzten

Sedare dolorem divinum est.
(=Den Schmerz zu bekämpfen, ist das göttliche Gebot.)

In den frühen Konzentrationslagern, die 1933 gleich nach der Machtergreifung der Nazis von der SA eingerichtet wurden, gab es keine oder kaum Lagerärzte. Als das erste KZ überhaupt in Nohra in Thüringen in der Nähe von Weimar am 4. März 1933 auf einem Flugplatz aufgebaut wurde, hatte es keinen Lagerarzt. Wenn nötig wurde ein Arzt aus dem Ort geholt. Bevorzugt handelte es sich dabei um SA-Sturmbannärzte. Im Lager Oranienburg befand sich allerdings eine »Sanitätsstation«, die mit Dr. Carl Lazar besetzt war. Er war bereits 1914 approbiert worden, war also Mitte 40, und er war Bahnarzt. Er billigte den Kranken höchstens Aspirin, Jod oder Rizinusöl zu.[1]

Mit der Ausschaltung der SA 1934 übernahm die SS die Organisation der Konzentrationslager. In dem Maße, wie das KZ-System expandierte, wurden Ärzte gebraucht. Ihre vorrangige Tätigkeit bestand in der Betreuung des Wachpersonals. Die Versorgung der Internierten oblag den medizinisch ausgebildeten Häftlingen. Allerdings wurden Häftlingsärzte, die in den KZ inhaftiert waren, zunächst nicht zur Versorgung der Häftlinge zugelassen. Das SS-Personal hatte Angst, dass die Ärzte zu viel sehen könnten, was sie später als Zeugen berichten würden. Erst seit 1942 war den Häftlings*ärzten* gestattet, sich um die kranken Häftlinge in den Krankenrevieren[2] zu kümmern.

Ernst Klee listete 266 KZ-Ärzte namentlich auf.[3] Davon wurden in diesem Kapitel nicht berücksichtigt: erstens Zahnärzte, zweitens Ärz*tinnen* (es sind überhaupt nur zwei KZ-Ärztinnen bekannt: Herta Oberheuser[4] und Gerda

---

[1] Drobisch, K.: Mediziner in frühen Konzentrationslagern 1933 bis 1936, in: Thom/Spaar 1983, S. 232–239; Hahn, J.: Grawitz, Genzken, Gebhardt. Drei Karrieren im Sanitätsdienst der SS, Klemm & Oelschläger, Münster 2008, S. 156; Verz. 1937, S. 163.

[2] Revier=militärisch für Krankenstube

[3] Klee, E.: Auschwitz, die NS-Medizin und ihre Opfer, S. Fischer Verlag, Frankfurt am Main 1997, S. 49–59.

[4] Hall Kelly, M.: Und am Ende werden wir frei sein, Limes/Random House, München 2016; Wikipedia (28.6.2023). Herta Oberheuser (1911–1978) wurde in Köln als Tochter eines Ingenieurs geboren, die Familie war nicht wohlhabend. 1935 BDM, 1936 Staatsexamen, 1937 Promotion und NSDAP, Fachärztin für Hautkrankheiten, ab 1940 Gesundheitsamt.

Sonntag[5]) und drittens solche Ärzte, die erkennbar durch andere militärische Organisationen wie die Luftwaffe oder durch zivile Einrichtungen wie Universitäten oder staatliche Institute alimentiert wurden und nicht durch die SS-Organisation. Der Sold für das SS-Personal und für die Waffen-SS kam aus dem Reichsministerium des Innern.[6] Nur die Lagerärzte, die (soweit erkennbar) ihren Sold aus dem Reichsinnenministerium erhielten, wurden hier mitgezählt. Insofern ergeben sich unter Ausklammerung der vorgenannten Personen aus der Aufzählung von Ernst Klee 212 KZ-Ärzte. Aus weiteren Quellen stammen zusätzliche Namen von KZ-Ärzten,[7] so dass von insgesamt 221 namentlich bekannten KZ-Ärzten ausgegangen wird. Von 96 Ärzten, also von knapp der Hälfte, sind die Geburtsjahre aufgelistet[8] (siehe Tab. 5).

Im gesamten Sanitätsdienst der Waffen-SS waren 1.348 Ärzte tätig.[9] Von rund 100 KZ-Ärzten sind die Geburtsjahre dargestellt, das sind 10%. Zeichnet man die Daten der Geburtsjahre in die Abbildung 2 ein, so ergibt sich ein Anstieg mit einem deutlichen Gipfel im Jahr 1912. Der Median ist für 1908/09 zu errechnen, das heißt, die Hälfte der KZ-Ärzte wurde vor 1908/09 geboren, die andere Hälfte danach. Die KZ-Ärzte waren also im Mittel fünf Jahre jünger als die Euthanasie-Ärzte, deren Median bei 1903/1904 errechnet wurde.

Die meisten zukünftigen KZ-Ärzte hatten demnach nicht mehr im Ersten Weltkrieg gekämpft. So wurde zwar der 1899 geborene Reichsarzt-SS

1941–43 KZ Ravensbrück, danach bis Kriegsende in Hohenlychen. Nürnberger Ärzteprozess 20 Jahre Haft.

[5] Bessmann, A./Toussaint, J.: Weibliche und männliche Täterschaft im Familiengedächtnis, in: Wrochem 2016, S. 232–236; Wikipedia (28.6.2023). Gerda Weyand (1912–1995) war ab 5.9.1939 Lagerärztin im KZ Ravensbrück, wo sie den Standortarzt Walter Sonntag heiratete. Sie verließ das KZ 1941. Nicht angeklagt.

[6] Hein 2012, S. 260.

[7] Hahn 2008, S. 135 (erwähnt wird Ferdinand Berning, KZ Esterwegen); Lettow, F.: Arzt in den Höllen, Wilhelm Heyne Verlag, München 2001, S. 146, 170 u. 173 (erwähnt wird ein Lagerarzt Planke in Struthof/Natzweiler); Drobisch 1983, S. 232–239 (erwähnt werden Dr. Nürnbergk in Dachau, Alois Obermeier ebenfalls in Dachau, Melchior Berning in Esterwegen, Fritz Gebhardt in Sachsenburg und der oben bereits genannte Carl Lazar in Oranienburg); Bromberger, B./Mausbach, H.: Die Tätigkeit von Ärzten in der SS und in den Konzentrationslagern, in: Bromberger, B./Mausbach, H./Thomann, K.-D., Medizin, Faschismus und Widerstand, Pahl-Rugenstein Verlag, Köln 1985, S. 186–262, hier: S. 230 u. 256 (erwähnt werden Dr. Heidel im KZ Struthof und der Wiener Chirurg Dr. Zahl in Buchenwald).

[8] Klee 2003; andererseits werden 208 Sanitätsoffiziere der Waffen-SS (»Humanmediziner«) genannt, die in den KZ eingesetzt waren (Husen, M.: Ärzte der Waffen-SS, GRIN Publishing, München 2023, S. 4).

[9] Husen 2023, S. 6; Hommel, A./Thom, A.: Verbrecherische Experimente in den Konzentrationslagern, in: Thom, A./Caregorodcev, G.I. (Hrsg.), Medizin unterm Hakenkreuz, VEB Verlag Volk und Gesundheit, Berlin (DDR) 1989, S. 383–400.

Tab. 5: Geburtsjahre von KZ-Ärzten (n= 96)

Name	Geburtsjahr
Adolph, Benno	1912
Babor, Karl	1918
Baumkötter, Heinz	1912
Berning, Ferdinand	1907
Blancke, Max	1909
Bodmann, Franz, Freih. von	1908
Böhmichen, Karl	1912
Brachtel, Rudolf	1909
Delmotte, Hans	1917
Dienstbach, Oskar	1910
Ding-Schuler, Erwin	1912
Ehrsam, Ludwig	1910
Eisele, Hans	1913
Ellenbeck, Hans-Dieter	1912
Entreß, Friedrich	1914
Fischer, Hermann	1883
Fischer, Horst	1912
Fischer, Karl Josef	1904
Frowein, Ernst	1916
Gaberle, Alois	1907
Geiger, Hans-Joachim	1913
Genzken, Karl	1885
Grawitz, Robert	1899
Greunuß, Werner	1908
Gudacker, Heinz	1911
Haferkamp, Hans	1906
Hattler, Josef	1912
Heim, Aribert	1914
Helmersen, Erwin	1914
Hintermayer, Fritz	1911
Horstmann, Rudolf	1913
Hoven, Waldemar	1903
Jencio, Horst	1903
Jobst, Willi	1912
Jung, Julius	1914

Name	Geburtsjahr
Kahr, Karl	1914
Kaschub, Heinz	1919
Kather, Erich	1908
Kiesewetter, Hermann	1912
Kirchert, Werner	1906
Kitt, Bruno	1906
Klein, Fritz	1888
König, Hans Wilhelm	1912
Krebsbach, Eduard	1894
Kreibich, Eduard	1908
Kremer, Paul	1883
Krieger, Richard	1876
Krüger, Wilhelm	ca. 1875*
Kurzke, Alfred	1905
Lewe, Viktor	1912
Lolling, Enno	1888
Lucas, Franz	1911
Mattner, Walter	1904
Matz, Karl	1909
Mengele, Josef	1911
Meyer, Georg	1917
Mrugowsky, Joachim	1905
Müller, Hans	1906
Münch, Hans	1911
Muthig, Julius	1908
Neumann, Robert	1902
Nommensen, Johannes	1909
Orendi, Benno	1918
Ortmann, Gustav	1904
Plaza, Heinrich	1912
Plötner, Kurt	1905
Popiersch, Max	1893
Puhr, Fridolin	1913
Ramsauer, Sigbert	1909
Richter, Hermann	1915

Name	Geburtsjahr
Rindfleisch, Heinrich	1916
Rogge, Ralf	1911
Rohde, Werner	1904
Rosenthal, Rudolf (Rolf)	1911
Schenck, Ernst Günther	1904
Schiedlausky, Gerhard	1906
Schmick, Hugo	1909
Schmidt, Heinrich	1912
Schmitz, Emil Christian	1914
Schmitz, Heinrich	1896
Schütz, Heinrich	1906
Schwela, Siegfried	1905
Sonntag, Walter	1907
Thilo, Heinz	1911
Treite, Percival	1911
Trommer, Richard	1910
Trzebinsky, Alfred	1902
Uhlenbroock, Kurt	1908
Vetter, Hellmuth	1900
Wagner, Erich	1912
Weber, Bruno	1915
Winkelmann, Adolf	1887
Wirths, Eduard	1909
Witteler, Wilhelm	1909
Wolf, Helmuth (Helmut)	1907
Wolter, Waldemar	1908

*) Fritz Lettow (2001, S. 178) erwähnte den letzten Lagerarzt in Natzweiler namens Krüger, 68 Jahre alt, der »erpicht war zu operieren«, obwohl bereits senil. Möglicherweise handelt es sich um den 1905 approbierten Chirurgen Wilhelm Krüger aus München (Verz. 1937, S.435).
Quellen: Klee 2003; Hahn 2008, S. 135

Robert Grawitz noch eingezogen und hatte noch Fronterfahrung. Wer aber 1900 geboren wurde – wie der spätere Reichsgesundheitsführer Leonardo Conti oder der Reichsführer-SS Heinrich Himmler –, wurde von Ausnahmen abgesehen nicht mehr Soldat.[10] Diese seit 1900 Geborenen lebten stattdessen »im Banne des Ersten Weltkriegs« und wurden oft als Ersatz für das entgangene Soldatenleben Angehörige von Freikorps oder ähnlichen paramilitärischen Einheiten. Sowohl Conti als auch Himmler dienten in Freikorps. Sie fühlten sich »krank an Deutschland«.[11] Sie wollten Revanche für die erlittene Kriegsniederlage. Sie lehnten den Versailler Friedensvertrag ab. Sie wurden »politisch in der völkischen Studentenbewegung der 1920er-Jahre sozialisiert«.[12] Sie studierten in der Republik, an deren Hochschulen es kaum Republikaner gab.

Die Abbildung der Geburtsjahre zeigt deutlich die Konzentration der Geburtsjahre der KZ-Ärzte auf gut eine Dekade von 1900 bis 1912: das war

[10] »Das Schulministerium hatte in einer Anordnung klargestellt, dass die Gymnasiasten seines [Himmlers] Jahrgangs noch nicht eingezogen würden.« Longerich, P.: Heinrich Himmler. Biographie, Siedler Verlag/Random House, München 2010, S. 30.

[11] Theweleit, zitiert nach Schultz 1980, S. 192.

[12] Bajohr, F.: Neuere Täterforschung, in: Wrochem 2016, S. 24.

Abb. 2: Geburtsjahre von KZ-Ärzten (n = 96), Anzahl absolut pro Jahrgang von 0 bis 14

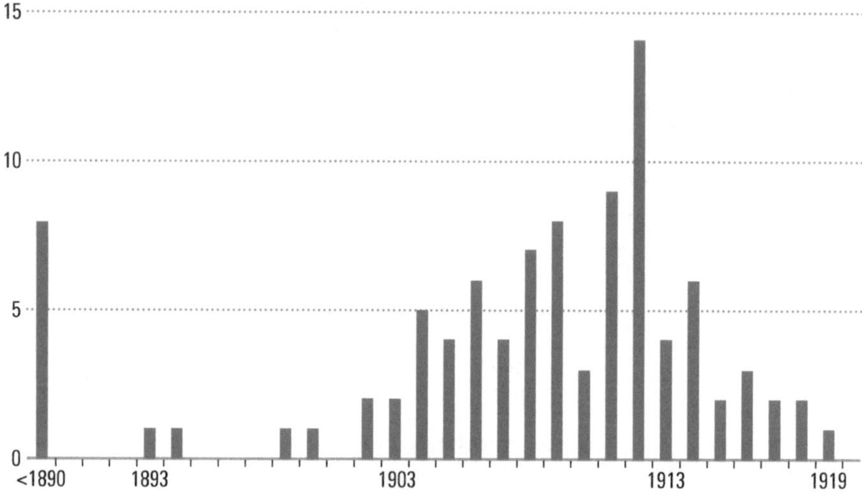

die *Kriegsjugendgeneration*. Anders als bei den Euthanasie-Ärzten gehörten nahezu alle späteren KZ-Ärzte zu dieser Generation. Zwischen 1900-1912 wurden 88% der KZ-Ärzte geboren. Nur ein kleiner Teil wurde vor 1900 geboren und ein weiterer kleiner Teil nach 1912.

Ein Arzt, der 1908 geboren und in der Regel mit 25 Jahren, demnach 1933, approbiert wurde, hatte sein Studium während der Republik absolviert. Er wurde durch paramilitärische und völkische Vereine beeinflusst. Wer 1912 (am Gipfel der »Geburtsjahre«) geboren wurde, erlebte den Ersten Weltkrieg als Kleinkind und wurde 1918, bei Kriegsende, eingeschult. Er konnte in den frühen 1920er-Jahren also kein Freikorpsmitglied werden. Er machte etwa 1930 Abitur und fing an zu studieren – trat sicherlich manchmal auch schon vor dem Machtantritt der Nazis in den NS-Studentenbund (NSDStB) ein. Wer 1912 geboren wurde, hatte nur die allerersten Semester noch am Ende der Republik erlebt, aber den weitaus größten Teil des Studiums im Nationalsozialismus absolviert. Er beendete sein Studium etwa 1937 und begann die Berufstätigkeit 1938 nach der Approbation. Er geriet 1939 in den Kriegsanfang und wurde (wenn er Mitglied der allgemeinen SS war) zur Waffen-SS eingezogen. Der junge Arzt, der von der Waffen-SS ins KZ »versetzt« wurde, entging den Hagelgeschossen an der Front. Das machte die KZ-Tätigkeit für etliche SS-Mitglieder attraktiv, weil sie die Wahrscheinlichkeit vergrößerte zu überleben.

Die Position eines SS-Arztes im KZ war eine militärähnliche. Voraussetzung dafür, dass ein Arzt als Lagerarzt ins KZ versetzt wurde, war, dass er Mitglied der SS, zumeist der allgemeinen SS, war. Er wurde dann mit Beginn des Kriegs in die Waffen-SS überführt. Die Lagerarzt-Tätigkeit war vergleichbar der bei einer militärischen Einheit wie der Waffen-SS.

Bei Wehruntauglichkeit (z.B. durch Krankheit) war eine Versetzung des Arztes in ein KZ möglich. Eine solche krankheitsbedingte Versetzung traf auf Horst Fischer und auf Eduard Wirths zu und auch auf Josef Mengele. Ein Arbeitskollege von Mengele sagte: »Wegen einer Nierenerkrankung wurde er nicht bei den Gebirgsjägern genommen. Da er nicht feldtauglich war, wurde er Lagerarzt.«[13] Die Genannten waren erkrankt und wurden ins KZ nach Auschwitz »versetzt«. Die Versetzung erfolgte immer mittels eines militärähnlichen »Versetzungsbefehls«. Es gab zuvor keine »Entlassung« aus dem Militär.

Aber Krankheit oder eine Wehruntauglichkeit für die Front waren keinesfalls eine Voraussetzung für die KZ-Tätigkeit. Es hieß, dass im Kriegsfall alle Angehörigen der allgemeinen SS, also der unbewaffneten SS, »nach den Bestimmungen des Wehrgesetzes zur Verfügung« stünden.[14] Allerdings hatten die »weißen Jahrgänge« 1901 bis 1912, zu denen Horst Fischer und Josef Mengele gehörten, gemäß den Rüstungsbeschränkungen des Versailler Vertrags keinen Wehrdienst ableisten müssen. Gerade diese älteren Mitglieder der allgemeinen SS galten nun als geeignet, die KZ-Bewachung zu übernehmen.

Ab Ende 1940 wurden sämtliche SS-Besatzungstruppen und Fronteinheiten der Schutzstaffel unter den Sammelbegriff »Waffen-SS« subsumiert, und dieser Begriff verdrängte die früheren Bezeichnungen wie »Verfügungstruppe«, »Totenkopfverbände« und »Polizeiverstärkung«.[15] Nicht wenige Männer der allgemeinen SS versuchten, um den KZ-Dienst herumzukommen, indem sie auf ihre U.k.-Stellung pochten (wenn sie eine solche hatten) oder andere Gründe vorschoben. Aber es scheint auch die Möglichkeit gegeben zu haben, ohne Verweis auf Gründe dem KZ-Dienst ausgewichen zu sein. So gelang es Wilhelm Z., die Stellung eines Lagerarztes abzulehnen.

Wilhelm Z. war bereits am 1. Dezember 1929 mit 17 Jahren in die NSDAP eingetreten. Er nahm an einem NSDAP-Parteitag teil. Er gehörte zunächst

---

[13] Müller-Hill 1985, S. 159 (Interview mit Hans Grebe).

[14] Hein 2012, S. 273.

[15] Ebenda, S. 277.

der SA an. Am 16. Juni 1933 wurde er Mitglied der allgemeinen SS. Seit dem 10. März 1934 war er Mitglied des Sanitätssturms, ab 9. November 1935 hatte er den Rang eines SS-Rottenführers. Sein letzter Rang in der allgemeinen SS war Oberscharführer. Wilhelm Z. legte 1936 sein medizinisches Staatsexamen ab, wurde Ende 1937 approbiert, kurz danach, im Januar 1938, promoviert. Er wurde am 22. November 1939 durch »Gestellungsbefehl« in die Waffen-SS eingezogen zur SS-Totenkopf-Division. Als 1912 Geborener gehörte er zu den »weißen Jahrgängen«, die keiner Wehrpflicht unterlagen. Offenbar sollte er in ein KZ als Lagerarzt versetzt werden, was er – so sein Nachkriegsbericht – ablehnte.

Die KZ-Tätigkeit war eine militärische Angelegenheit. »In den Streitkräften protestiert man nicht«, sagte der Lagerarzt Fritz Klein.[16] Es war jedoch »die Möglichkeit gegeben, sich durch ein Gesuch um Versetzung einer solchen [KZ-]Tätigkeit zu entziehen«, erläuterte später der General der Waffen-SS Erich von dem Bach-Zelewski (1899–1972). Bei einem solchen Versetzungsantrag musste wohl im Einzelfall mit einer gewissen Maßregelung gerechnet werden. »Eine Lebensgefahr war aber damit keinesfalls verbunden.«[17]

Nur ein einziger Fall ist bekannt geworden, bei dem ein Lagerarzt um die Versetzung zur Truppe nachsuchte. Dr. Peter Hofer sollte stellvertretender Lagerarzt im KZ Buchenwald werden. Er sagte, er sei auch bereit, 1. Lagerarzt zu werden, dann würde er dafür sorgen, dass die Todesrate auf ein Minimum sinke. Darauf bekam er zur Antwort, dass er deshalb auch nicht 1. Lagerarzt werde. Darauf Hofer: Dann bäte er, zu einer Feldeinheit versetzt zu werden, was auch geschah.[18]

Hans Münch, Arzt im KZ Auschwitz, bestätigte als Zeuge in einem der Nürnberger Prozesse, dass eine Möglichkeit, dem KZ-Dienst zu entgehen, war, sich an die Front versetzen zu lassen.[19]

---

[16] Harding, Th.: Hanns und Rudolf. Der deutsche Jude und die Jagd nach dem Kommandanten von Auschwitz, Deutscher Taschenbuch Verlag, München 2014, S. 212.

[17] Kempner, R.M.W.: SS im Kreuzverhör, Franz Greno, Nördlingen 1987, S. 362.

[18] Kogon, E.: Der SS-Staat, Wilhelm Heyne Verlag, München 1999, 37. Aufl., S. 163.

[19] Trials of War Criminals before the Nuernberg Military Tribunals, The Farben Case, Vol. VIII, U.S. Government Printing Office, Washington D.C. 1953, S. 313.

Beispielhafte Darstellung der sozialen Herkunft von KZ-Ärzten

Im Folgenden werden biografische Skizzen von 50 KZ-Ärzten dargestellt. Bei diesem Sample handelt es sich etwa um die Hälfte der KZ-Ärzte, deren Geburtsjahre zuvor aufgelistet wurden. Dabei liegt der Schwerpunkt der Betrachtung auch hier auf der sozialen Herkunft und Schichtzugehörigkeit (Beruf des Vaters), den Hinweisen auf Beteiligung an Freikorps oder anderen paramilitärischen Formationen, den Mitgliedschaften in Parteien und Vereinigungen vor der NS-Ära. Mangels eines besseren Ordnungsprinzips wird auch hier eine alphabetische Reihenfolge gewählt, als Quellen dienen gedruckte Publikationen und Wikipedia.

Heinrich Baumkötter (1912–2001) wurde in Burgsteinfurt im Münsterland/Westfalen geboren. Er wurde katholisch erzogen. »Trotz seiner katholischen Erziehung wurde er am 10.1.1935 Mitglied der allgemeinen SS.« Nach dem Medizinstudium wurde er 1939 »notapprobiert«. Mit Kriegsbeginn wurde er zu einer Einheit der Verfügungstruppen eingezogen. Er nahm als Truppenarzt der Waffen-SS an der Besetzung Warschaus teil. Er blieb bis 1941 an der Ostfront und machte den Überfall auf die Sowjetunion mit. Er promovierte 1942 bei dem Münsteraner Hygieniker Karl Wilhelm Jötten. Anfang 1943 Standortarzt in Sachsenhausen. Nach dem Krieg in sowjetischer Gefangenschaft.[20]

Franz Freiherr von Bodmann (1908–1945) wurde in Zwiefalten geboren. Er gehörte dem »Stahlhelm« an und trat Anfang der 1930er-Jahre in die SA ein. Am 1.5.1932 Eintritt in die NSDAP, 1934 in die SS. 1934 Promotion. 1935 Approbation. Er lebte 1937 im schwäbischen Mengen/Württemberg,[21] das südlich der Donau liegt. Von Oktober 1939 bis Juni 1940 und erneut 1941-1942 war er als Arzt in der 79. SS-Standarte im II. Bataillon. Ab Februar 1942 Lagerarzt in Auschwitz, von Mai-August 1942 als Standortarzt. Er praktizierte als einer der ersten Tötungen mit Phenol. Er entwickelte »bei dieser Mordform eine beachtliche Initiative«.[22] Anschließend Erster Lagerarzt des KZ Lublin-Majdanek, später Erster Lagerarzt im KZ Natzweiler. Danach KZ Neuengamme.[23] 1945 Suizid.

---

[20] Wolters, Chr.: Tuberkulose und Menschenversuche im Nationalsozialismus, Franz Steiner Verlag, Stuttgart 2011, S. 162f. u. 178; Klee 2013, S. 32.

[21] Verz. 1937, S. 529.

[22] Lifton 1988, S. 297; Wikipedia (25.5.2023).

[23] Lettow 2001, S. 174–178.

Karl Böhmichen (1912–1964) wurde als Sohn eines Justizoberinspektors in Rheine geboren, wo er auch zur Schule ging, April 1933 Eintritt in die Hitlerjugend. 1934 Abitur. Danach Studium. Ab 1940 KZ-Arzt in Sachsenhausen, Flossenbürg, Neuengamme, Mauthausen, Gusen, Plaszow, Kauen, Riga-Kaiserwald. 1945 von den Sowjets zu 25 Jahren Zwangsarbeit verurteilt. Entlassung 1955.[24]

Hans Delmotte (1917–1945) wurde in Lüttich geboren. Er war ein »holländischer Volksdeutscher«.[25] Er ging in die SA und 1937 in die SS.[26] Er kam nach 1942 zum Hygiene-Institut in Rajsko bei Auschwitz. Nachdem er die erste Selektion an der Rampe von Auschwitz-Birkenau miterlebt hatte, wirkte er »wie gelähmt«. Er erlitt einen Zusammenbruch und musste in sein Quartier zurück begleitet werden, wo er sich betrank und erbrach. Er hatte zwar eine antisemitische Gesinnung, aber angesichts der Vergasungen von Juden sagte er, er sei nicht ins Schlachthaus gegangen. Die Lagerleitung holte seine junge schöne Ehefrau nach Auschwitz. Und durch ihre »sexuelle Verfügbarkeit« beruhigte er sich. Er blieb, weil ihm Auschwitz eine gute Gelegenheit bot zu promovieren.[27] Er erschoss sich nach seiner Flucht aus Dachau noch im Jahr 1945.

Erwin Ding-Schuler (1912–1945) hatte einen adligen Vater. Sein leiblicher Vater war der Kolonialarzt Dr. Carl Freiherr von Schuler aus Bitterfeld, wo der uneheliche Sohn geboren wurde. Allerdings wurde der fünfjährige Erwin von einem Mann namens Heinrich Ding adoptiert.[28] Erwin Ding trug zunächst den Nachnamen seines Adoptivvaters, änderte seinen Nachnamen dann aber und nahm den Namen seines leiblichen Vaters an, was amtlich bestätigt wurde. Welcher sozialen Schicht gehörte der Adoptivvater Heinrich Ding an? Und welcher seine Mutter? Möglicherweise sollte die schnelle Karriere im KZ den Makel der unehelichen Geburt wettmachen. Erwin Ding-Schuler war Angehöriger des SS-Hygiene-Instituts in Buchenwald und verantwortlich (u.a.) für die Fleckfieberimpfversuche. Die Ärzte seines Auftraggebers, der IG Farben, hielten Ding-Schuler für unfähig. Häftlinge schrieben Artikel für Ding-Schuler, die er unter seinem Namen veröffentlichte. Er nahm sich Mitte 1945 in alliierter Gefangenschaft das Leben.

---

[24] Wikipedia (2.6.2023).

[25] Kieta, M.: Das Hygiene-Institut der Waffen-SS und Polizei in Auschwitz, in: Die Auschwitz-Hefte (Hrsg. Hamburger Institut für Sozialforschung), Band 1, Beltz Verlag, Weinheim/Basel 1987, S. 213–217.

[26] Klee 2003, S. 104; Wachsmann 2016, S. 430 u. 890.

[27] Lifton 1988, S. 357–359.

[28] Klee 1997, S. 391 f.

Hans Eisele (1913–1967) wurde als Sohn eines Kirchenmalers in Donaueschingen geboren, die Familie lebte in bescheidenen Verhältnissen, die sich in der Inflation der 1920er-Jahre verschlechterten. Nach Besuch des Humanistischen Gymnasiums ab 1931 Medizinstudium in Freiburg. Am 1. Mai 1933 Eintritt in die NSDAP, im selben Jahr SS, Januar 1940 zur Waffen-SS. Mit der SS-Division »Das Reich« kämpfte Eisele an der Ostfront. Kurz danach Versetzung ins KZ Mauthausen, 1941 nach Buchenwald und von da nach Natzweiler. 1945 wurde er ins KZ Dachau versetzt unter dem Ersten Lagerarzt Fritz Hintermayer (1911–1946). Eisele war bis 1952 in Haft, danach ließ er sich nieder, floh aber, als neue Vorwürfe gegen ihn geäußert wurden, nach Ägypten. Er starb in Maadi.[29]

Hans Dieter Ellenbeck (1912–1992) wurde als Sohn eines Arztes in Düsseldorf geboren. 1930 Abitur. Danach Medizinstudium, »um den Beruf meines Vaters zu ergreifen«.[30] November 1935 Staatsexamen in Düsseldorf, ebenda 1936 Promotion. Während des Zweiten Weltkriegs war er im SS-Führungshauptamt in Berlin-Lichterfelde. Ab 1944 KZ Buchenwald und Sachsenhausen; Humanversuche. Zeuge in Nürnberg.

Friedrich Entreß (1914–1947) wurde in der polnisch-preußischen Provinz Posen geboren. Er hatte deutsche Schulen besucht und an der Universität in Posen pro-deutschen nazistischen Studentengruppen angehört. Im Juni 1939 machte er in der Stadt Posen Examen, als sich Posen unter polnischer Herrschaft befand. »Er trat der SS bei. Als Mitglied einer lokalen paramilitärischen Gruppe ›Volksdeutscher‹, die von illegalen SS-Einheiten in Polen unterstützt wurde, landete er beim Abschluss des deutschen Polenfeldzugs fast automatisch bei den SS-Totenkopfverbänden.«[31] Er wurde 1941 Lagerarzt im KZ Groß-Rosen, von dort kam er im Dezember 1941 nach Auschwitz. Unter den inhaftierten Polen waren »seine früheren Freunde« und frühere Studienkollegen, mit denen er nicht Polnisch sprach. Er tat so, als könne er kein Polnisch.[32] Im Oktober 1943 ging er nach Mauthausen, Hinrichtung 1947 in Landsberg.[33]

Hermann Fischer (1883–1959) wurde in Coburg in eine Gastwirtsfamilie hinein geboren. 1909 Promotion an der Ludwig-Maximilians-Universität (LMU) München. 1931 Eintritt in die SS, am 1. Mai 1932 in die NSDAP. Im

---

[29] Wikipedia (3.5.2023).

[30] Wikipedia (2.6.2023).

[31] Kater 2000, S. 132.

[32] Lifton 1988, S. 297–299.

[33] Klee 2003, S. 137.

Zweiten Weltkrieg Waffen-SS. Ab 1943 in mehreren KZ tätig: Herbst 1943 in Bergen-Belsen, ab Oktober 1944 als Standortarzt in Flossenbürg. Im Jahr 1955 begann der Prozess gegen ihn, in dem er zu drei Jahren Haft verurteilt wurde, 1959 entlassen. Er starb zwei Wochen später.[34]

Auch *Horst Fischer* (1912–1966), dem Lagerarzt von Auschwitz III (dem IG-Farben-Lager in Monowitz), wurde nachgesagt, dass er in der Tätigkeit im KZ die Möglichkeit sah, karrieremäßig voran zu kommen, indem er sich fachärztlich zum Chirurgen weiterbildete. Dies jedenfalls meinte das DDR-Gericht, das ihn in den 1960er-Jahren zum Tode verurteilte.

Horst Fischer wurde als Sohn eines Kaufmanns in Dresden geboren. Er verlor frühzeitig seine Eltern und wurde von Verwandten aufgezogen. Er besuchte das Gymnasium in Dresden, schloss sich der Pfadfinderbewegung an, machte 1932 Abitur, studierte Medizin und bestand 1937 das medizinische Staatsexamen. Ein Jahr später erhielt er die ärztliche Approbation. 1941 promovierte Horst Fischer. Er trat am 1. November 1933 in die SS ein. Mitglied der NSDAP wurde er erst 1937. Bei Kriegsbeginn wurde Fischer am 3. September 1939 zur Waffen-SS einberufen. Nach dem Überfall auf die Sowjetunion, an dem er teilnahm, erkrankte er 1942 an einer schweren Diphtherie. Im SS-Sanatorium in Bad Homburg lernte er Dr. Enno Lolling [siehe unten] kennen, den leitenden SS-Arzt aller KZ. Lolling schlug Fischer vor, KZ-Arzt zu werden. Am 6. November 1942 wurde Fischer nach Auschwitz kommandiert.[35] Er wurde in der DDR hingerichtet.

Karl Genzken (1885–1957) war der Sohn eines Pastors aus Preetz in Holstein. Während seines Studiums trat er einer schlagenden Verbindung bei. 1911 bestand er das Staatsexamen. Er wurde 1912 approbiert. Er ging zur Marine und in die chinesische Kolonie Tsingtau [siehe Kapitel 6]. Nach dem Ersten Weltkrieg, an dem er teilnahm, ließ er sich von 1919 bis 1934 in Preetz als Landarzt nieder. Er trat 1926 in die NSDAP ein und engagierte sich von 1930 bis 1932 in der SA. 1932 wurde er Mitglied im NSDÄB. Am 5. November 1933 wurde er in die SS aufgenommen. Genzken ging 1934 nach Berlin. 1936 wurde er hauptamtlicher Sanitätsoffizier in der SS. Er war als Arzt Führer der Sanitätsabteilung der Totenkopfverbände und Konzentrationslager und war für die medizinische Versorgung sowohl des KZ-Personals als auch der KZ-Häftlinge zuständig.[36] Insofern wusste er von allen Humanexperimenten an

[34] Wikipedia (2.6.2023).

[35] Oberstes Gericht (DDR) vom 25. März 1966, Urteil: Gerechte Strafe für Verbrechen gegen die Menschlichkeit, in: Neue Justiz (DDR) 20: 1966, S. 193–206.

[36] Hahn 2008, S. 42–56.

KZ-Häftlingen und billigte sie. Die komplizierten Zuständigkeiten und Verantwortlichkeiten zwischen Genzken einerseits und Enno Lolling, dem Arzt im SS-WVHA, und Ernst Grawitz, dem Reichsarzt-SS, andererseits, erläuterte Genzken im Nürnberger Prozess so: Lolling sei ihm »nebengeordnet« gewesen, und beide hätten »unter Grawitz« gearbeitet.[37] Lolling und Grawitz nahmen sich nach dem Zweiten Weltkrieg das Leben. Genzken wurde wegen seiner Verantwortung bei den Fleckfieberversuchen im KZ Buchenwald zu lebenslanger Haft verurteilt.[38]

Die Familie besuchte Karl Genzken in Landsberg, wo er einsaß. Einmal wurde Isa, seine Enkelin, mitgenommen. Hin und wieder (und immer öfter) taucht der Name Genzken jetzt in der Presse auf. Gemeint ist dann Karl Genzkens Enkelin, Isa Genzken (geb. 1948). 1954 wurde Karl Genzken entlassen. Er starb drei Jahre später in Hamburg. Isa wuchs als Kind in der Villa ihres Großvaters im Grunewald auf, die ihr Vater nach dem Tod von Karl Genzken erbte. Sie arbeitete als Model. Dann wurde sie eine berühmte Bildhauerin, die dreimal in der Documenta ausstellte, weshalb die Presse über sie schreibt. Manche nennen sie eine der wichtigsten Künstlerinnen weltweit. Zu ihrem 75. Geburtstag im November 2023 widmete die Neue Nationalgalerie in Berlin Isa Genzken eine Ausstellung.[39] Sie lebt in New York. Sie hat eine bipolare Störung, ist alkoholkrank und war oft in einer sehr desolaten Verfassung – schreibt der »Spiegel«. Sie habe jahrelang ein exzessives und selbstzerstörerisches Leben geführt und zehn Jahre lang in einer Psychiatrie verbracht.[40] Noch als Studentin lernte sie den Maler Gerhard Richter an der Düsseldorfer Kunstakademie kennen. Sie heirateten. Es war Gerhard Richters zweite Ehe. Sein erster Schwiegervater war als NS-Frauenarzt an Zwangssterilisationen beteiligt. Seine Tante Marianne Schönfelder wurde vergast. Siehe oben.

Ernst Robert Grawitz (1899–1945) wurde in dem bürgerlichen Berlin-Charlottenburg geboren. Sein Vater war Professor für Innere Medizin, ein bekannter Hämatologe, und von 1904 bis 1911 Direktor des städtischen Krankenhauses Westend. Der Vater starb 1911, als der Sohn erst zwölf Jahre alt

---

[37] Ebenda, S. 322.

[38] Trials of War Criminals before the Nuernberg Military Tribunals, The Medical Case, Vol. II, U.S. Government Printing Office, Washington, D.C.[o.J.], S. 217–222 (im Folgenden: The Medical Case).

[39] Der Spiegel Nr. 29: 2023, S. 10.

[40] Knöfel, U.: Sonnenschirme der Sehnsucht, in: Der Spiegel Nr. 43: 2013, S. 143f.; Padtberg, C.: Das Schöne im Hässlichen, in: Der Spiegel Nr. 28: 2023, S. 115.

war. Der Sohn absolvierte die Kaiser-Wilhelms-Akademie für militärärztliches Bildungswesen und schlug früh eine militärärztliche Laufbahn ein. In seinem Elternhaus galt das »wilhelminische Ideal des Vorrangs allen Militärischen in der Gesellschaft«.[41] Ernst Robert Grawitz war von 1917–1919 Kriegsteilnehmer. Er gehörte gerade noch zur Frontkämpfergeneration. Nach der Rückkehr aus der Kriegsgefangenschaft engagierte er sich sofort politisch. Seit 1920 war er in der »völkischen Bewegung tätig«; bei der Einwohnerwehr beim Kapp-Putsch. Er war seit 1920 Hitler-Anhänger und Verbindungsoffizier zu Ludendorff, ferner Mitglied eines (als Sportverein getarnten) Berliner Freikorps. Das Medizinstudium absolvierte er von 1919–1924. 1925 Approbation und Promotion. Assistenzarzt im Westend bei Friedrich Umber, dem Nachfolger seines Vaters. Er hatte gute Chancen, im Westend Karriere zu machen, verfolgte aber andere Ziele. Er war »politisch engagiert und beschäftigt«, er war bereits seit dem 1.11.1931 sowohl SS-Mitglied als auch NSDAP-Mitglied. »Grawitz gehörte zu den frühen Aktivisten der völkisch-nationalen Bewegung und sympathisierte mit unterschiedlichen antisemitischen, monarchistischen Gruppen.« Ab 1933 war er Reichsarzt-SS, somit Chef aller KZ-Ärzte und Himmler direkt unterstellt. 1945 beging er mit seiner ganzen Familie Selbstmord.

Aribert Heim (1914–1992) war der Sohn eines Gendarmerie-Bezirksinspektors aus Radkersburg, Österreich-Ungarn. Er besuchte die Mittelschule, machte ab 1931 in Wien das Latinum nach und studierte ab 1933 Medizin an der Universität Wien. 1935 trat er der illegalen NSDAP und der SA bei. 1937 ging er zum Studium nach Rostock, 1940 folgten Promotion und gleichzeitig Approbation. Er meldete sich 1940 freiwillig zur Waffen-SS. Ab 1941 war er Lagerarzt in Sachsenhausen. Die nächste Station war Buchenwald, und ab Juli 1941 war Heim in Mauthausen. Er wechselte an die Front. Als er 1962 beschuldigt wurde, floh er nach Kairo, Ägypten, wo er offenbar auch starb.[42]

Waldemar Hoven (1903–1948) wurde in Freiburg geboren. Er war der Sohn eines landwirtschaftlichen Gutsbesitzers. Er besuchte in Freiburg die Mittelschule bis zur Untertertia, erlernte die Landwirtschaft in Schweden, arbeitete drei Jahre lang als Farmer in den USA und danach auf dem landwirtschaftlichen Hofgut seiner Eltern.[43] Er war ein »Aussteiger und Komparse

[41] Hahn 2008, S. 29f.

[42] Wikipedia (3.5.2023).

[43] Ebbinghaus, A./Dörner, K.: Vernichten und Heilen, Aufbau-Verlag, Berlin 2001, S. 630f.

in den Filmstudios von Hollywood«. 1934 SS-Mitgliedschaft. Er holte 1935 das Abitur nach und studierte Medizin. Seit 1. Mai 1937 war er NSDAP-Mitglied. Bei Kriegsbeginn Notapprobation, 1939 Assistent des Lagerarztes im KZ Buchenwald, ab 1941 dort Standortarzt. Er war so inkompetent, dass er von Häftlingen verlangte, ihm eine Doktorarbeit zu schreiben. Seine Doktorarbeit schrieb ein Häftling im KZ Buchenwald, Promotion in Freiburg 1943. 1948 hingerichtet.[44]

Karl Kahr (1914–2007) wurde in Fürstenfeld in der Steiermark geboren. Studium in Graz, Mitglied der Burschenschaft Marcho-Teutonia. 1940 Waffen-SS, KZ-Arzt in verschiedenen Konzentrationslagern wie Dachau, Buchenwald oder Mittelbau-Dora. Nicht belangt. Nach dem Krieg Arzt in Graz.[45]

Werner Kirchert (1906–1995) wurde in Halle als Sohn eines Schuldirektors geboren, wo er auch zur Schule ging. Er engagierte sich als Jugendlicher politisch und war in den 1920er-Jahren Mitglied des konservativen Bismarck-Bunds. Seit 1927 studierte Kirchert Medizin und promovierte 1933. Er trat 1933 der SS bei. Nach der Approbation 1934 arbeitete er in der Universitätsnervenklinik in Halle. 1936 wechselte er hauptamtlich zur SS. 1937 war er Arzt der SS-Totenkopfverbände im KZ Sachsenburg (über Frankenberg/Sachsen).[46] Dieses KZ war eines der frühesten, 1934 gegründet. Im Mai 1937 trat er in die NSDAP ein. Er war Lagerarzt in Dachau und Standortarzt in Buchenwald. Er sollte sich im September 1939 in der Kanzlei des Führers (KdF) melden, um einen wichtigen Auftrag entgegen zu nehmen. Dort wurde Kirchert gefragt, ob er bereit sei, an der Tötung von Geisteskranken teilzunehmen. Er bat sich Bedenkzeit aus. Kirchert sagte dazu später: »Ich sollte die Leitung einer der ersten Euthanasieanstalten übernehmen [...]. Bald danach [...] Anfang Oktober [...] brachte ich zum Ausdruck, dass ich aktiver Sanitätsoffizier der Waffen-SS sei und meine Aufgabe an der Front sehe. Ich brachte meine Ablehnung auf diese Weise zum Ausdruck [...]« Ihm wurde auferlegt, einen Ersatzmann zu benennen. Er nannte seinen Schulkameraden Horst Schumann [siehe oben], der hatte weniger Skrupel. Kirchert meinte: »Irgendwelche Nachteile sind mir aus meiner Ablehnung nicht erwachsen.«[47]

---

44 Klee 2003, S. 311.

45 Wikipedia (2.6.2023).

46 Wolters 2011, S. 117; Verz. 1937, S. 489.

47 Stöckle, Th.: Grafeneck 1940, Silberburg-Verlag, Tübingen 2012, S. 53f.; Kaul 1979, S. 68; Klee 2003, S. 310.

Bruno Kitt (1906–1946) war der Sohn eines Lehrers. Zunächst Studium der Naturwissenschaften, dann Medizin, Promotion. 1933 Eintritt in die NSDAP, bald auch in die SS. Als Angehöriger der Waffen-SS eingezogen, nach Auschwitz versetzt. Der Überlebende Hermann Langbein fand ihn intelligent und zugänglich. Kitt wollte von Selektionen entbunden werden, was ihm aber nicht gelang. In Hameln hingerichtet.

Aus dieser Reihe von durchweg gut situierter Herkunft scherte wahrscheinlich *Fritz Klein* (1888–1945) aus. Er war älter als seine ärztlichen KZ-Kollegen, er stammte aus Zeiden in Rumänien. Klein hatte seine ärztliche Approbation in Budapest erhalten. Rumänien näherte sich nach der Niederlage Frankreichs 1940 an das Deutsche Reich an. Dadurch entging es der Besetzung. Der Preis waren die Juden in Czernowitz und anderenorts. Im Frühjahr 1941 eroberten die Deutschen das Königreich Jugoslawien, und danach galten auch dort die »Rassengesetze«. Nachdem Klein Mitglied der SS geworden war, wurde er nach Jugoslawien geschickt, wo er zunächst als Musterungsarzt Dienst tat. Beim Überfall der deutschen Wehrmacht auf die Sowjetunion am 22. Juni 1941 kämpfte Rumänien an der Seite Deutschlands.[48] Bis 1943 diente Klein in der rumänischen Armee als »Leutnantarzt«. Im Mai 1943 wurde er in die Waffen-SS überführt und nach Auschwitz kommandiert.[49] Seitdem war Fritz Klein, der schlecht Deutsch sprach, Lagerarzt in Auschwitz. Er war 55 Jahre alt. »Anfangs zeigte er menschliche Umgangsformen; [er] machte in den ersten Tagen den Eindruck, selbst nicht genau zu wissen, wo er sich befand.«[50] Später wurde er nach Bergen-Belsen versetzt, wo die Briten ihn gefangen nahmen. Er war zu diesem Zeitpunkt 57 Jahre alt.[51] Er sagte beim Verhör, dass er in Auschwitz auf Befehl des Standortarztes Eduard Wirths [siehe unten] handelte. Er habe aber nie einen schriftlichen Befehl gesehen. Er habe gegen die Selektionen nicht protestiert, obwohl er sie nicht billigte. In den Streitkräften protestiert man nicht, sagte er. Er wurde hingerichtet.

---

[48] Meyers Taschenlexikon Geschichte, Band 5, Meyers Lexikonverlag, Mannheim 1982, S. 163–167. Neuerdings wird der rumänische Philosoph Emil Cioran (geb. 1911), der 1933 als glühender Faschist und Hitler-Anhänger nach Berlin kam, öfter zitiert – als Ausdruck der damaligen Verbundenheit Rumäniens mit dem Naziregime. Kühsel-Hussaini, M.: Emil. Roman, Klett-Cotta, Stuttgart 2022, S. 57, 197 u. 270ff.; Kröger, E.: Lauter Fragen, die ihnen keiner beantwortet, in: FAZ vom 7.3.2023; Altweg, J.: Zu Besuch beim düstersten Schwarzseher der Gegenwart, in: FAZ vom 22.3.2023.

[49] Eckart, W. U.: Medizin in der NS-Diktatur, Böhlau Verlag, Wien u.a. 2012, S. 396.

[50] Klee 1997, S. 405f.

[51] Harding 2014, S. 211f.

Eduard Krebsbach (1894–1947) stammte aus einem »kleinbürgerlichen Milieu« in Bonn. Er ging trotzdem auf ein humanistisches Gymnasium. Ab 1912 Medizinstudium in Freiburg. Angehöriger einer katholischen Studentenverbindung im CV (Cartell-Verband). Nach Kriegsdienst im Ersten Weltkrieg in Freiburg 1919 Approbation. 1919 Mitbegründer der Freiburger Ortsgruppe des Deutschvölkischen Schutz- und Trutzbunds.[52] Nach Promotion in Bonn war er einige Jahre lang als Kreis- und Betriebsarzt tätig. Politisch stand er bis 1933 dem »liberalen Bürgertum« nahe. Er wurde 1933 als angeblicher Gegner des Naziregimes als Kreisarzt entlassen. Endgültige Aufnahme in die NSDAP erst 1937. Ab 1938 SS. Im Herbst 1941 Standortarzt im KZ Mauthausen. Er tötete Häftlinge durch Spritzen ins Herz und wurde »Dr. Spritzbach« genannt. Danach KZ Kaiserwald bei Riga. Ab Weihnachten 1944 Betriebsarzt in einer Kasseler Spinnerei. Hinrichtung.[53]

Johann Paul Kremer (1883–1965) wurde als »Kind armer Leute«[54] in Stellberg Bez. Köln geboren. Sein Vater war Landwirt. Er verließ die Schule mit der Mittleren Reife und holte das Abitur 1909 als Externer nach. Er studierte Naturwissenschaften, Mathematik und Philosophie. 1914 promovierte er mit einer histologischen Arbeit über die Gewebelehre bei Insekten zum Dr. phil. Dadurch angeregt studierte er Medizin und machte 1918 das Staatsexamen und promovierte 1919 zum Doktor der Medizin (Dr. med.). Er arbeitete als Assistenzarzt an der Charité. Ab 1920 in Bonn, ab 1924 im anatomischen Institut der Bonner Universität. Ab 1927 übernahm er mit dem Anatomischen Institut die Prosektur der Universität Münster. 1929 Habilitation. Als Privatdozent unterzeichnete Kremer im März 1933 zusammen mit etwa 300 anderen Hochschulangehörigen ein Bekenntnis zu Adolf Hitler. Er hatte ab 1936 eine außerplanmäßige Professur in Münster; er wollte Ordinarius werden (wurde es aber nie).

Er trat bereits am 30. Juli 1932 in die NSDAP ein. Er war an der Münsteraner Universität der erste Akademiker, der Mitglied in der Nazi-Partei wurde. Seit dem 20. November 1934 war er Mitglied der SS. Am 18. Juni 1941 wurde er von der Waffen-SS übernommen. Er hatte nie vorgehabt, nach Auschwitz zu gehen. Er hatte in den Semesterferien im Sommer medizinischen Dienst bei der SS gemacht und wurde zu seiner Überraschung nach

[52] Dieser zog Paramilitärs an und war ein Wegbereiter der Nazipartei. Pomplun 2023, S. 221.

[53] Maršálek, H.: Die Geschichte des Konzentrationslagers Mauthausen, edition mauthausen, Wien 2006, 4. Aufl., S. 219f.; Wikipedia (13.5.2023).

[54] Percival, R.V.: Lebendfrisches aus Auschwitz, in: Die Zeit vom 14.4.1989.

Auschwitz abgeordnet, um für ein paar Wochen einen kranken Kollegen zu vertreten.[55] Am 30. August 1942 wurde Kremer als SS-Reserveoffizier für 80 Tage nach Auschwitz »versetzt« und machte Dienst als Lagerarzt. Er blieb bis zum 18. November 1942. Er war der einzige Lagerarzt in Auschwitz mit einem Professorentitel. Er war 59 Jahre alt. Er hoffte, seine Karriereabsichten in Auschwitz verwirklichen zu können. Sein Forschungsthema war das Hungern.[56] Kremer befragte die ausgemergelten Opfer auf dem Seziertisch, dann wurden sie getötet, und Kremer entnahm die Organe »lebendfrisch«, um die Wirkung des Hungers auf die Leber und auf die Milz zu untersuchen. Die Briten lieferten ihn nach dem Krieg an Polen aus, die Polen verurteilten ihn zum Tode. Er wurde wegen seines fortgeschrittenen Alters begnadigt zu einer lebenslangen Haft, in die Bundesrepublik abgeschoben und hier nach einem erneuten Prozess auf freien Fuß gesetzt.[57]

Franz Lucas (1911–1994) wurde in Osnabrück als Sohn eines Schlachtermeisters geboren. Er machte 1933 Abitur und studierte zunächst vier Semester Philologie. Seit 1933 gehörte er der SA an, verließ sie aber 1934 wieder. Er trat am 1. Mai 1937 in die NSDAP ein. Am 15. November 1937 wechselte er zur SS. 1942 medizinisches Staatsexamen und Promotion. Akademie der Waffen-SS in Graz, er wurde am 15.12.1943 zum WVHA versetzt und dann nach Auschwitz. Er wurde im Frankfurter Auschwitzprozess zu einer Haftstrafe verurteilt, Freispruch nach Revision durch den BGH, weil Häftlinge positiv für ihn aussagten. Niederlassung. Er war der Hausarzt von Esther Bejarano (1924–2021), die als Häftling in Auschwitz im Mädchenorchester spielte und als »Mischling« überlebte. Lucas riet ihr, einen Entschädigungsantrag zu stellen. Sie wunderte sich, dass er sich so gut in Auschwitz auskannte.[58]

Enno Lolling (1888–1945) wurde als Sohn eines Schuldirektors in Köln geboren und studierte seit 1908 an der Kaiser-Wilhelms-Akademie für das militärärztliche Bildungswesen in Berlin. Er wurde 1913 approbiert, er promovierte und nahm von 1914-1918 am Ersten Weltkrieg teil. Nach seiner Entlassung als Marinestabsarzt ließ er sich in Strelitz (Mecklenburg) nieder. Er trat 1933 der SS und 1937 der NSDAP bei. Lolling kam 1936 zur Sani-

---

[55] Wachsmann 2016, S. 393.

[56] Lifton 1988, S. 337f.

[57] Schultz 1980, S. 184–201.

[58] Naumann, B.: Auschwitz, Fischer-Athenäum, Frankfurt am Main 1968 [Nachdruck 1993], S. 29, 236 u. 287; Riebsamen, H.: Strafsache gegen Mulka in zwei dicken Bänden, in: FAZ vom 7.11.2013; Riebsamen, H.: Feier mit einer außergewöhnlichen Frau, in: FAZ vom 20.7.2015.

tätsabteilung der Verfügungstruppen (der späteren Waffen-SS). Er war 1937 in Bad Tölz »Arzt an der Führerschule der SS-Verfügungstruppe«. Er wurde nach Dachau versetzt und avancierte am 1.11.1937 zum Standortarzt. Als leitender Arzt sämtlicher KZ kam er 1942 an das SS-Wirtschafts- und Verwaltungshauptamt (WVHA). Er nahm sich im Mai 1945 in Flensburg das Leben.[59]

Josef Mengele (1911–1979) stammte aus einer gut situierten konservativ-katholischen Unternehmerfamilie im süddeutschen Günzburg. Der Vater, Mitglied von DNVP und Stahlhelm, war ein Fabrikbesitzer,[60] er galt als »wohlhabender Industrieller«. Man stellte landwirtschaftliche Maschinen her. Die Familie war eine »neureiche«, sie gehörte nicht zu den alt eingesessenen Unternehmerdynastien, sie war aber die mächtigste Familie in Günzburg. Der Vater Karl war eine »gutmütige und weichherzige Person«, die Mutter galt als »resolut und energisch«. Als der Vater im Ersten Weltkrieg eingezogen wurde, führte sie mit energischer Hand den Familienbetrieb. Der Vater trat im Mai 1931 in die NSDAP ein, und er unterstützte den Günzburger NSDAP-Kreisleiter finanziell.

Josef Mengele, der älteste von drei Söhnen, konnte – mit dem Luxus und dem Wohlstand seiner Familie ausgestattet (er liebte schnelle Autos) – in München studieren. Er promovierte zunächst zum Dr. phil. bei dem ärztlichen Anthropologen Theodor Mollison (1874–1952; siehe zu diesem Kapitel 6) über die «Rassenmorphologische Untersuchung des vorderen Unterkieferabschnittes bei vier rassischen Gruppen«. Er wollte morphologische Unterschiede zwischen »primitiven und progressiven Rassen« nachweisen. Er wurde summa cum laude promoviert. In München geriet Mengele in die nationalsozialistische Bewegung. Er trat dem »Stahlhelm« bei und wurde nach dessen Auflösung automatisch (von November 1933 bis Oktober 1934) Mitglied der SA. Er trat aber 1934 wieder aus der SA aus – angeblich wegen eines Nierenleidens. Mengele legte im Sommer 1936 die medizinische Staatsprüfung ab. Das einjährige Medizinalpraktikum begann Mengele an der Leipziger Universitätskinderklinik.

Danach wechselte er nach Frankfurt am Main und ging am 1. Januar 1937 an das universitäre Institut für Erbbiologie und Rassenhygiene. Zunächst war er noch Medizinalpraktikant, nach der Approbation am 1. September 1937

[59] Wolters 2011, S. 117–119; Verz. 1937, S. 445.

[60] Zofka, Z.: Der KZ-Arzt Josef Mengele. Zur Typologie eines NS-Verbrechers, in: Vierteljahrshefte für Zeitgeschichte 34: 1986, S. 245–267; Lifton 1988, S. 395–398; Klee 1997, S. 456.

Assistenzarzt.[61] Er erwarb 1938 einen zweiten Doktortitel, Dr. med., über die Erbbedingtheit der Lippen-Kiefer-Gaumen-Spalte. Sein Doktorvater war der Chef des Instituts, Otmar v. Verschuer [siehe unten]. Sein adliger Mentor nannte Mengele »intelligent« und »kultiviert«. Mengele habe die Musik geliebt, Bach und Verdi, aber »natürlich« auch Strauss und Wagner.[62] Mengele trat im Mai 1937 der NSDAP bei und ein Jahr später der SS.[63] Die Heirat mit einer Professorentochter Mitte 1939 stand seinen wissenschaftlichen Karriereabsichten nicht im Wege.

Mengele arbeitete im Institut bis zu seiner Einberufung am 15. Juni 1940. Bereits im August 1940 wechselte er von sich aus zur Waffen-SS. Er wirkte im besetzten Polen und nahm 1942 am Überfall auf die Sowjetunion teil als Angehöriger der SS-Division »Wiking«. Am 24. Mai 1943 wurde Mengele als Angehöriger der Waffen-SS nach Auschwitz »versetzt«. Angeblich war er – wie oben erwähnt – nierenkrank und somit felduntauglich. Mengele kooperierte von Auschwitz aus mit seinem Doktorvater Verschuer, der inzwischen seit 1942 Direktor des KWI für Anthropologie in Berlin war. Verschuer nannte Mengele weiterhin »seinen Mitarbeiter«, »seinen Assistenten«, obwohl Mengele nach wie vor an der Goethe-Universität in Frankfurt am Main beschäftigt war. Mengele wurde noch im Personal- und Vorlesungsverzeichnis der Frankfurter Universität für das Wintersemester 1943/44 als »Wissenschaftlicher Assistent« aufgeführt. Er war auch über das Kriegsende hinaus Mitglied der Hessischen Landesärztekammer. Die suchte Mengele nämlich (wohl wegen der ausbleibenden Beitragszahlungen) und fand 1946 über die Post heraus, wo Mengele zuletzt in Frankfurt am Main gewohnt hatte. Auf dem Meldebogen der Hessischen Ärztekammer ist ferner mit Datum vom Oktober 1952 handschriftlich vermerkt: »seit dem Krieg nicht gemeldet«.[64] Da war Mengele schon lange in Südamerika. Ihm gelang die Flucht aus Deutschland. Er starb am 7. Februar 1979 in Brasilien beim Baden im Meer, als er einen Schlaganfall erlitt.

Joachim Mrugowsky (1905–1948) wurde in Rathenow an der Havel geboren.[65] Er war der Sohn eines praktischen Arztes, der 1914 gefallen war.[66]

---

[61] Benzenhöfer, U.: Bemerkungen zum Lebenslauf von Josef Mengele unter besonderer Berücksichtigung seiner Frankfurter Zeit, in: Hessisches Ärzteblatt Nr. 4: 2011, S. 228–240.

[62] Posner, G.L./Ware, J.: Mengele. The Complete Story, McGraw-Hill Book Company, New York u.a. 1986, S. 5–20.

[63] Völklein, U.: Josef Mengele – Der Arzt von Auschwitz, Steidl Verlag, Göttingen 1999, S. 69.

[64] Archiv der LÄKH, Meldebogen Josef Mengele.

[65] Klee 2003, S. 417.

[66] Ebbinghaus/Dörner 2001, S. 636.

Mrugowsky legte 1923 die Reifeprüfung ab und machte danach wegen der prekären finanziellen familiären Verhältnisse eine Banklehre. Er begann im Wintersemester 1925/26 in Halle ein Medizinstudium, parallel zu einem naturwissenschaftlichen Studium, das er 1930 mit einer Promotion zum Dr. sc. nat. abschloss. Er trat bereits 1930 in die NSDAP ein. Er war 1930/31 Hochschulgruppenführer des NSDStB. Mrugowsky war 1931 Mitglied im »Verein Deutscher Studenten« im Kyffhäuser-Verband.[67] Im Sommer 1931 bestand er das medizinische Staatsexamen. Seit Oktober 1931 gehörte er der SS an. Im September 1932 wurde er als Arzt approbiert. Er wurde Volontärassistent in der Medizinischen Klinik der Universität Halle unter Prof. Dr. Theodor Brugsch [siehe unten]. Brugsch sagte über Mrugowsky: »Als er bei mir zu arbeiten begann, war er ein armer, magerer und abgehärmt aussehender Kerl. Seine Schwester hatte Tuberkulose. Der Hygieniker von Halle Professor Paul Schmidt und ich halfen damals, sie in einer Heilanstalt unterzubringen. Als ich ihm, da er fleißig arbeitete, eine Assistentenstelle anbot, lehnte er ab, denn er hätte ›höhere Aufgaben‹ zu erfüllen.«[68] Mrugowsky hatte von Januar 1933 bis Oktober 1935 eine Stelle im Hygienischen Institut in Halle bei dem genannten Paul Schmidt, zunächst als »Hilfsassistent«, ab August 1934 als außerplanmäßiger Assistent. Etwa 1935 promovierte Mrugowsky zum Dr. med., er habilitierte sich 1937 in Halle im Fach Hygiene. Er wurde an die Technische Universität Hannover berufen,[69] 1939 wurde Mrugowsky Dozent für Hygiene an der Berliner Universität.

Mrugowsky war etwa 1938 Regimentsarzt bei der Leibstandarte Adolf Hitler und hatte später einen Rang in der Waffen-SS.[70] Er war 1939 Gründer und Leiter des Hygiene-Instituts der Waffen-SS in Berlin. Als solcher war er verantwortlich für das, was in den Dependancen des SS-Hygiene-Instituts in Buchenwald und Auschwitz passierte. Er war an zahlreichen Humanexperimenten beteiligt. 1940 machte er als Truppenarzt den Frankreichfeldzug mit. Er wurde 1942 Seuchenkommissar für das Ostland. 1943 war er Oberster Hygieniker beim Reichsarzt-SS und Polizei, im September 1944 wurde er apl. Professor für Hygiene in Berlin.[71] Er wurde 1948 nach dem Nürnberger Ärzteprozess hingerichtet.

---

[67] Kyffhäuser-Verband = »Verband der Vereine deutscher Studenten (V.D.St.), gegründet 1881, Vorkämpfer des nationalen Gedankens in der Studentenschaft« (Knaurs Lexikon 1939, S. 818).

[68] Brugsch, Th.: Arzt seit fünf Jahrzehnten, Verlag der Nation, Berlin (DDR) 1986, S. 248.

[69] Kaiser/Völker 1983, S. 62.

[70] The Medical Case, Vol. II, S. 241.

[71] Bruns 2009, S. 131–166.

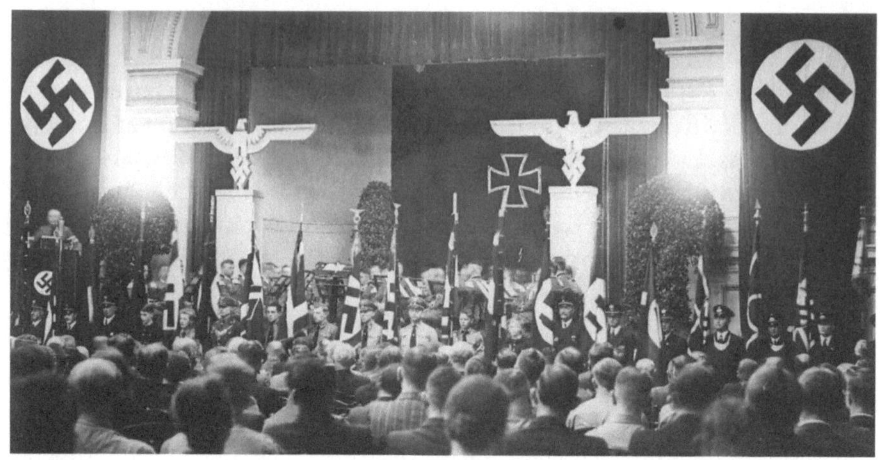

1934 war rund ein Drittel der Studenten Mitglied im NSDStB

Der Vater von *Hans Münch* (1911–2001) war Botanikprofessor, der Sohn, in Freiburg geboren, wollte auch wie sein Vater Wissenschaftler werden. Mit einem Vater als Professor gehörte die Münch-Familie zur gesellschaftlichen Elite. Der Vater, zu dem der Sohn allerdings keinen »persönlichen Kontakt« gehabt habe, galt »als hervorragender Wissenschaftler seines Fachs«. Hans Münch habe seinen Vater aber geachtet, der ein »integrer Mann mit viel Verständnis für die Eigenarten seiner Kinder« gewesen sei. Die Mutter sei eine »warmherzige Frau« gewesen, der der älteste Sohn Hans (er hatte noch jüngere Geschwister) sehr nahe stand. Die Mutter war religiös und unterschied sich insofern vom atheistischen Ehemann und Vater.

In der Familie, in der es außer dem Vater noch einen weiteren Akademiker gab, einen Onkel, der als »Militärarzt« schwer verwundet wurde, herrschte eine »nationalistische Familientradition« vor. Die Mutter war in »rechten nationalen und militärischen Gruppen aktiv«, im »Jungdeutschen Orden und bei den Wandervögeln« – sie sei »sehr, sehr emotionell deutsch« gewesen, sagte Hans Münch in einem Interview.[72] Die Mutter war eine Gegnerin Hitlers, während der Vater »Hitler irgendwie bewundert habe«. Hans Münch trat aus Karrieregründen früh dem NS-Studentenbund bei (»als ihm erst ungefähr 20% der Studenten angehörten«), hielt diese Mitgliedschaft aber vor seiner Mutter geheim. Hans Münch studierte von 1932 bis 1938. Der Eintritt in den Nationalsozialistischen Deutschen Studentenbund (NSDStB) wird

[72] Lifton 1988, S. 360–363.

also 1932 erfolgt sein, denn bereits 1934 war schon rund ein Drittel der Studenten Mitglied in ihm.[73] Hans Münch trat am 1. Mai 1937 in die NSDAP ein. Er wurde nach seiner Approbation als Hilfskassenarzt ins Allgäu geschickt, bewarb sich von dort weg fürs Hygiene-Institut in Auschwitz. Er machte an Häftlingen Experimente, wurde dafür aber nie juristisch belangt.[74]

Julius Muthig (1908–1989) trat schon am 1.3.1932 in die NSDAP ein. Im Juni 1933 SS. Ab Februar 1940 war er Lagerarzt in verschiedenen KZ wie Dachau, Neuengamme und Sachsenhausen. Er wurde nie belangt. Er ließ sich in Idstein nieder und heiratete seine Schwägerin Mathilde Weber [siehe diese], die Ärztin im Kalmenhof war.[75]

Benno Orendi (1918–1948) stammte aus Rumänien, und zwar aus Hermannstadt (rumänisch: Sibiu), der Bezirkshauptstadt von Siebenbürgen, wo sich seit dem 12. Jahrhundert deutsche Kolonisten angesiedelt hatten. Orendi wurde am 25.6.1940, nachdem sich Rumänien dem Deutschen Reich angenähert hatte, zum Waffendienst für Deutschland gerufen und meldete sich freiwillig zur Waffen-SS. Er nahm am Überfall auf die Sowjetunion teil. Im Herbst 1942 wurde er abkommandiert zur Beendigung seines Medizinstudiums, 1944 Promotion. Im selben Jahr abkommandiert ins KZ Ravensbrück, wo er an Humanexperimenten beteiligt war. 1948 zum Tode verurteilt und hingerichtet.[76]

Heinrich Plaza (1912–1968) wurde in Hultschin geboren. Die nordmährische Stadt kam im 18. Jahrhundert zu Preußen/Schlesien und 1920 an die Tschechoslowakei.[77] Mit der Integration des Sudetenlands ins Deutsche Reich trat Plaza 1938 in die NSDAP und in die SS ein. Er erhielt 1939 die deutsche Approbation zum Arzt. Er war im Ärzteverzeichnis 1940 als Assistenzarzt im Krankenhaus des Stadtkreises Reichenberg (tschechisch: Liberec) in Nordböhmen aufgelistet.[78] Das war ein »Krüppelheim«, eine orthopädische Einrichtung, die 1914 gegründet wurde.

Plaza war 1943 Leiter der Pathologie im KZ Buchenwald.[79] Er war Vertreter des Standortarztes Hoven. Plaza wurde danach an verschiedene KZ ver-

---

[73] Hein 2012, S. 160.

[74] Elsner, G.: Impfen für das Dritte Reich, VSA:Verlag, Hamburg 2023, S. 105–117.

[75] Wikipedia (2.6.2023).

[76] Wikipedia (3.6.2023).

[77] Brockhaus, 8. u. 15. Bd., 1969 bzw. 1972, S. 730 bzw. 572.

[78] Verzeichnis der Ärzte und Heilanstalten, Nachtrag 4: Ärzte im Reichsgau Sudetenland, Georg Thieme Verlag, Leipzig 1940.

[79] Bartel, W./Trostorff, K. (Hrsg.): Buchenwald, VEB Deutscher Verlag der Wissenschaften, Berlin (DDR) 1983, S. 377: »Tätigkeitsbericht der Pathologischen Abteilung im KZ Bu-

setzt: Mittelbau-Dora, Ohrdruf, Dachau, Natzweiler, Auschwitz, Stutthof. 1945 hatte er eine Landarztpraxis in Altötting. Er wurde 1954 in Abwesenheit von einem französischen Gericht zum Tode verurteilt. Ein deutsches Verfahren wurde wegen einer fortgeschrittenen Multiplen Sklerose eingestellt.[80]

Kurt Plötner (1905–1984) wurde in Thüringen geboren. Während seines Studiums in Leipzig trat er dem Corps Thuringia bei. Er studierte neben Medizin auch Chemie und machte hierin sein Examen 1932, medizinisches Staatsexamen 1934. Er hatte zwei Doktortitel: Dr. phil. et Dr. med. 1933 Eintritt in NSDAP, SS und NSD-Ärztebund. 1935 erhielt er die ärztliche Approbation. 1939 wurde er zur Waffen-SS eingezogen, Anfang 1943 wurde Plötner ins KZ Dachau versetzt. Hier experimentierte er mit Mescalin, einem Halluzinogen, als Gehirnwäsche für Verhöre. Nach dem Krieg tauchte er bis 1952 in Norddeutschland unter. Seit 1954 war er a.o. Professor der Universität Freiburg.[81]

Max Popiersch (1893–1942) stammte aus dem oberschlesischen Pleß (polnisch: Pszczyna), das nach dem Ersten Weltkrieg zu Polen kam und 1939 erneut ins Deutsche Reich eingegliedert wurde. Er nahm als Soldat am Ersten Weltkrieg teil und war nach Kriegsende bis zum Juli 1919 als Gefreiter Angehöriger des Freikorps »Eiserne Division«.[82] 1933 Eintritt in NSDAP und SS. Ab September 1939 Waffen-SS. Versetzung nach Buchenwald, Flossenbürg, Auschwitz und Majdanek. Er war vom Juni 1940 bis Oktober 1941 Erster Standortarzt in Auschwitz. Nach seiner Versetzung als Erster Lagerarzt ins neu errichtete Vernichtungslager Lublin-Majdanek starb Popiersch am 21. April 1942 an Fleckfieber in Lublin.[83]

Sigbert Ramsauer (1909–1991) wurde in Klagenfurt geboren. Von 1929-1935 studierte er in Innsbruck, 1929 Studentenverbindung, 1931 Heimwehr Studentenkompagnie Innsbruck. 1940 Promotion in Wien. 1933 Mitglied der in Österreich verbotenen NSDAP und der SS, 1.5.1938 regulärer Eintritt in die NSDAP. Seine SS-Laufbahn begann im KZ Dachau, dann 1941 Mauthausen, Gusen. 1945 Flucht, von Titopartisanen gefangen genommen. 1947 Verurteilung zu lebenslanger Haft, 1954 begnadigt.[84]

---

chenwald für das dritte Quartal 1943, Unterschrift Dr. Plaza«.

[80] Klee 2003, S. 464; Wikipedia (3.6.2023).

[81] Klee 2003, S. 465; Wikipedia (3.6.2023); Ohler, N.: Der totale Rausch, Kiepenheuer & Witsch, Köln 2019, S. 279-282.

[82] Die Eiserne Division kämpfte im Baltikum und hatte dort etliche Tote zu beklagen. Pomplun 2023, S. 204 u. 230.

[83] Wikipedia (3.6.2023).

[84] Wikipedia (3.6.2023).

Hermann Richter (1915–1945?) wurde als Sohn eines Turnlehrers in Österreich geboren. Studium in Innsbruck, Mitglied des NSDStB. 1938 SS. Als Lagerarzt u.a. im KZ Dachau Experimente an Häftlingen. Mai 1945 wahrscheinlich Suizid.[85]

Heinrich Rindfleisch (1916–1969) wurde in Straßburg geboren, er wuchs in Berlin auf und studierte seit 1935 an der Berliner Universität. 1941 Staatsexamen, 1942 Approbation, seit 1942 Lagerarzt in Sachsenhausen, Ravensbrück, Groß Rosen, seit 1.3.1943 Standortarzt in Majdanek.[86] Januar 1945 SS-Panzer-Grenadier-Division Reichsführer-SS. Nach 1945 Chefarzt in Rheinhausen.[87]

Werner Rohde (1904–1946) stammte aus Marburg. Sein Vater war Lehrer. 1923 trat er in die NSDAP ein und nahm am Hitler-Putsch teil. Er studierte in Marburg Zahnmedizin, 1929 Examen und 1930 Approbation. 1933 SA, 1936 Übertritt in die SS. 1938 Studium der Humanmedizin in Marburg, 1942 Staatsexamen. Zweite, humanmedizinische Dissertation. August 1942 SS-Lazarett Berlin. Dann Lagerarzt in Buchenwald und seit 11.3.1943 in Auschwitz, wo er seine Hand schützend über die inhaftierte deutsche, nichtjüdische Ärztin Lottie M. hielt. Sie und Rohde hatten beide in Marburg studiert, und Rohde »schwelgte« in Erinnerungen an »Professoren, Restaurants und Geschäfte«. Lottie M. sagte, sie verdanke Rohde ihr Leben. Am 1.7.1944 wurde Rohde nach Struthof/Natzweiler versetzt, anschließend Arzt im Arbeitserziehungslager Schirmeck/Vorbruck im Elsass. Rohde wurde 1946 in Hameln hingerichtet.[88]

Rudolf (»Rolf«) Rosenthal (1911–1947) wurde in Braunschweig geboren. Sein Vater war 1913/14 auf See verschollen, er wuchs auch nicht bei seiner Mutter auf. 1928 HJ, 1929 NSDAP, 1928–1932 SA. Ab 1.3.1932 SS. KZ Sachsenhausen und Ravensbrück. Experimente an Häftlingen. Hingerichtet in Hameln.[89]

Ernst Günther Schenck (1904–1998) wurde in Marburg als Sohn eines Professors der Chemie geboren. 1905 zog die Familie nach Aachen um und 1910 nach Breslau. Er ging in Breslau zur Schule, und jeder Fünfte seiner Klasse war ein Jude. 1916 wurde der Vater nach Münster berufen, und die Familie zog wieder um. Der Vater war 1929 Rektor der Münsteraner Universität. Der

[85] Wikipedia (3.6.2023).
[86] Wolters 2011, S. 140.
[87] Klee 2003, S. 498.
[88] Klee 2003, S. 505; Wikipedia (26.5.2023); Lifton 1988, S. 264–266.
[89] Wikipedia (3.6.2023).

Sohn machte 1923 das Abitur. Er studierte sowohl Chemie als auch Medizin und schloss beides mit einer Dissertation ab.[90] Beide Doktorarbeiten schrieb er bei dem Heidelberger Nobelpreisträger Albrecht Kossel (1853–1927). Im Oktober 1935 habilitierte sich Schenck und wurde Dozent. Seit 1933 war er Mitglied im NS-Dozentenbund, seit 1934 Mitglied im NS-Lehrerbund, seit 1936 im NS-Ärztebund. Spätestens 1935 trat er in die SA ein, Mitglied in der NSDAP wurde er 1937/38. Er war nie Mitglied der allgemeinen SS. Bereits seit 1934 beschäftigte er sich mit Heilkräutern. Ab August 1938 war Schenck Chefarzt der II. Inneren des Krankenhauses München-Schwabing. Offenbar kam die avisierte akademische Karriere nicht recht in die Gänge. Ab April 1940 war Schenck Ernährungsinspekteur der Waffen-SS im SS-WVHA. Deshalb wird er hier unter die KZ-Ärzte subsumiert. Als Angehöriger der Waffen-SS veranlasste Schenck Ernährungsversuche (mit eiweißfreier kalorienarmer Kost) im KZ Mauthausen, die ab April 1943 stattfanden und bis Ende Juli 1944 liefen. Es gab Tote. Schenck wurde nie belangt.

Gerhard Schiedlausky (1906–1947) wurde in Berlin geboren. 1.9.31 NSDAP. 1932–33 und erneut ab 1936 SS. In der Zwischenzeit war er Medizinal-Assessor bei der Polizei, was den Austritt aus der SS erforderlich machte. Oktober 1939 zur Waffen-SS, Versetzung in die KZ Dachau, Oranienburg, Mauthausen, Flossenbürg, Ravensbrück, Natzweiler und Buchenwald. Am 3.5.1947 in Hameln hingerichtet.[91]

Emil Christian Schmitz (1914–1971) wurde in Remscheid als Sohn eines Kaufmanns geboren. Er wurde 1932, mit 18 Jahren, Mitglied der SS und trat am 1.5.1933 in die NSDAP ein. 1934 Abitur. Er war an Tbc erkrankt und nicht militärtauglich. Er begann ein Medizinstudium in Bonn. 1940 Staatsexamen in Düsseldorf. 1941 Promotion. Er wurde 1941 zur Waffen-SS eingezogen. Anfang 1942 kam er ins KZ Sachsenhausen. Er beteiligte sich im Rahmen der Häftlingseuthanasie (14 f 13) an der Ermordung von Kranken. Im Sommer 1942 machte Schmitz Gasbrandversuche an gesunden Häftlingen. Wegen einer Diphtherieerkrankung wurde Schmitz im März 1944 als dienstunfähig entlassen. Ein Verfahren gegen ihn wurde später eingestellt.[92]

Heinrich Schmitz (1896–1948) wurde als Sohn eines Malermeisters in Braunschweig geboren. Er wurde 1914 noch als Schüler eingezogen. Er wurde schwer verwundet, sodass er drei Jahre lang in Lazaretten und Kli-

[90] Elsner, G.: Heilkräuter, »Volksernährung«, Menschenversuche. Ernst Günther Schenck (1904–1998): Eine deutsche Arztkarriere, VSA: Verlag, Hamburg 2010.

[91] Wikipedia (3.6.2023).

[92] Wolters 2011, S. 159–161.

niken liegen musste. 1919–1924 Studium. 1932–1937 NSDAP. Kein SS-Mitglied. 1943 wurde Schmitz wegen eines »Manisch Depressiven Irreseins« zwangssterilisiert. Er wurde als »ziviler Arzt ohne Bestallung« im KZ Flossenbürg eingesetzt, wo er 400 unnütze Operationen und 300 unnötige Amputationen durchführte. Er wurde von den Amerikanern am 12.12.1947 zum Tode verurteilt und am 26.11.1948 hingerichtet.[93]

Heinrich Schütz (1906–1986) wurde in Bad Schmiedeberg, Bezirk Halle, als Sohn eines Badearztes geboren. Der Vater war Mitglied einer altpreußischen Großloge.[94] Die Nazis lehnten die Freimaurer ab und nahmen Mitglieder einer Loge nicht in die NSDAP auf. Heinrich Schütz trat erst 1936 in die SS und 1937 in die NSDAP ein. Im KZ Dachau Leiter der Phlegmone-Versuche. Es gab Tote. Er wurde 1975 vom Landgericht München II zu zehn Jahren Haft verurteilt, hat aber keinen Tag abgebüßt.

Siegfried Schwela (1905–1942) war der Sohn eines sorbischen Pfarrers aus Cottbus. Er trat 1929 in die NSDAP ein, 1932 in die SS. 1934 nach dem Studium Promotion. Ab Oktober 1939 in Łódź eingesetzt, ab Sommer und Frühherbst 1941 als SS-Arzt in Auschwitz, anschließend Erster Lagerarzt im KZ Stutthof und schließlich erneut ab 21. März 1942 in Auschwitz, jetzt als SS-Standortarzt, wo er am 10. Mai 1942 an Fleckfieber starb.[95]

Walter Sonntag (1907–1948) stammte aus Sablon/Metz in Lothringen. Er studierte Zahnmedizin in Kiel, der »Stoßtrupp«-Universität, »denn die Kieler Studentenschaft war schon vor 1933 stark nationalsozialistisch eingestellt«.[96] 1933 promovierte er in Zahnmedizin. Er hatte eine Zahnarztpraxis in Kiel. 1939/40 Lagerarzt in Sachsenhausen. Versuche mit Giftgas, Lost/Senfgas. Danach in verschiedenen KZ. 1943 promovierte er in Humanmedizin in München; offensichtlich hatte er ein zusätzliches (abgekürztes) Medizinstudium absolviert. (Der Übergang von Zahnmedizin zur Humanmedizin wurde im Krieg erleichtert wegen des Arztmangels.) Erster Standortarzt in Natzweiler/Struthof. 1948 Hinrichtung in Hameln.

Heinz Thilo (1911–1945) trat bereits 1930 in die NSDAP ein und im Oktober 1934 in die SS. Er promovierte 1935. Von 1938 bis 1941 arbeitete er als Frauenarzt bei der Organisation Lebensborn, anschließend Versetzung nach Auschwitz. Am 13.5.1945 Selbstmord.[97]

---

93 Wikipedia (3.6.2023).

94 Wolters 2011, S. 197; Klee 2003, S. 564; Kimmel 1979, S. 400 u. 412.

95 Wikipedia (3.6.2023).

96 Wolters 2011, S. 165 u. 218.

97 Wikipedia (3.6.2023).

Percival Treite (1911–1947) war der Sohn eines Finanzsekretärs, der britischer Staatsbürger war. Der Sohn wurde in Berlin geboren und machte Ostern 1931 sein Abitur in Berlin-Karlshorst. Er war 22 und noch Student, als er 1933 der allgemeinen SS beitrat. Das medizinische Staatsexamen 1936 bestand er mit »gut«. Einige Semester hatte er auch Chemie studiert. Die Medizinalpraktikantenzeit absolvierte er sowohl bei Gustav von Bergmann in der II. Medizinischen Klinik der Charité als auch bei dem Gynäkologen Walter Stoeckel in der Frauenklinik der Friedrich-Wilhelms-Universität. Hier blieb Treite auch nach seiner Approbation 1938 und wurde Gynäkologe. Stoeckel bescheinigte seinem Schüler, »wissenschaftlich ungewöhnlich begabt« und »in seltenem Maße schöpferisch veranlagt« zu sein.[98] Er sei zudem »charakterlich sehr hochwertig«, und er habe sich »in kameradschaftlicher Beziehung sehr gut bewährt«. Im Dezember 1938 promovierte Percival Treite in der Pathologie mit einem Thema über die Uterusmuskulatur. 1943 folgte die Habilitation, und am 19. Mai 1943 wurde er Dozent für Gynäkologie und Geburtshilfe.

Er trat 1937 in die NSDAP ein. Am 1. April 1943 wurde er zur Waffen-SS einberufen. Anfang September 1943 erfolgte die Versetzung ins KZ Oranienburg, noch im Laufe des Septembers nach Ravensbrück. Er war als 2. Lagerarzt bis April 1945 Richard Trommer [siehe unten] unterstellt. Er beteiligte sich an Selektionen und experimentierte mit Operationen, z.B. Sterilisationen. Aber auch mit Operationen an der Schilddrüse oder an den Nieren, obwohl er als Gynäkologe keine Erfahrung mit diesen OP-Methoden hatte. Er wurde am 3. Februar 1947 zum Tode verurteilt, nahm sich aber vor der Hinrichtung am 8. April das Leben.

Richard Trommer (1910–1945?) trat bereits 1929 in die NSDAP ein. Er trat 1931 wieder aus, aber am 1.5.1933 erneut ein. 1936 Staatsexamen. Bis 1941 war er Lagerarzt in Flossenbürg, dann andere KZ wie Ravensbrück. Er ist seit 1945 verschollen, vermutlich nahm er sich im Mai 1945 das Leben.[99]

Alfred Trzebinsky (1902–1946) wurde als Sohn eines Gymnasiallehrers in Jutroschin (polnisch: Jutrosin) geboren. Die Stadt gehört zum Bezirk Posen und liegt 90 km südlich der Stadt Posen. Sie kam nach dem Versailler Vertrag zu Polen, wurde aber 1939 wieder ins Deutsche Reich eingegliedert. Trzebinsky studierte in Breslau und Greifswald. 1928 promovierte er und war

---

[98] Wikipedia (4.5.2023); Doetz, S.: Alltag und Praxis der Zwangssterilisation. Die Berliner Universitätsfrauenklinik unter Walter Stoeckel 1942–1944, Medizinische Dissertation, Charité – Universitätsmedizin Berlin, Berlin 2019, S. 197–199; Kater 2000, S. 130.

[99] Wikipedia (3.6.2023).

zunächst Landarzt in Sachsen. Er trat im September 1932 in die SS ein und im Februar 1933 in die NSDAP. Im Mai 1941 wechselte er von der Wehrmacht zur Waffen-SS. Im Juli 1941 war er in Auschwitz, danach in Majdanek, wo er sich Ende 1942 mit Fleckfieber infizierte. 1943 war er Standortarzt im KZ Neuengamme und verantwortete die Tbc-Versuche an polnischen Kindern aus Auschwitz. Er wurde am 8.10.1946 in Hameln hingerichtet.[100]

Kurt Uhlenbroock (1908–1992) wurde als Sohn eines Kaufmanns in Rostock geboren. Er trat 1933 in die SA und 1937 in die NSDAP ein. Im Januar 1940 kam er zur Waffen-SS. Im August 1942 wurde Uhlenbroock nach Auschwitz versetzt, er war von August bis September 1942 Standortarzt. Im Frankfurter Auschwitz-Prozess wurde er zunächst beschuldigt. Der Zeuge Prof. Dr. Paul Kremer [siehe diesen] sagte am 4.6.1964 in Frankfurt, dass Uhlenbroock als Standortarzt ihm – Kremer – gesagt hatte, er solle über die Dinge in Auschwitz nicht sprechen. Der Standortarzt habe ihm auch befohlen, sich anzusehen, wie der Angeklagte Klehr (1904–1988) ein junges Mädchen mit einer Phenolspritze ins Herz tötete.[101] Uhlenbroock infizierte sich in Auschwitz mit Fleckfieber; sein Nachfolger war Eduard Wirths [siehe diesen]. Die gerichtliche Verfolgung von Uhlenbroock wurde eingestellt, weil hinreichende Beweise und Zeugen fehlten.

Erich Wagner (1912–1959) wurde im nordböhmischen Komotau geboren. Er wuchs in Österreich auf und begann in Sommersemester 1933 in Graz sein Studium. Er trat im selben Jahr, noch vor dem »Anschluss« 1938, in die damals noch verbotene NSDAP und in die SS ein. Er ging zur SS-Junkerschule. Er wurde Lagerarzt im KZ Buchenwald. Er promovierte in Jena über »Tätowierung und Verbrechertum«. Die Tätowierten fand er im KZ. Nach dem Krieg hatte er eine Arztpraxis. 1958 wurde er festgenommen und beging Selbstmord im Gefängnis.[102]

Adolf Winkelmann (1887–1947) machte 1912 das medizinische Staatsexamen in Kiel, 1914 Approbation. Im Ersten Weltkrieg diente er bei der Reichsmarine. 1918 Mitglied eines Freikorps. Danach praktischer Arzt in Lippstadt. Er promovierte bei dem Gynäkologen Walter Stoeckel. 1.5.1933 Eintritt in die NSDAP, ebenfalls 1933 in die SS. 1940 Mitglied der Waffen-SS in Krakau, versetzt ins KZ Groß-Rosen, dann nach Sachsenhausen und

---

[100] Wikipedia (3.6.2023).

[101] Fritz Bauer Institut (Hrsg.): Auschwitz-Prozeß 4 Ks 2/63 Frankfurt am Main, Snoeck Verlagsgesellschaft, Köln 2004, S. 508.

[102] Wikipedia (3.6.2023).

Ravensbrück. Er starb während des Prozesses, in dem er für schuldig befunden wurde, an einem Herzinfarkt am 1.2.1947.[103]

Eduard Wirths (1909–1945) wurde als ältester von drei Söhnen (eine Schwester starb im Kindesalter) in Geroldshausen, einem Dorf gut 10 km südlich von Würzburg, geboren. Er wurde als Sohn einer katholischen Mutter als Katholik getauft in dem überwiegend evangelischen Ort. Sein Vater war Protestant. Die Religion spielte in der Familie keine große Rolle. Der Vater stammte aus Waldbröl im Bergischen Land, er hatte auf einer Fachhochschule Architektur studiert. Er erwarb im bayerischen Kleinrinderfeld einen Steinbruch aus Muschelkalk und machte sich im nahe gelegenen Geroldshausen selbstständig mit einem kleinen, mehr oder weniger gut gehenden Betrieb. Der Vater war im Ersten Weltkrieg Sanitäter gewesen und unterstützte deshalb wohl die Neigung seiner beiden ältesten Söhne, Medizin zu studieren.[104] In der Familie herrschten eine Atmosphäre von »Humanismus« und eine Gesinnung des »demokratischen Sozialismus« vor. Der Vater war aber gegen den Versailler Friedensvertrag. Er war »eine anspruchsvolle, respektierte patriarchalische Figur«.[105] Die Erziehung war allerdings weder autoritär noch streng noch gab es die Prügelstrafe. Der Bruder Helmut sagte: »Unsere Erziehung war nicht streng. Vom Vater her konsequent Verantwortungsgefühl erstrebend, von Seiten der Mutter sehr mild. Das war damals nicht allgemein üblich [...] Schläge waren nicht das Erziehungsprinzip unseres Vaters [...] er war kein Schläger [...] Sozialgefühl und Bescheidenheit waren unserem Vater sehr wichtig. Der Lebensstil war einfach, kein Luxus, keine Eitelkeit in der Kleidung [...]«[106] Der Vater sei »ein Demokrat« gewesen, »mit leichter Linkstendenz«.[107]

---

[103] Wikipedia (3.6.2023).

[104] Völklein, U.: Der »Märchenprinz«. Eduard Wirths: Vom Mitläufer zum Widerstand. Als SS-Arzt im Vernichtungslager Auschwitz, Haland & Wirth im Psychosozial-Verlag, Gießen 2006, S. 23–25. Ich danke Dr. Joseph Kuhn für das Buch.

[105] Lifton 1988, S. 450–488. Der US-amerikanische, »nicht deutschsprachige« Psychiater und Psychoanalytiker Robert Jay Lifton (geb. 1926) interviewte, »begleitet von einem Dolmetscher« (Völklein 2006, S. 8), sowohl die Angehörigen von Wirths als auch Zeitzeugen, was sicherlich zu Übersetzungsfehlern führte. So gab Lifton den Beruf von Wirths' Vater mit »Steinmetz« an (was ein Handwerker ist). In Wirklichkeit war der Vater ein studierter Architekt, der einen Steinbruch mit Muschelkalk erwarb, einem Baustoff für Bauten und Bildhauerarbeiten, also z.B. für Steinmetzarbeiten, und der somit Besitzer eines Natursteinbetriebs war (ebenda, S. 24 u. 35).

[106] Völklein 2006, S. 35.

[107] Ebenda, S. 39.

Eduard Wirths ging in Würzburg aufs Gymnasium. Er begann das Medizinstudium im Sommersemester 1930, er trat noch während der Schulzeit einer Studentenverbindung bei, der »Hochschulgilde Bergfried«. Die Hochschulgilde hatte viele Theologen in ihren Reihen, und sie nahm auch Juden auf. Die Mitglieder trugen zwar Farben, forderten auch »Satisfaktion«, doch kannte die Hochschulgilde keine Pflichtmensuren und keinen ritualisierten Trinkzwang und keine starren Hierarchien mit »Füchsen« und »Chargierten« wie Corps oder Burschenschaften oder Landsmannschaften.[108] Wirths trat 1933 sowohl in die NSDAP als auch in die SA ein, um in Würzburg sein Medizinstudium zu Ende zu bringen. Nach einer Entschließung des Bayerischen Staatsministeriums für Unterricht vom 28. April 1933 war ein Weiterstudieren ohne die Zugehörigkeit zu einer Gliederung der Nazi-Partei nicht möglich.[109] Am 20. Oktober 1934 beantragte Wirths seine Aufnahme in die SS.

Am 3. Dezember 1935 bestand er die ärztliche Prüfung. Vier Monate später promovierte Wirths summa cum laude bei dem Würzburger Chirurgen Fritz König (1866–1952), der bereits im Herbst 1934 emeritiert wurde.[110] Thema der Dissertation: »Der heutige Stand der Pseudarthrose unter besonderer Berücksichtigung der operativen Behandlung der Knochenbrüche«. Vom 9. Dezember 1935 bis zum 9. Dezember 1936 leistete Eduard Wirths die einjährige Medizinalpraktikantenzeit ab. Die zweite Station dieses Medizinalpraktikums, das vor der ärztlichen Approbation abzuleisten war, verbrachte Wirths im »Thüringischen Landesamt für Rassewesen« in Weimar unter seinem Präsidenten Karl Astel (1898–1945), der ebenfalls Mitglied der »Hochschulgilde« war, außerdem aber ein linientreuer Nazi.[111] Während der letzten fünf Monate des Medizinalpraktikums war Wirths auf der chirurgisch-gynäkologischen Station des Thüringischen Landeskrankenhauses in Greiz beschäftigt. Seine erste Stelle nach der Approbation war ab 15. Dezember 1936 als Hilfsarzt am Staatlichen Gesundheitsamt in Sonneberg, Thüringen. Von März 1937 bis Oktober 1938 war Wirths als Assistenzarzt

---

[108] Ebenda, S. 55.

[109] Ebenda, S. 58.

[110] Magnus, G.: Fritz König zum 75. Geburtstag, in: Zentralblatt für Chirurgie 68: 1941, S. 962f.

[111] Astel war Mitglied im Freikorps Epp und im Bund Oberland. 1. Juni 1934 ordentlicher Professor der Medizinischen Fakultät der Friedrich-Schiller-Universität Jena mit »Institut für menschliche Züchtungslehre und Erbforschung«, ab 1939–1945 Rektor in Jena. Suizid 4.4.1945 (Klee 2003, S. 20; Wikipedia, 7.9.2023).

in der Jenaer Universitätsfrauenklinik beschäftigt.[112] Danach übernahm er eine Landarztpraxis im fränkisch-badischen Merchingen.

Im Laufe des Jahrs 1937 wurde Wirths in die SS aufgenommen. Am 20. Oktober 1939 wurde er als Mitglied der Waffen-SS Soldat. Als er in Finnland wegen einer Herzmuskelentzündung am 12. März 1942 nicht mehr frontdiensttauglich war, versetzte man ihn als Lagerarzt zunächst vom 22. April bis zum 13. Juli 1942 ins KZ Dachau, dann ins KZ Neuengamme und am 1. September 1942 nach Auschwitz, wo er als Standortarzt der Chef sämtlicher SS-Lagerärzte war.

Selbstmordversuch Eduard Wirths' am 17. September 1945 im britischen Internierungslager Staumühle V in der Nähe der Ortschaft Hövelhof bei Paderborn. Er starb drei Tage später im Hospital.

Ergebnisse

Von 50 KZ-Ärzten gibt es biografische Daten aus ihrem Leben vor der Nazizeit. Aber nur von 28 KZ-Ärzten sind die Berufe ihrer Väter bekannt. Die Stichproben und ihre Größen zeigt die Tab 6.

Werden die Berufe der Väter sozialen Schichten zugeordnet, dann ergibt sich die folgende Tabelle 7. Zum Vergleich sind die Häufigkeiten der Schichtzugehörigkeit von Euthanasie-Ärzten aus dem vorherigen Kapitel beigefügt.

Die soziale Herkunft von KZ-Ärzten und Euthanasie-Ärzten unterscheidet sich kaum. Ein gutes Viertel bis ein knappes Drittel der Väter kamen aus der Oberschicht: nämlich 15 Väter von 53 späteren Euthanasie-Ärzten bzw. acht Väter von 28 späteren KZ-Ärzten. Jeweils zwei Drittel der Euthanasie-Ärzte und der KZ-Ärzte stammten aus der Mittelschicht – orientiert am

[112] Völklein 2006, S. 61–64. Das Landeskrankenhaus in Greiz war zugelassen »zur Durchführung der gerichtlich zur Verhütung erbkranken Nachwuchses angeordneten Unfruchtbarmachungen« (Verz. 1937, S. 70). In dem Greizer Zeugnis wurde Wirths bescheinigt, dass er »bei zahlreichen Operationen assistiert und kleinere Eingriffe selbstständig vorgenommen« habe. Es ist deshalb davon auszugehen, dass Wirths bei operativen Unfruchtbarmachungen assistiert oder sogar, da er chirurgisch interessiert und technisch versiert war, operative Sterilisationen selbst vorgenommen hat, obwohl er noch nicht approbiert war. Die Universitätsfrauenklinik in Jena, wo Wirths als approbierter Arzt beschäftigt war, war zugelassen zur radiologischen Unfruchtbarmachung. Ausweislich des Jenaer Zeugnisses hatte Wirths sich mit der »Anwendung von Radium und Röntgenstrahlen« vertraut gemacht. Als Approbierter war er in Jena ohne Aufsicht ärztlich tätig. Die Vermutung, dass Wirths in beiden Stationen an Sterilisationen beteiligt war, ist naheliegend, wird aber kontrovers gesehen (siehe Völklein 2006, S. 65).

Tab. 6: Stichproben des Untersuchungssamples KZ-Ärzte

KZ-Ärzte insgesamt (alle; n = 221)
davon: Geburtsjahre bekannt (n = 96; 43 %-Stichprobe)
davon: biografische Daten *vor* Nazizeit bekannt (n = 50; 23 %-Stichprobe)
davon: Beruf des Vaters bekannt (n = 28; 13 %-Stichprobe)

Tab. 7: Soziale Schicht der Herkunftsfamilie (Beruf des Vaters) von Euthanasie-Ärzten (n = 53) und KZ-Ärzten (n = 28)

	Euthanasie-Ärzte (n = 53)	**KZ-Ärzte (n = 28)**
Beruf des Vaters:		
Oberschicht	15	Ärzte (4), Profs. (2), Guts-/Fabrikb. (2) = 8
Obere Mittelschicht	18	Kaufleute (3), Steinbruchbetrieb (1), Lehrer (6), Pfarrer (2) = 12
Untere Mittelschicht	17	Land/Gastw. (2), Poliz./Finanz. (3), Handwerker (1), Kunstmaler (1) = 7
Obere Unterschicht	2	Schlachter (1) = 1
Untere Unterschicht	1	0

Beruf ihrer Väter. Die Unterschicht spielte bei beiden Arzt-Gruppen kaum eine Rolle.

Als nächstes ist zu untersuchen, ob und, wenn ja, wie häufig die späteren KZ-Ärzte am Ersten Weltkrieg teilnahmen und in der Republik an paramilitärischen Aktionen partizipierten und wie häufig sie Angehörige politischer (meist rechts stehender) Organisationen waren. Auch hier ein Vergleich mit Euthanasie-Ärzten (Tab. 8).

Die KZ-Ärzte – da durchschnittlich etwas jünger als die Euthanasie-Ärzte – gehörten etwas seltener als diese zu den Kriegsteilnehmern des Ersten Weltkriegs. Acht KZ-Ärzte (von 50) waren noch im Ersten Weltkrieg. Die Euthanasie-Ärzte – weil älter – hatten etwas öfter gekämpft. Zehn Euthanasie-Ärzte (von 57) waren Soldaten. Allerdings sind die Unterschiede so diskret, dass sie vernachlässigbar sind.

Die späteren KZ-Ärzte und die späteren Euthanasie-Ärzte waren gleichermaßen Angehörige von paramilitärischen Verbänden während der Republik. Jeder siebte KZ-Arzt und jeder siebte Euthanasie-Arzt waren in kämpfenden Einheiten unterwegs. Dabei fällt auf, dass von den KZ-Ärzten gerade

Tab. 8: Teilnahme am Ersten Weltkrieg und Mitgliedschaften in paramilitärischen oder politischen Organisationen in der Republik von KZ-Ärzten (n = 50) und männlichen Euthanasie-Ärzten (n = 57). Anzahl der Nennungen absolut.

	1. Weltkrieg	Freikorps	NSDAP	SA/SS	andere Partei	NSDStB	Stahlhelm	Korporation	HJ
KZ (n=50)	8	7	17	12	0	3	2	7	1
EU (n=57)	10	8	18	14	3	3	1	8	2

diejenigen paramilitärisch agierten, die zuvor am Ersten Weltkrieg teilgenommen hatten. Das ist ein verallgemeinerbares Phänomen, dass die Freikorps sich bevorzugt aus Kriegsteilnehmern rekrutierten, aus demobilisierten Reichswehrangehörigen.

Ein typischer Lebenslauf ist der des in Berlin geborenen späteren Reichsarztes-SS Ernst Grawitz. Er kämpfte im Ersten Weltkrieg. Und 1920 unterstützte er den Kapp-Putsch als Angehöriger einer Einwohnerwehr. Anschließend war er Mitglied eines als Sportverein getarnten Freikorps. Oder der Lebenslauf des berüchtigten Bonner Dr. Eduard Krebsbach, den die Häftlinge in Mauthausen »Dr. Spritzbach« nannten, weil er Inhaftierte umbrachte. Er war Soldat im Ersten Weltkrieg, und anschließend gehörte er dem Deutschvölkischen Schutz- und Trutzbund an. Ein dritter typischer Lebenslauf: Adolf Winkelmann, geboren in Westfalen, war während des Ersten Weltkriegs bei der Kriegsmarine, er sei Angehöriger eines »Freikorps« gewesen, heißt es, nicht aber, in welchem; und später war er Lagerarzt in mehreren KZ (genannt »der Henker«).

Jeweils etwa ein Viertel der KZ- bzw. der Euthanasie-Ärzte war schon zu Republikzeiten in der SA oder in der SS. Meistens handelte es sich um eine Mitgliedschaft in der SA. Denn die SS gewann erst allmählich an Stärke und an Attraktivität für die Ärzte: 1926 betrug die Anzahl der SS-Mitglieder insgesamt erst 186, im Juli 1930 gab es erst knapp 3.000 SS-Mitglieder,[113] während die mächtige SA zu diesem Zeitpunkt Hunderttausende von Anhängern hatte. Erst nach der Ausschaltung der SA im sogenannten Röhm-Putsch 1934 gewann die SS an Mitgliedern. Es gab aber immer einzelne Ärzte wie Hermann Fischer, KZ-Arzt von Flossenbürg, oder Ernst Robert Grawitz,

113 Wachsmann 2016, S. 74 u. 140.

der Reichsarzt-SS, oder Joachim Mrugowsky, Hygieneinstitut der Waffen-SS, die schon 1931 in die SS eintraten.

Bemerkenswert in jeder Hinsicht ist die große Anzahl derer in beiden Gruppen, die schon vor der Machtergreifung der Nazis in die NSDAP ging. Ärzte, die sich gern als unpolitisch ansehen, werden ungern und selten Mitglieder in Parteien. Aber nun war jeweils ein Drittel der KZ- bzw. der Euthanasie-Ärzte schon in der Republik Mitglied der Nazipartei.

Sieben spätere KZ-Ärzte (von 50) waren in studentischen Verbindungen: Karl Genzken (der Chef sämtlicher KZ-Ärzte) war Mitglied in einer schlagenden Verbindung, Karl Kahr (der Österreicher) in einer Burschenschaft, Siegbert Ramsauer (ebenfalls Österreicher) in einer Studentenverbindung, die nicht näher bezeichnet wurde. Heinz Plötner war Angehöriger eines Corps, Eduard Wirths Angehöriger der »Hochschulgilde Bergfried«, die auch Juden aufnahm. Joachim Mrugowsky war im »Verein Deutscher Studenten« und der oben genannte Eduard Krebsbach in einer katholischen Verbindung im *C*artell-Verband, die zwar nicht-schlagend war, aber ansonsten die korporatistischen Rituale – anders als der *K*artell-Verband – genauso energisch anwandte wie andere Korporationen.

Allerdings war demnach – soweit bekannt – nur etwa ein Siebtel der späteren KZ-Ärzte in einer Verbindung, ähnlich häufig wie die späteren Euthanasie-Ärzte. Diese Ärzte waren jung. Sie begannen ihr Studium manchmal erst am Ende der Republik und gerieten somit in Kontakt mit den nazistischen Organisationen, die nun an Macht und Zuspruch gewannen. Die Nazis lehnten Korporationen ab, sie waren ihnen zu elitär. Und umgekehrt lehnten auch die Korporationen den Nazi-Studentenbund ab, denn er war ihnen zu plebejisch. Es war eine Ablehnung auf Gegenseitigkeit. Nur drei der späteren KZ-Ärzte waren während der Republik im Nationalsozialistischen Deutschen Studentenbund (NSDStB).

In einem Merkmal allerdings, das noch nicht angesprochen wurde, zeigten beide Arztgruppen, die späteren KZ-Ärzte und die späteren Euthanasie-Ärzte, Unterschiede: und zwar in der Herkunft aus einem deutschen »Randgebiet«. Die KZ-Ärzte stammten häufiger aus einem geografischen »Grenzgebiet« Deutschlands als die Euthanasie-Ärzte.[114] Zu diesen geografischen Randgebieten gehörten vor allem Elsass/Lothringen und die Ostgebiete (Westpreußen, Schlesien), die nach dem Versailler Vertrag 1918 an Frank-

[114] Auf die Herkunft von KZ-Ärzten aus »Randgebieten«verwies (Kudlien zitierend) bereits Christine Wolters 2011, S. 154.

reich bzw. an Polen fielen. Dazu zu zählen sind aber auch Österreich und das Sudetenland, die 1938 ans Deutsche Reich angeschlossen werden. Einige Ärzte wurden in dem rumänischen Siebenbürgen geboren, in das mehrere Jahrhunderte zuvor deutsche Kolonisten eingewandert waren. Diese kamen nicht aus Sachsen, wie der übliche Name »Siebenbürger Sachsen« vermuten lässt, sondern wahrscheinlich aus Franken.

Angehörige von Freikorps kamen besonders häufig aus diesen Grenz- oder Randregionen. Friedrich Entreß, Lagerarzt u.a. in Auschwitz, wurde in der Provinz Posen geboren. Er schloss sich einer lokalen Kampfgruppe »Volksdeutscher« an. Max Popiersch, Lagerarzt zunächst in Buchenwald, kam aus Pless/Oberschlesien und kämpfte in der »Eisernen Division«. Alfred Trzebinsky wurde in Jutroschin/Posen geboren. Von ihm sind allerdings keine paramilitärischen Aktivitäten bekannt.

Die Deutschstämmigen aus diesen östlichen Gebieten kämpften häufig in paramilitärischen Formationen und wollten ihre Heimat zurück ins Deutsche Reich verlagern oder überhaupt die Abspaltung verhindern. Es gab drei große Schauplätze der Freikorps zwischen 1918 und 1921: Das war erstens das deutsch-polnische Grenz- und Abstimmungsgebiet, zweitens das Baltikum mit dem Kampf gegen die sowjetischen Bolschewisten und drittens das Landesinnere mit den Kämpfen gegen die Räteregierungen.

Zu den randständigen Herkunftsgebieten, die nach dem Versailler Vertrag an Frankreich fielen, gehörten Elsass/Lothringen. Heinrich Rindfleisch, Standortarzt im Vernichtungslager Majdanek, kam aus dem elsässischen Straßburg, und Walter Sonntag, Lagerarzt in Sachsenhausen, wurde in Metz in Lothringen geboren. Hans Delmotte war ein Volksdeutscher aus dem belgischen Lüttich. Etliche KZ-Ärzte wurden im Sudetenland oder Österreich geboren, die allerdings zuvor nicht zu Deutschland gehörten, aber durch Anschluss 1938 ins Deutsche Reich eingegliedert wurden. Heinrich Plaza und Erich Wagner stammten aus Böhmen, Aribert Heim, Karl Kahr, Hermann Richter und Sigbert Ramsauer aus Österreich, der Letztgenannte war Angehöriger einer paramilitärischen »Studentenkompagnie Innsbruck«. Und es gehörte zu diesen randständigen deutschen Nachbarländern auch Rumänien, wo Fritz Klein und Benno Orendi (dieser in Hermannstadt, der »deutschstämmigen« Bezirksstadt von Siebenbürgen) geboren wurden.

Vierzehn KZ-Ärzte (von 50) kamen aus diesen »Rändern« Deutschlands, in denen Deutschstämmige lebten, die »Heim ins Reich« wollten: Das waren 28%. Im Vergleich dazu stammten nur 22% der Euthanasie-Ärzte und -Ärztinnen (das waren 16 von 72 Personen) aus Orten von diesen »Randgebieten«: Neun Ärzte/Ärztinnen waren aus den »Ostgebieten« gebürtig, aus Niederschlesien, Oberschlesien oder Ostpreußen. Fünf spätere Euthanasie-Ärzte wurden wie oben erwähnt in Österreich geboren. Gerhard Kloos, der Stadtrodaer Euthanasie-Arzt, hatte seine Wurzeln im rumänischen Siebenbürgen; Renno, der Hartheimer Euthanasie-Arzt, wie gesagt in Straßburg.

Diese »Deutschstämmigen«, »Volksdeutschen«, brachten ihre Ressentiments und ihre nationalen Revanchegefühle und ihren Hass auf Fremde mit in die Republik und heizten das nationale Getöse an. In der Nazizeit werden sich Österreich und das Sudetenland 1938 fahnenschwenkend ans Deutsche Reich anschließen, Polen und Frankreich und Belgien werden 1939/1940 von der deutschen Wehrmacht besetzt, und die deutschfreundlichen Rumänen werden an der Seite Deutschlands gegen die Sowjetunion kämpfen – bis sie 1944 nicht mehr wollen und die Front wechseln.

Auf der Suche nach Motiven, warum sich Ärzte nicht gegen eine »Versetzung« ins KZ sträubten, begegnet einem hin und wieder das Argument des beruflichen Fortkommens. Diese Ärzte waren jung, oft Berufsanfänger und noch unqualifiziert. Sie benutzten das KZ zu ihrer medizinischen Qualifikation.

Es gibt einige Beispiele dafür, dass ein beruflicher Ehrgeiz die Ärzte motivierte, eine Tätigkeit im KZ anzunehmen oder die Position beizubehalten.[115] Das galt für den genannten Hans Münch, der gern Wissenschaftler werden und wissenschaftlich arbeiten wollte. Er hatte nach seinem Studium keine Stelle als Wissenschaftler bekommen. Stattdessen wurde er verpflichtet, als Hilfskassenarzt Landpraxen zu vertreten. Da schien ihm eine Arbeit im SS-Hygiene-Institut in Auschwitz verlockend. Josef Mengele, der wie Hans Münch eine Habilitation anstrebte, begehrte ebenfalls wissenschaftliche Meriten. Er hatte bereits zwei Doktortitel, und er saß auf einer Assistentenstelle der Frankfurter Goethe-Universität, als er einberufen wurde. Beide wollten eine akademische Karriere machen.

Auch Benno Adolph erhoffte sich durch die KZ-Arbeit ein berufliches Fortkommen. Er ging zur SS, weil er gehört hatte, »dass man bei der Waffen-SS den Facharzttitel auf Staatskosten erhalten könne«.[116] Er wurde Arzt im »Zigeuner«-Lager in Auschwitz-Birkenau, erkrankte allerdings schwer an Scharlach und wurde dienstunfähig. Auch Horst Fischer, Arzt in Ausch-

---

[115] Bajohr 2016, S. 26. »Die Entgrenzung der Handlungspraxis ging mit ungeahnten Karrieremöglichkeiten einher und eröffnete ehrgeizigen jungen Männern Einflussmöglichkeiten und Machtpositionen, in die sie qua Lebensalter und Qualifikation normalerweise niemals gekommen wären.«

[116] Lifton 1988, S. 462.

witz-Monowitz, erhoffte sich eine Facharzt-Weiterbildung durch den KZ-Dienst – er wollte Chirurg werden. So formulierte es jedenfalls das DDR-Gericht, das ihn zum Tode verurteilte.

Weitere Ärzte sahen in der KZ-Tätigkeit eine gute Möglichkeit, eine Doktorarbeit anzufertigen. Der SS-Lagerarzt Waldemar Hoven ließ sich eine Dissertation über »Kohlenstaub und Tuberkulose« von Häftlingen aus der Pathologie und aus der Tuberkulosestation schreiben.[117] Eugen Kogon gab außerdem an, dass er zusammen mit einem inhaftierten ausländischen Wissenschaftler, der im Block 50 des KZ Buchenwald bei der Herstellung von Fleckfieberimpfstoff eingesetzt war, Artikel schrieb, die Erwin Ding-Schuler, der SS-Hygieniker, unter seinem eigenen Namen an verschiedene Zeitschriften schickte.[118]

Der KZ-Arzt Erich Wagner reichte 1940 als SS-Lagerarzt in Buchenwald seine Doktorarbeit »Ein Beitrag zur Tätowierungsfrage« in Jena bei dem Gerichtsmediziner Friedrich Timm[119] ein und wurde magna cum laude promoviert. Der Erstgutachter Timm hatte ausgeführt, »dass die Studie das Tätowierungsmaterial der Insassen eines Lagers auswerte«. Der Zweitgutachter fand, die Doktorarbeit stelle »zweifellos eine Bereicherung unserer bisherigen Kenntnisse dar« über Herkunft, »Rasse« und den Zusammenhang mit Verbrechertum bei Tätowierten. Wagner übergab der Fakultät 200 Exemplare seiner Arbeit.[120] Auch im KZ Auschwitz entstanden Dissertationen. Hans Delmotte war zwar entsetzt, nachdem er zum ersten Mal an einer Selektion für die Gaskammer teilgenommen hatte. Er blieb dennoch im KZ, denn es bot ihm eine gute Möglichkeit zu promovieren.[121]

Soweit die genannten SS-Ärzte in den KZ wissenschaftlich interessiert und aktiv waren wie Josef Mengele oder Hans Münch, waren ihre Experimente oft wissenschaftlicher Unsinn. Anders sieht es natürlich bei den universitären Wissenschaftlern aus und bei solchen Forschern, die aus staatlichen oder militärischen Forschungseinrichtungen kamen und die die KZ-Häftlinge für ihre wissenschaftlichen Arbeiten nutzten. Im Folgenden wird untersucht, wie sich diese Wissenschaftler von den zuvor genannten Arztgruppen unterscheiden.

---

[117] Münz 1989, S. 69.

[118] Kogon 1999, S. 322.

[119] Friedrich Timm (1895–1985), NSDAP-Mitglied, stammte aus dem Frankfurter Institut für gerichtliche und soziale Medizin und war seit 1938 Ordinarius für gerichtliche Medizin in Jena. Er wurde nach dem Krieg von einem sowjetischen Militärgericht zu zehn Jahren Haft verurteilt und saß sowohl im Speziallager Sachsenhausen ein als auch im Lager Torgau. Nach Entlassung 1955 war er Honorarprofessor in Göttingen. Klee 2003, S. 626.

[120] Przyrembel 2023, S. 92–96.

[121] Lifton 1988, S. 356f.

4. Soziale Merkmale von Wissenschaftlern, die von außen kamen und an KZ-Experimenten beteiligt waren

»Nil nocere!« (= Nicht schaden!)
Oberster ärztlicher Grundsatz.

Einige Ärzte, die Experimente in KZ machten, waren Universitätsangehörige oder stammten aus anderen staatlichen Einrichtungen wie dem Robert-Koch Institut oder aus einem Kaiser-Wilhelm-Institut. Sie bekamen die Erlaubnis, im KZ wissenschaftliche Untersuchungen durchzuführen. Sie waren staatlich beschäftigte Forscher. Zu diesen gehörten außerdem die Luftwaffenärzte, die im Auftrag des Sanitätswesens der Luftwaffe eine »Zweckforschung« im KZ für die Luftwaffe machten. Erwähnt werden in diesem Kapitel auch solche Ärzte, die nicht in staatlichen Einrichtungen arbeiteten und dennoch in Humanversuchen in KZ experimentierten. Über diese wissenschaftlich tätigen Ärzte, die von außen kamen und die Genehmigung für Experimente in den KZ erhielten, wird im Folgenden berichtet.[1]

Die Anzahl der KZ-Häftlinge, an denen experimentiert wurde, wird auf 350 bis 400 geschätzt.[2] Diese Zahl berücksichtigt die Anzahl der Häftlinge insgesamt, an denen Versuche vorgenommen wurden: also sowohl von KZ-Lagerärzten wie Mengele oder Münch als auch von den hier genannten professionellen Wissenschaftlern in Forschungseinrichtungen.

Medizinische Forschung kommt ohne das Experiment nicht aus. Das Tierexperiment ist wichtig, ersetzt aber nicht die Erfahrung am Menschen. Gesetzgeber, Staat und Rechtsprechung grenzten seit dem Ende des 19. Jahrhunderts die Möglichkeiten des Humanexperiments zunehmend ein. 1892 gab es einen Eklat, weil der Breslauer Hautarzt Albert Neisser (1855–1916) Syphiliserreger versuchsweise auf Prostituierte übertrug. In einem Disziplinarverfahren wurde er zu 300 Mark Geldstrafe verurteilt, denn der königliche Disziplinarhof meinte, dass Neisser seine Pflichten als Arzt verletzt habe, da er nicht die Zustimmung jener Personen eingeholt habe. Aber erst ab 1931 gab

---

[1] Baader, G.: Auftraggeber und Nutznießer der verbrecherischen Humanexperimente in den Konzentrationslagern, in: Thom/Rapoport 1989, S. 72–73; Baader, G.: Versuch – Tierversuch – Menschenversuch, in: Osnowski, R. (Hrsg.), Menschenversuche. Wahnsinn und Wirklichkeit, Köln 1988, S. 14–45.

[2] Kempner 1987, S. 123.

es nach einem Lübecker Impfskandal verbindliche ministerielle »Richtlinien über neuartige Heilbehandlungen und die Vornahme wissenschaftlicher Versuche am Menschen«, die die Freiwilligkeit von Versuchspersonen verlangten. Diese Richtlinien galten auch in der NS-Zeit weiter. Aber die Entgrenzung und die fehlende Kontrolle in der Nazizeit mögen für viele Ärzte ein Anreiz gewesen sein, wissenschaftliche Ergebnisse im Humanexperiment zu produzieren, die es ansonsten nicht gegeben hätte. Manche Ergebnisse überdauerten die Nazizeit und finden sich bis heute in medizinischen Lehrbüchern.

Bei Experimenten an Menschen in KZ denken wir automatisch an Josef Mengele. Es gab aber viele Experimente in den Konzentrationslagern, die von Ärzten durchgeführt wurden, die nicht auf der Gehaltsliste der Waffen-SS standen und die auch nicht der SS angehörten. Es waren Wissenschaftler von außen, die mit Genehmigung von Oswald Pohl (1892–1951), Chef des SS-Wirtschafts- und Verwaltungshauptamts (WVHA), KZ-Häftlinge für ihre wissenschaftlichen Untersuchungen bekamen.[3]

Die Wehrmacht war unter Kriegsbedingungen interessiert daran, an Ergebnisse aus vielfältigen Experimenten zu gelangen. Das galt besonders für die Luftwaffe. Aber auch das Heer brauchte Erkenntnisse zur Beherrschung osteuropäischer Seuchen. Die Wirtschaft, vor allem die IG Farben mit ihren pharmazeutischen Einrichtungen, wollte Versuchspersonen für Experimente mit neuen Medikamenten oder neuen Impfstoffen haben. Es gab auch Personen, die in zivilen Krankenhäusern beschäftigt waren, aber dennoch Humanexperimente unternahmen, die zumeist den Kriegszielen dienten. Auffällig ist, dass bei Weitem die Mehrheit der Humanexperimente im Auftrag oder im Interesse der Wehrmacht durchgeführt wurde.

KZ-Experimente durch Wissenschaftler verschiedener Institutionen

1. Von Universitäten (z. B. LMU München, Reichsuniversität Straßburg).
2. Von staatlichen Instituten (z.B. Robert-Koch-Institut [RKI]; Hamburger Tropeninstitut; Deutsche Versuchsanstalt für Luftfahrt [DVL]; KWI für Anthropologie, menschliche Erblehre und Eugenik).
3. Von der Wehrmacht (z.B. Wehrmachtssanitätswesen; Oberkommando des Heeres; Heeressanitätsinspektion; Militärärztliche Akademie; Luftwaffe).
4. Von der Wirtschaft (z. B. IG Farben).
5. Von anderen zivilen Einrichtungen (z. B. Klinik Hohenlychen, Knappschaftskrankenhaus Königshütte).

---

[3] Ebenda.

Es ist natürlich ein Unterschied, ob ein Arzt selbst Hand anlegte und die Experimente an den Häftlingen durchführte, oder ob er den Auftrag für die Versuche gab und die Durchführung den KZ-Ärzten überließ. Dieser Unterschied soll hier vernachlässigt werden, wenn die Geburtsjahre dieser wissenschaftlich tätigen Ärzte aufgelistet werden (Tab. 9).

Der älteste ärztliche Wissenschaftler wurde entsprechend der Tab. 9 1871 geboren, der jüngste 1918. Die Geburtsjahre der 39 in der Tabelle 9 aufgelis-

Tab. 9: Geburtsjahre von ärztlichen Wissenschaftlern, die KZ-Experimente durchführten oder durchführen ließen, aber außerhalb der KZ beschäftigt waren (n = 39)

Name	Geburtsjahr
Becker-Freyseng, Hermann, Luftwaffe	1910
Beiglböck, Wilhelm, Luftwaffe	1905
Bickenbach, Otto, Universität Straßburg	1901
Bieling, Richard, IG Farben	1888
Clauberg, Carl, Klinik Königshütte	1898
Dohmen, Arnold, Militärärztliche Akademie	1906
Eppinger, Hans, Universität Wien	1879
Eyer, Hermann, OKH	1906
Finke, Erich, Luftwaffe	1905
Fischer, Fritz, Hohenlychen	1912
Fischer, Werner, RKI	1895
Gebhardt, Karl, Hohenlychen	1897
Gildemeister, Eugen, RKI	1878
Gins, Heinrich, RKI	1883
Gutzeit, Kurt, Militärärztliche Akademie	1893
Haas, Richard, IG Farben	1910
Haagen, Eugen, Universität Straßburg	1898
Handloser, Siegfried, Wehrmacht	1885
Heißmeyer, Kurt, Hohenlychen	1905
Hippke, Erich, Luftwaffe	1888
Hirt, August, Universität Straßburg	1898
Holzlöhner, Ernst, Luftwaffe	1899
Kikuth, Walter, IG Farben	1896
Lautenschläger, Carl Ludwig, IG Farben	1899
Mühlens, Peter, Tropeninstitut	1874
Nauck, Ernst Georg, Tropeninstitut	1897
Rascher, Sigmund, Luftwaffe	1909

Name	Geburtsjahr
Romberg, Wolfgang, Luftwaffe	1911
Rose, Gerhard, RKI	1896
Rühl, Helmut , Universität Straßburg	1918
Ruff, Siegfried, DVL	1907
Schäfer, Konrad, Luftwaffe	1911
Schilling, Claus, RKI	1871
Schröder, Oskar, Luftwaffe	1891
Strughold, Hubertus, Luftwaffe	1888
Verschuer, Otmar Freih. v., KWI	1896
Weltz, Georg, Inst. f. Luftfahrtmedizin/ LMU	1889
Wimmer, Karl, Universität Straßburg	1910
Zukschwerdt, Ludwig, Universität Straßburg	1902

Quelle: Klee 2003

teten NS-Wissenschaftler, die Experimente in KZ durchführten oder zumindest veranlassten, streuen über vier Jahrzehnte. Der Median der Geburtsjahre liegt bei 1898. Die Wissenschaftler sind also im Mittel zehn Jahre älter als die zuvor untersuchten KZ-Ärzte, deren Median mit 1908/09 errechnet wurde. Die Abbildung 3 gibt die Geburtsjahre grafisch wieder.

Die Beteiligung der Generationen verändert sich verglichen mit den vorherigen Arztgruppen. Knapp die Hälfte (48%) der NS-Wissenschaftler gehörte zur *Frontkämpfergeneration*, die zwischen 1880–1899 geboren wurde. Nur ein gutes Drittel (38%) entfällt auf die *Kriegsjugendgeneration*. Und sogar 10% wurden vor diesen Generationen geboren: Sie stammten noch aus der *Gründerzeitgeneration*, die zwischen 1870–1879 geboren wurde. Zur Erinnerung:

Abb. 3: Geburtsjahre von NS-Wissenschaftlern, die Experimente mit KZ-Häftlingen machten (n = 39), Anzahl absolut pro Jahrgang von 0 bis 4

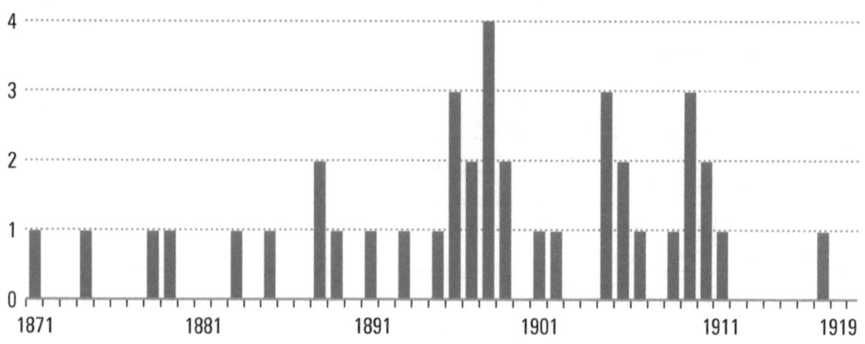

Von den Euthanasie-Ärzten gehörte nur ein gutes Drittel (38%) zur Frontkämpfergeneration und gut die Hälfte (51%) zur Kriegsjugendgeneration. Von den KZ-Ärzten stammten fast alle (88%) aus der Kriegsjugendgeneration.

Im Folgenden wird anhand von Kurzbiografien untersucht, ob sich diese Gruppe der NS-Wissenschaftler in weiteren Merkmalen außer dem Alter von den KZ-Ärzten und den Euthanasie-Ärzten unterscheidet.

Beispielhafte biografische Angaben von ärztlichen Wissenschaftlern, die außerhalb der KZ beschäftigt waren, aber dennoch KZ-Experimente vornahmen

Die Quellen der folgenden biografischen Angaben über NS-Wissenschaftler sind gedruckte Veröffentlichungen und Wikipedia. Es interessiert herauszufinden, wie diese Elite dazu kam, ethische Prinzipien zu verlassen und inhumane Experimente durchzuführen. Sie waren gestandene Leute, die ihr Ein- und Auskommen hatten. Sie waren weder jung noch arbeitslos. Welche Motivation hatten sie, vom ärztlichen Berufsethos abzuweichen und Experimente an Unfreiwilligen durchzuführen? Welche Ideen oder Ideale trieben sie an? Leider liegen nicht von allen 39 Genannten Details aus der Vor-Nazizeit vor, sondern nur von 26.

Hermann Becker-Freyseng (1910–1961) wurde in Ludwigshafen geboren. Er trat am 1. Mai 1933 in die NSDAP und in das Nationalsozialistische Fliegerkorps (NSFK) ein. Er wurde im Januar 1936 zum Arzt approbiert und war danach Assistent an der Berliner Universitätsklinik. Er wechselte 1939 ans Luftfahrtmedizinische Forschungsinstitut des Reichsluftfahrtministeriums. Seit 1941 koordinierte er die Forschung und die Humanversuche. Im Oktober 1943 nahm er an der Tagung »Seenot« teil, auf der über die Versuche an Menschen im KZ Dachau berichtet wurde. Habilitation 1944 über ein Thema zum Sauerstoffüberdruck. Die Sauerstoffüberdruckbeatmung und die Höhenkrankheit waren seine Spezialthemen. Er war beteiligt von Juli-September 1944 an den Versuchen zur Trinkbarmachung von Meerwasser (Leiter: der Österreicher Wilhelm Beiglböck, siehe unten). Angeklagt im Nürnberger Ärzteprozess zusammen mit sieben weiteren Ärzten der Luftwaffe. Zehn Jahre Haft, Tod 1961.[4]

---

[4] Roth, K.H.: Tödliche Höhen: Die Unterdruckkammer-Experimente im Konzentrationslager Dachau und ihre Bedeutung für die luftfahrtmedizinische Forschung des »Drit-

Wilhelm Beiglböck (1905–1963) war ein Niederösterreicher aus Hochneukirchen. Er besuchte das Gymnasium in Melk. Studium in Wien (kurz auch in Graz), 1923 Burschenschaft Moldavia (Bundesleiter 1934–38) und vorübergehend in Graz Burschenschaft Germania. 1931 Approbation und Promotion. 1932/33 Assistent in der III. Medizinischen Wiener Universitätsklinik. Am 1. Mai 1934 Hilfsarzt bei Hans Eppinger [siehe unten] in der I. Medizinischen Wiener Universitätsklinik. Seit Oktober 1932, spätestens seit Mai 1933 NSDAP, offizielle Mitgliedschaft ab 1.5.1938; SA-Mitgliedschaft seit 1934. 1938 Facharzt für Innere Medizin, Habilitation 1939, 1940 Privatdozent. 1943 a.o. Prof. für Innere Medizin. Leitende Rolle bei den Versuchen zur Trinkbarmachung von Meerwasser in Dachau. Verurteilt im Nürnberger Ärzteprozess zu 10 Jahren Haft. Freilassung 1951. 1952 Klinik Buxtehude. Er starb unter ungeklärten Umständen.[5]

Otto Bickenbach (1901–1971) war der Sohn eines Bauern aus Ruppichteroth im Rheinland. Er machte 1919 Abitur. Er schloss sich in Berlin und Hamburg dem Freikorps Lettow-Vorbeck an.[6] 1920–1925 Medizinstudium. 1920–1923 Freikorps Ehrhardt. In München war Bickenbach Begründer der Nationalsozialistischen Betriebszellenorganisation (NSBO). Am 1. Mai 1933 Eintritt in die NSDAP und im Oktober 1933 in die SA. Internist. 1938 Habilitation in Heidelberg. »In Freiburg scharten sich Assistenten wie Studenten um den nationalsozialistischen Dozenten Otto Bickenbach.«[7] Ab 24. November 1941 a.o. Professor in Straßburg, Direktor der medizinischen Poliklinik. Juni-August 1944 tödliche Giftgasversuche mit Phosgen an Häftlingen des KZ Struthof/Natzweiler. Verurteilung von französischem Gericht zu 20 Jahren Zwangsarbeit. Er kam 1955 durch eine Amnestie frei. Arztpraxis in Siegburg.[8]

Richard Bieling (1888–1967) war der Sohn eines praktischen Arztes.[9] 1914 Approbation und Promotion, Teilnahme am Ersten Weltkrieg. 1923 Habilitation an der Frankfurter Universität, seit 1927 dort a.o. Professor, später Professor der Marburger Universität. Seit 1936 Leiter des bakteriologischen und

ten Reichs«, in: Ebbinghaus/Dörner 2001, S. 110–151 u. 621f.

[5] Ebbinghaus/Dörner 2001, S. 622f.; Wikipedia (19.5.2023); Forsbach, R./Hofer, H.-G.: Internisten in Diktatur und junger Demokratie, Medizinisch Wissenschaftliche Verlagsgesellschaft, Berlin 2018, S. 157–167.

[6] Über Lettow-Vorbeck siehe weiter unten in Kapitel 6

[7] Kater 2000, S. 223.

[8] Wikipedia (2.5.2923).

[9] Wikipedia (19.5.2023); Universitäsarchiv Frankfurt, Abt. 10, Nr. 113, Bl. 26/27, Fragebogen an Dozentenschaft vom 29.11.1935.

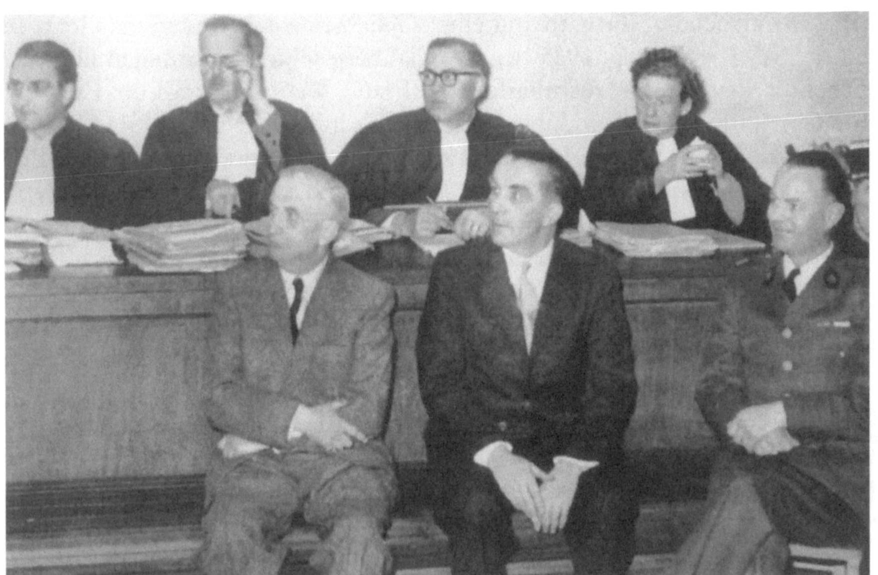

Auf der Anklagebank: Prof. Dr. Eugen Haagen (vorne links) und Prof. Dr. Otto Bickenbach (rechts daneben) müssen sich vor dem Militärgericht in Metz für ihre Menschenversuche verantworten.

serologischen Labors der Behringwerke in Marburg. Kein NSDAP-Mitglied. Er gehörte lediglich der SA-Reserve und der SA an bis zu deren Auflösung. Ansonsten nur Mitglied im VDA (=Volksbund für das Volkstum im Ausland). Kontakt zu Fleckfieberversuchen im KZ Buchenwald. »Er gehörte zu dem engen Kreis von Wehrmachtsärzten, in dem offen über Versuche an Insassen der Konzentrationslager gesprochen wurde.«[10] Ab 1951 Professor in Wien.

Carl Clauberg (1898–1957) wurde in dem Dorf Wupperhof bei Solingen im Bergischen Land geboren. Er war der älteste Sohn einer Handwerkerfamilie, die 1903 nach Kiel umzog.[11] Der Vater tätigte später Waffengeschäfte.[12] Der Sohn legte 1916 das Abitur ab und wurde sofort eingezogen. Nach der Rückkehr aus dem Krieg studierte Carl Clauberg ab 1920 in Kiel, Hamburg, Graz. Er promovierte magna cum laude mit einer Dissertation »Zur Frage der Todesursache bei Luftembolie«. Er heiratete eine Patientin,

---

[10] Forsbach/Hofer 2018, S. 156.
[11] Wikipedia (28.4.2023).
[12] Lifton 1988, S. 309–319

sie war unfruchtbar. Er hatte mit einer Geliebten zwei Kinder; man lebte in einer Dreierbeziehung. 1925 begann Clauberg seine Forschungen über die Fruchtbarkeit und Unfruchtbarkeit der Frau.[13] Weiterbildung zum Facharzt für Gynäkologie an der Universitätsfrauenklinik Kiel. 1933 NSDAP, auch Mitgliedschaft in SA. Im Februar 1933 Habilitation und anschließend Privatdozent in Königsberg, 1937 dort Oberarzt und a.o. Professor, ab 1939 apl. Professor. 1940 Chefarzt der Frauenklinik im Knappschaftskrankenhaus und im St.-Hedwigs-Krankenhaus in Königshütte in Oberschlesien.[14] Ordinarius wurde Clauberg nicht. 1940 SS-Gruppenführer ehrenhalber.

1938 bezeugte die Firma Schering, dass Clauberg einer der wichtigsten Forscher sei auf dem Gebiet der Synthese von weiblichen Sexualhormonen. Ihm ging es vor allem um die Behebung der Unfruchtbarkeit der Frau. Claubergs Zusammenarbeit mit Schering zahlte sich für ihn auch finanziell aus. Am 22. März 1940 bestellte Hitler Clauberg zu sich. Da auch Heinrich Himmler Interesse an den Arbeiten Claubergs zeigte, fragte Clauberg in einem Brief an Himmler an, ob er Experimente im KZ Auschwitz machen könne. Clauberg war in Auschwitz Zivilist und insofern eine Ausnahme. Er sterilisierte in Auschwitz zwischen März/April 1943 und Januar 1945 150 Frauen nach »seiner« Methode: Er spritzte den Frauen eine formalinhaltige Flüssigkeit in den Uterus, damit durch eine Entzündung die Eileiter verklebten. Anschließend röntgte Clauberg mithilfe eines Kontrastmittels, das in die Gebärmutter gespritzt wurde, um die Undurchlässigkeit der Eileiter zu überprüfen. Auf die Frage von Himmler, wie viele Frauen er pro Tag sterilisieren könne, sagte Clauberg, 100 oder sogar 1.000 pro Tag.

Von Auschwitz aus ging Clauberg nach Ravensbrück, etwa Anfang 1945 sterilisierte er wahrscheinlich mindestens 35 Frauen in Ravensbrück, meist »Zigeunerinnen«.[15] Anfang Mai 1945 bei Kriegsende kam Clauberg nach Kiel, wo er gefangen genommen und am 8. Juni 1945 an die Sowjets ausgeliefert wurde. In einem Prozess in Moskau wurde Clauberg zu 25 Jahren Haft verurteilt, kam aber 1955 mit den letzten Kriegsgefangenen aus der Sowjetunion frei und ging nach Kiel. Der Zentralrat der Juden erstattete Anzeige. Ein Ermittlungsverfahren wurde 1955/56 durchgeführt; Clauberg leugnete seine

---

[13] ZDF, Medizinische Experimente in Auschwitz: Clauberg und die Frauen von Block 10, Dokumentation Israel/Deutschland 2016 (ausgestrahlt von ZDF info am 27.4.2023).

[14] Klee 2003, S. 94; ders. 1997, S. 436–441.

[15] Arndt, I.: Das Frauenkonzentrationslager Ravensbrück, in: Dachauer Hefte 3: 1987, H. 3, S. 125–157.

Taten, die er in Moskau zugegeben hatte. Er starb 1957 in U-Haft an einem Schlaganfall vor Prozessbeginn.

Arnold Dohmen (1906–1980) wurde in Duisburg-Buchholz geboren. Promotion 1933 in Rostock, im selben Jahr approbiert. Er war seit 1933 Assistenzarzt im UKE Hamburg, zunächst in der II. Medizinischen Klinik, dann ab 1936 in der I. Medizinischen Klinik. Seit 1937 NSDAP-Mitglied, nicht SS. Er wurde 1941 an der Hamburger Universität habilitiert. 1939 zur Wehrmacht eingezogen, seit 1942 Mitarbeiter als Sanitätsoffizier beim Heeressanitätsinspekteur und Mitarbeiter von Kurt Gutzeit [siehe unten] in der Militärärztlichen Akademie. Er forschte ab 1942 über die Ursache der Hepatitis. Er machte ab 1944 Versuche an Kindern im KZ Sachsenhausen, um die Virusgenese der Krankheit zu verifizieren.[16] Er wurde nicht belangt und war nach dem Krieg ab 1945 niedergelassen als Internist in Lage/Lippe-Detmold.[17]

Hans Eppinger (1879–1946) war der Sohn des gleichnamigen Arztes und Pathologieprofessors Hans Eppinger senior. Der Sohn wurde in Prag geboren, Umzug nach Graz, wo Eppinger jun. studierte, promovierte und sich habilitierte. Umhabilitierung nach Wien, hier apl. und a.o. Professor. Im Ersten Weltkrieg Arzt im österreichischen Armeekommando. Er ging 1926 nach Freiburg, lehrte ab 1930 in Köln, am 1. Mai 1933 wurde Eppinger Leiter der I. Medizinischen Klinik der Universität in Wien. Seit September 1937 illegales Mitglied der österreichischen NSDAP, reguläre Mitgliedschaft ab 1.5.1938. Beteiligt an Meerwasser-Versuchen in Dachau an »Zigeunern«. Suizid, um der Anklage in Nürnberg zu entgehen.[18]

Hermann Eyer (1906–1997) wurde in Mannheim geboren. Sein Vater war der Direktor der Thyssen-Rheinstahl AG. Eyer studierte zunächst Chemie und promovierte zum Dr. phil. Er gehörte einer katholischen Studentenverbindung an, dem KDStV Arminia Heidelberg. Ein Medizinstudium schloss er 1932 mit dem Staatsexamen und einer Promotion ab. Er trat 1933 in die SA und 1935 in die NSDAP ein. 1936 Habilitation, danach 1937 Privatdozent und 1943 apl. Professor. Militärärztliche Akademie, 1937 ans RKI abkommandiert. 1939-1944 Institut für Fleckfieber- und Virusforschung des Oberkommandos des Heers (OKH) in Krakau. Das Institut unterstand for-

[16] Leyendecker, B./Klapp, B.: Deutsche Hepatitisforschung im Zweiten Weltkrieg, in: Ärztekammer Berlin (Hrsg.), Der Wert des Menschen, Edition Hentrich, Berlin (West) 1989, S. 261–293; Klee 2003, S. 115.

[17] Forsbach/Hofer 2015, S. 73.

[18] Ebenda, S. 136–168; Klee 2003, S. 138; Wikipedia (19.5.2023).

mal der Heeressanitätsinspektion. Impfstoffe des Krakauer Instituts wurden im KZ Buchenwald getestet. Nach dem Krieg Professor, zuletzt in München.[19]

Erich Finke (1905–1945) wurde in Herne/Westfalen geboren. Er war Assistenzarzt in Kiel und promovierte dort 1935. Stabsarzt der Luftwaffe und Assistent von Holzlöhner [siehe unten] ab August 1942 bei den tödlichen Unterkühlungsversuchen in Dachau. Er starb am 4.5.45 im Lazarett Neustadt/Holstein.[20]

Fritz Fischer (1912–2003) wurde in Berlin geboren. Mehr ist über seine frühe Sozialisation nicht bekannt. 1934 Eintritt in die SS, 1937 in die NSDAP. Approbation und Promotion 1938. Ab 1939 Waffen-SS, dem SS-Lazarett Hohenlychen »zugewiesen«, seit November 1939 Assistent bei Karl Gebhardt [siehe unten]. Juni 1941 Leibstandarte-SS Adolf Hitler. Danach bis 1943 erneut Hohenlychen. Humanexperimente mit Sulfonamiden und Transplantationsversuche an polnischen Frauen aus Ravensbrück. Im Nürnberger Ärzteprozess zunächst zu lebenslanger Haft verurteilt, Revision des Urteils in 15 Jahre Haft, vorzeitige Entlassung 1954.[21]

Werner Fischer (1895–1945) wurde in Dortmund geboren. Teilnahme am Ersten Weltkrieg. Angehöriger eines Freikorps.[22] Bis 1932 Paul-Ehrlich-Institut in Frankfurt. Assistent bei dem Tropenmediziner Ernst Rodenwaldt [siehe unten] in Heidelberg. Hier 1935 Habilitation. 1937 Eintritt in die NSDAP, zuvor bereits in die SA. Ab 1.9.1938 Leiter der serodiagnostischen Abteilung des RKI. Im Mai 1942 Antrag, serologische Untersuchungen im KZ an »Zigeunern« durchführen zu dürfen. Er unternahm »serologische Rassentests« an Sinti und Roma im KZ Sachsenhausen. Fischer gehörte zu den Männern im RKI mit »nationalsozialistischer Gesinnung«, »die an den Gewaltverbrechen des NS-Regimes beteiligt waren«. Er starb im April 1945 unter ungeklärten Umständen.

Karl Gebhardt (1897–1948) stammte aus einer bayerischen Arztfamilie. Die Mutter war adlig (Freiin), der Vater ein praktischer Arzt und Ministerialrat, Chef der Bayrischen Medizinalpolizei im Münchner Innenministerium und dementsprechend ein hoher Staatsbeamter.[23] Karl Gebhardt bekam in seinem Elternhaus, das gesellschaftlich zur »Schicht des gehobenen Bürger-

---

[19] Schütz, M.: Vier Ermittlungen und ein Verdienstkreuz, in: Medizin, Gesellschaft, Geschichte Nr. 38, Franz Steiner Verlag, Stuttgart 2020, S. 145–179; Wikipedia (7.6.2023).

[20] Klee 2003, S. 150; Wikipedia (8.6.2023).

[21] Klee 2003, S. 152.

[22] Hinz-Wessels, A.: Das Robert-Koch-Institut im Nationalsozialismus, Kulturverlag Kadmos, Berlin 2021, S. 37–40, 79-86 u. 117.

[23] Hahn 2008, S. 57–69.

tums« gehörte, eine »konservative und kaisertreue« Erziehung. »Sein Vater konnte über seine beruflichen Kontakte den Sohn fördern.« Die Familie war Teil der »gesellschaftlichen Elite«. Während seiner Gymnasialzeit in Landshut lernte Gebhardt den Vater von Heinrich Himmler kennen, der Rektor an Gebhardts Schule war. Gebhardts Vater wiederum war der Hausarzt der Familie Himmler – »die Familien waren gut befreundet«. Die Freundschaft zwischen Karl Gebhardt und Heinrich Himmler dauerte bis zu ihrem Tod. Karl Gebhardt gehörte zur Frontkämpfergeneration, er hatte sich mit 16 Jahren freiwillig in den Krieg gemeldet. Nach dem Krieg wurde er 1920 Mitglied des Freikorps Epp,[24] dann Angehöriger des Freikorps Oberland. Er machte 1923 den gescheiterten Hitler-Putsch mit, da war er schon bei Sauerbruch beschäftigt. Er habe sich danach »recht kleinlaut wieder zum Dienst [bei Sauerbruch] eingefunden« und »gab ein schönes Beispiel seiner Wendigkeit«, schrieb der jüdische Oberarzt von Sauerbruch.[25]

Gebhardt wurde 1923 approbiert. Er wurde zunächst als »Volontärarzt«, dann als Assistenzarzt bei Ferdinand Sauerbruch in der Chirurgie der Münchner Universitätsklinik beschäftigt. Den Kontakt zu Sauerbruch hatte er seinem Vater zu verdanken. Seit 1926 war Gebhardt in dem »Übungslager« Hohenaschau, einer Reha-Einrichtung für Jugendliche, tätig. Als Sauerbruch 1927 nach Berlin ging, nahm er Gebhardt nicht mit. Gebhardt blieb in München bei dem Nachfolger Erich Lexer, der ein glühender Verfechter eugenischer Sterilisationspolitik war. Der machte Gebhardt etwa 1928 zum Oberarzt einer rehabilitativen Sportabteilung. Lexer schob ihn – so muss man das bewerten – ab. Die Karriere eines Chirurgen sieht anders aus!

Etwa 1931 trat Gebhardt in die NSDAP ein.[26] Am 1. November 1933 übernahm Gebhardt die Leitung der 1902 gegründeten Heilanstalt Hohenlychen in der Uckermark. Sie war von dem Ordinarius August Bier 1914 als »Außenstation der Berliner Chirurgischen Klinik der Friedrich-Wilhelms-Universität« für Tuberkulöse eingerichtet worden. Hohenlychen wurde unter Gebhardt eine Klinik der Wiederherstellungschirurgie vor allem für Unfallopfer.

[24] Franz Xaver Ritter von Epp (1868–1947) war Berufsoffizier und hatte sowohl in Deutsch-Südwestafrika (im Hererokrieg) als auch in China gekämpft. Mit seinem Freikorps besiegte er die Münchner Räterepublik am 1.5.1919. Wegen seiner Frömmigkeit wurde er »Mutter-Gottes-General« genannt. 1927 wurde er NSDAP-Mitglied, 1928 Mitglied des Reichstags. Im März 1933 wurde er Reichsstatthalter in Bayern, 1936 Leiter des Reichskolonialbunds. Gumbel 1962, S. 24 u. 30.

[25] Nissen, R.: Helle Blätter – dunkle Blätter, ecomed verlagsgesellschaft, Landsberg 2001, S. 84 [Erstveröffentlichung 1969].

[26] Hahn 2008, S. 62.

Die bevorzugten Therapien waren allerdings nicht operative, sondern konservative wie Krankengymnastik und Ausgleichssport.[27] Karl Gebhardt wurde »ordentlicher Universitätsprofessor« und Leiter des Medizinischen Instituts der Reichsakademie für Leibesübungen an der Friedrich-Wilhelms-Universität. Noch die Vorlesungsverzeichnisse von 1944 und 1944/45 der Berliner Alma Mater führen Gebhardts Namen auf. Hohenlychen wurde im Krieg Lazarett der Waffen-SS. Gebhardt machte Transplantationsversuche und Sulfonamidversuche an Ravensbrücker KZ-Häftlingen. Er wurde ein harter Verfechter der NS-Ideologie. Den Verlust der Juden nahm er als Preis für das »erwartete Ziel« hin. Er wurde nach dem Nürnberger Ärzteprozess 1948 hingerichtet.

Eugen Gildemeister (1878–1945) war während der Kaiserzeit Sanitätsoffizier.[28] Als solcher war er an das Hygienische Institut in Posen und an das Reichsgesundheitsamt abkommandiert. Nach dem Ausscheiden aus dem aktiven Sanitätsdienst trat er 1913 in das Posener Institut ein. Den Ersten Weltkrieg erlebte er als Beratender Hygieniker. Er war von 1924 bis 1932 Mitglied der DVP, dem »rechten« Arm der Liberalen. Gildemeister gehörte ursprünglich der Biologischen Abteilung des Reichsgesundheitsamts an, die die Infektiologie bearbeitete und dann 1935 völlig vom RKI übernommen wurde. Das diente der Bündelung von Forschung. Der 56-jährige Gildemeister wurde geschäftsführender Direktor des RKI, später sein Präsident. 1933 wurde Gildemeister ein überzeugter Nazi. Er trat 1937 nach Aufhebung der Mitgliedersperre in die NSDAP ein. Er veranlasste Arzneimittel- und Impfstoffversuche an KZ-Häftlingen. Er sollte im Nürnberger Ärzteprozess angeklagt werden, starb aber vorher.

Heinrich Gins (1883–1968) wurde in Frankfurt am Main geboren. 1902 trat er der Burschenschaft Arminia München bei. Von 1909 bis 1913 war er Assistent am Städtischen Frankfurter Hygienischen Institut. Danach ging er ans RKI und blieb bis zur Pensionierung. Er war Leiter der Pockenabteilung. Weil die Pocken schließlich kein Problem mehr darstellten, unternahm Gins Anfang 1945 Humanversuche an Häftlingen eines Nebenlagers des KZ Dachau: Er impfte Unfreiwillige, um die Übertragbarkeit von Karies und Zahnfleischentzündungen zu untersuchen.[29]

---

[27] Nissen 2001, S. 166; Gebhardt, K.: Die Erziehung zum Gesundheitswillen, in: Adam, C. (Hrsg.), Beurteilung der Leistungsfähigkeit des Gesunden und Kranken, Johann Ambrosius Barth Verlag, Leipzig 1939, S. 445–448.

[28] Hinz-Wessels 2021, S. 34–36.

[29] Wikipedia (29.5.2023); Hinz-Wessels, A.: Das Robert-Koch-Institut im Nationalsozialismus, in: RKI (Hrsg.), Erinnerungszeichen, Museum im RKI, Berlin 2022, S. 25.

Kurt Gutzeit (1893–1957) wurde in Berlin geboren als Sohn eines Berliner Oberstadtsekretärs. Er habilitierte sich 1923 in Jena und kam nach Umhabilitierung 1926 noch als Assistent nach Breslau, dann wurde er hier 1929 außerordentlicher Professor und 1930 Oberarzt. Im Mai 1933 wurde er Direktor am Rudolf-Virchow-Krankenhaus in Berlin als Nachfolger von Leopold Lichtwitz [siehe Kapitel 5], der seiner jüdischen Herkunft wegen entlassen wurde. Gutzeit trat 1934 der SS und erst 1937 der NSDAP bei. 1934 wurde er Ordinarius für Innere Medizin in Breslau. Er nannte den »Einfluss eines jüdisch versippten Kollegen unerträglich« – und meinte damit den Chirurgen Karl-Heinrich Bauer, der mit einer »Viertel«-Jüdin verheiratet war. Gutzeit war ein Magen-Darm-Spezialist und Hepatitisforscher. Er war als Beratender Internist beim Heeresanitätsinspekteur federführend eingebunden in Hepatitisversuche. Internierung bis 1948. Er wurde nicht angeklagt.[30]

Eugen Haagen (1898–1972) wurde in Berlin geboren. Hier studierte er bis 1924 Medizin. Er trat 1926 als wissenschaftlicher Mitarbeiter in das Reichsgesundheitsamt (RGA) ein und wurde in diesem schon 1927 Direktor der neuen Abteilung für experimentelle Virus- und Tumorforschung. Das RGA sandte ihn im Oktober 1928 ans Rockefeller-Institut nach New York mit der Absicht, dass er dort die Technik der filtrierbaren Viruskulturen lernen solle. Schon 1930 experimentierte er an »niederen Rassen« und nahm Blutproben von Afroamerikanern in verschiedenen amerikanischen Krankenhäusern. Auf Einladung der Rockefeller Foundation[31] arbeitete Haagen ab Januar 1931 bis Dezember 1934, seiner Rückkehr nach Deutschland, in deren Gelbfieber-Labor.[32] Haagen war nach seinen eigenen Angaben »bereits während [des] Aufenthalts in New York […] Mitglied der NSDAP New York« geworden.[33] Er kam im Zuge einer Übernahme der Biologischen Abteilung des Reichsgesundheitsamts durch das RKI an dieses. Seit Mai 1937 gehörte er endgültig der NSDAP an. Friedrich Kleine [siehe Kapitel 6] schlug Haagen 1937 für den Nobelpreis vor. Haagen war seit November 1941 Professor für

---

[30] Wikipedia (19.5.2023); Forsbach/Hofer 2018, S. 50–52.

[31] »Die Rockefeller Foundation war der philantropische Ableger von Standard Oil und wurde im Mai 1913 vom Eigentümer dieser Ölgesellschaft, John D. Rockefeller, gegründet. Die aus dieser Gründung hervorgegangene International Health Division wurde zu einem der wichtigsten Akteure im internationalen Gesundheitswesen und half beim Kampf gegen Krankheiten in vielen Kolonien und in Westeuropa.« Spinney, L.: 1918. Die Welt im Fieber. Wie die Spanische Grippe die Welt veränderte, Piper Verlag, München 2022, 3. Aufl., S. 286.

[32] Weindling, P. J.: Virologist and National Socialist, in: Hulverscheidt, M./Laukötter, A., Infektion und Institution, Wallstein Verlag, Göttingen 2009, S. 232–249.

[33] Hinz-Wessels 2021, S. 36, 49f. u. 151

Hygiene der Reichsuniversität Straßburg. Er testete Impfstoffe gegen Gelbfieber, Fleckfieber und Grippe an KZ-Häftlingen von Struthof/Natzweiler und an Häftlingen des Arbeitserziehungslagers Schirmeck/Elsass. Er war beteiligt an Hepatitis-Experimenten. Er wurde von den Franzosen zu lebenslanger Zwangsarbeit verurteilt, aber bereits 1955 in die Bundesrepublik entlassen. Den Nobelpreis für den Gelbfieber-Impfstoff bekam 1951 ein anderer.[34]

Richard Haas (1910–1988) wurde in Chemnitz geboren. Er hatte sowohl Chemie (Abschluss Diplom) als auch Medizin studiert. 1935 Promotion zum Dr. med. Er war Assistent bei dem Schweizer Physiologen Abderhalden in Halle.[35] Haas trat 1933 in die SA ein, ab 1937 in der NSDAP. Er war ab 1937 bei den Behringwerken in Marburg beschäftigt. Dort, an der Marburger Universität, 1942 Habilitation und Privatdozent. Er war von 1942–1944 Geschäftsführer des Lemberger Fleckfieberforschungsinstituts der Behringwerke und testete Impfstoffe im KZ Buchenwald. Ab 1943 SS und Freistellung (U.k.-Stellung) für die Lemberger Tätigkeit.[36]

Siegfried Handloser (1885–1954) war der Sohn eines Kgl. Musikdirektors aus Konstanz. Er besuchte ab 1903/04 die Kaiser-Wilhelms-Akademie für das militärärztliche Bildungswesen und legte hier 1910 das medizinische Staatsexamen ab. Er war Mitglied im Pépinière-Corps Franconia Berlin.[37] 1911 Promotion in Straßburg. 1914-18 sanitätsärztlicher Kriegseinsatz, 1928 Heeres-Sanitätsinspektion des Reichswehrministeriums. 1932 Generalarzt und Generalstabsarzt. 1939 Honorarprofessor der Universität Wien für Wehrmedizin. Ab Juni 1943 war er Chef des Wehrmachtssanitätswesens und insofern für alle Versuche an KZ-Häftlingen, die von Seiten der Wehrmacht

---

[34] Weindling 2009, S. 236.

[35] Emil Abderhalden (1877–1950) war Professor für Physiologie von 1911–1945 in Halle, daneben seit 1931 Präsident der Akademie der Naturforscher Leopoldina in Halle. Er war kein NSDAP-Mitglied (Kaiser/Völker 1983, S. 59). 1945 ging er in seine Schweizer Heimat zurück. Während der Nazizeit vollzog er die Entfernung der jüdischen Mitglieder aus der Leopoldina. Er gründete 1924 eine Zeitschrift »Ethik«, die zwar 1938 eingestellt wurde, aber bis dahin fünf Jahre lang nicht in Widerspruch zum Naziregime geriet. (Luther, E.: Das Schicksal der Zeitschrift »Ethik« – ein Beispiel für die Unvereinbarkeit von Humanismus und Kriegsvorbereitung, in: Thom/Rapoport 1989, S. 285–288.) In Heft 5/1934 vom Mai/Juni fand sich in der »Ethik« ein Beitrag der »Landesstelle Mitteldeutschland des Reichsministeriums für Volksaufklärung und Propaganda«, in dem es hieß: »Staatsbürger kann nur sein, wer deutschen Blutes ist [...] Das bedeutet eine Absage an das Weltbürgertum, sowohl an die wurzellosen Proletarier wie wurzellosen Intellektuellen.« (Das Heft 5/1934 habe ich dankenswerterweise von Heinz Grossmann bekommen.)

[36] Klee 1997, S. 325; ders. 2003, S. 213.

[37] Hirt, O.: Lebensbild. Generaloberstabsarzt a.D. Prof. Dr. Handloser gestorben, in: Münchener Medizinische Wochenschrift 96: 1954, S. 1260f.; Forsbach/Hofer 2015, S. 86

veranlasst wurden, verantwortlich. Anklagepunkte in Nürnberg waren die Erfrierungs-, Sulfonamid- und Fleckfieberversuche in KZ, die von Wehrmachtsärzten durchgeführt wurden. In der Urteilsbegründung hieß es, dass das Kriegsrecht einem Offizier, der eine befehlende Stellung habe, die positive Pflicht auferlege, »alle in seiner Macht stehenden Schritte zu unternehmen, um diejenigen in seiner Befehlsgewalt stehenden Personen von der Begehung von Handlungen abzuhalten, welche Verletzungen des Kriegsrechts darstellen«.[38] Er wurde in Nürnberg zu lebenslanger Haft verurteilt, wegen eines Krebsleidens im Dezember 1953 entlassen. Er starb kurz danach.[39]

Kurt Heißmeyer (1905–1967) wurde als Sohn eines praktischen Arztes in Lammspringe, Kreis Hildesheim, geboren. Er war der Neffe des SS-Generals Heißmeyer. Als Student wurde Kurt H. Mitglied der Marburger Burschenschaft »Arminia«. 1932 Promotion. Weiterbildung zum Facharzt für Lungenheilkunde in Davos. 1934 wechselte er nach Hohenlychen. Er heiratete 1937 eine Pfarrerstochter und trat im selben Jahr in die NSDAP ein. Mitglied der SS wurde er nie. 1938 übernahm Heißmeyer die Leitung des Auguste-Viktoria-Sanatoriums, ein Haus für lungenkranke Frauen in Hohenlychen. 1944 war er Oberarzt. »Heißmeyer will nichts weniger als Robert Koch ablösen«, schrieb Ernst Klee.[40] Heißmeyer wollte sich habilitieren. Er war ein Duzfreund von Gebhardt [siehe oben]. Ihm wurde ermöglicht, im KZ Neuengamme an jüdischen Kindern und anderen Häftlingen aus Auschwitz Tbc-Versuche vorzunehmen. Die Kinder wurden anschließend getötet. Heißmeyer starb im Gefängnis.

Erich Hippke (1888–1969) wurde als Sohn eines »Forstkassenrendant«[41] im Landkreis Memel geboren. Als Inspekteur des Sanitätswesens der Luftwaffe von 1937 bis 1943 (er ging im September 1944 in Ruhestand) war Hippke für alle Experimente an Häftlingen, die im Auftrag der Luftwaffe durchgeführt wurden, verantwortlich. Er tauchte nach dem Krieg unter und wurde deshalb nicht im Nürnberger Ärzteprozess angeklagt. Statt seiner wurde sein Nachfolger Oskar Schröder belangt. Hippke war schließlich Werksarzt bei der U-Bahn in Hamburg, dann ließ er sich in Hamburg als praktischer Arzt nieder, ab 1962 lebte er in Berlin.[42]

---

[38] Mitscherlich, A./Mielke, F.: Medizin ohne Menschlichkeit, Fischer Taschenbuch 1981, 6. Aufl., S. 281 u. 291f.

[39] Wikipedia (19.5.2023).

[40] Klee 1997, S. 167–172.

[41] Rendant = Rechnungsführer (Duden).

[42] Wikipedia (19.5.2023).

August Hirt (1898–1945) wurde in Mannheim als Sohn eines Schweizer Gipsermeisters und einer Deutschen geboren. Er meldete sich freiwillig zum Kriegsdienst des Ersten Weltkriegs und wurde schwer verwundet. Er erlitt einen Durchschuss durch Ober- und Unterkiefer, was ihn lebenslang beim Sprechen und Kauen beeinträchtigte. Hirt bestand 1917 nach Rückkehr auf die Schulbank das Abitur. Er erwarb 1921 die deutsche Staatsbürgerschaft.[43] 1922 Approbation, Tätigkeit in der Heidelberger Anatomie. 1925 Privatdozent, 1930 a.o. Professor in Heidelberg. 1933 Eintritt in die SS. 1936 Lehrstuhl in Greifswald und 1937 Eintritt in die NSDAP. 1938 Ordinarius und Direktor des Anatomischen Instituts in Frankfurt am Main. Am 1. Oktober 1941 »Versetzung« an die Reichsuniversität nach Straßburg als Professor für Anatomie. Planung einer anthropologischen Skelett- und Schädelsammlung mit jüdischen Opfern. Er ließ jüdische Häftlinge aus Auschwitz kommen und tötete sie im KZ Struthof/Natzweiler.[44] Selbstmord Hirts nach Flucht aus Straßburg am 2. Juni 1945 im Südschwarzwald.[45]

Ernst Holzlöhner (1899–1945) wurde im Landkreis Insterburg in Ostpreußen als Sohn eines Schulrats geboren.[46] Er nahm als Kriegsfreiwilliger am Ersten Weltkrieg teil. Nach Kriegsende war er Angehöriger verschiedener Freikorps, so z.B. im »Bund Oberland Würzburg«. Studium der Medizin ab 1919 in verschiedenen Orten, Promotion 1923, Approbation 1924. Danach Assistent, später nach Habilitation 1929 Privatdozent am Physiologischen Institut der Universität Berlin und Oberarzt bei Prof. Wilhelm Trendelenburg (1877–1946).[47] 1932 nichtbeamteter a.o. Professor. 1933 Eintritt in die NSDAP. Als »überzeugter Nationalsozialist« avancierte er schnell zum Dozentenschaftsleiter der Universität.[48] 1934 Berufung nach Kiel als ordentlicher Professor für Physiologie. Eintritt in die SS. Im August 1942 als Stabs-

---

[43] Klee 2003, S. 259; Archiv LÄKH, Meldebogen.

[44] Hilberg, R.: Die Vernichtung der europäischen Juden, Fischer Taschenbuch Verlag, Frankfurt am Main 1999, S. 1012.

[45] Morath, K.: Der einsame Tod des Nazi-Arztes, in: FR vom 15.11.2018; Lang, H.-J.: Eine Schädelstätte moderner Forschung, in: FAZ vom 20.2.2019.

[46] Wikipedia (19.5.2023).

[47] Trendelenburg war von 1927–1944 Ordinarius der Physiologie in Berlin. 1936 veröffentlichte er einen Aufsatz, in dem er die »außerordentlich starke Überfremdung« durch Juden in der Berliner Physiologischen Gesellschaft beklagte. Denn: »Die Physiologie ist aber als deutsche Physiologie geboren.« (Anonymus: Die Tragödie Wilhelm Trendelenburgs, in: Internationales Ärztliches Bulletin 3: 1936, S. 53–56).

[48] Beese, M.: Leben und Werk des Orthopäden Dr. Rudolf Elle (1911–1952), Dissertation der Medizinischen Fakultät der Friedrich-Schiller-Universität, Jena 2017, S. 100–104; Klee 2003, S. 268f.

arzt der Luftwaffe einberufen. Leiter der Kältetodversuche ab Ende 1942 im KZ Dachau. Freitod im Juni 1945.

Walter Kikuth (1896–1968) wurde in Riga als Sohn eines Arztes geboren. Nach dem Medizinstudium war er ab 1923 am Universitätskrankenhaus Hamburg-Eppendorf (UKE) beschäftigt, wo er auch promovierte. Von 1924 bis 1928 ging er ans Hamburger Tropeninstitut. 1929 wurde er Leiter der Chemotherapie bei dem IG Farben-Werk Bayer in Wuppertal-Elberfeld. Als »Tropenpharmakologe der Bayerwerke« führte Kikuth Humanexperimente an Patienten der Heil- und Pflegeanstalt Grafenberg bei Düsseldorf durch. 1931 Habilitation, ab 1938 a.o. Prof. der Medizinischen Akademie Düsseldorf. Ein von ihm hergestelltes Fleckfiebermittel wurde 1943 im KZ Buchenwald getestet. Er wurde nicht angeklagt, stattdessen 1948 Ordinarius und Direktor des Instituts für Hygiene und Mikrobiologie der Medizinischen Akademie Düsseldorf, 1965 Emeritierung.[49]

Carl Ludwig Lautenschläger (1888–1962) wurde in Karlsruhe als Sohn eines Architekten geboren. Er verließ die Schule ohne Abitur und machte eine Apothekerhelferlehre. Er holte das Abitur nach, danach studierte er Pharmazie und wurde Apotheker. Anschließend studierte er Chemie in Heidelberg und Karlsruhe (Dr. Ing.), und drittens studierte er Medizin (1919 Dr. med. »summa cum laude«). Er nahm am Ersten Weltkrieg 1914/15 als Kriegsfreiwilliger (»Artillerist ohne Charge«) teil. Er habilitierte sich 1919 für Pharmazie. Er wurde 1920 zum Arzt approbiert. 1920 a.o. Prof. Universität Greifswald und Leiter der Pharmazeutischen Abteilung. Ende 1920 Farbwerke Hoechst und 1922 Leiter der pharmazeutischen Abteilung. 1922 Honorarprofessor der Universität Frankfurt am Main. 1937 NSDAP-Mitglied. 1938 Vorstandsmitglied der IG Farben. Fleckfieberpräparate der Fa. Hoechst/Behring wurden im KZ Buchenwald getestet. Lautenschläger wurde im IG-Farben-Prozess freigesprochen.[50]

Peter Mühlens (1874–1943) wurde in Hamburg geboren und 1898 daselbst approbiert. Er war nach der Approbation in die Kaiserliche Kriegsmarine eingetreten. Er war von 1899 bis 1911 aktiver Marinearzt. 1900/01 war der Boxeraufstand Anlass für eine »Expeditionsfahrt« nach China. 1901/02 wurde Mühlens an das Hamburger Institut für Schiffs- und Tropenkrank-

[49] Klee 1997, S. 327; ders. 2003, S. 308; Bösch, F./Wirsching, A. (Hrsg.): Hüter der Ordnung, Wallstein Verlag, Göttingen 2018, S. 572; Eckart, W.U.: Medizin und Kolonialimperialismus Deutschland 1884–1945, Ferdinand Schöningh, Paderborn u.a. 1997, S. 534.

[50] Historische Kommission bei der Bayerischen Akademie der Wissenschaften (Hrsg.): Neue deutsche Biographie, Duncker & Humblot, Berlin (West) 1982, S. 731–734; Wikipedia (26.9.2014); Archiv LÄKH, Meldebogen.

heiten kommandiert. Anfang 1911 quittierte er den Dienst bei der Marine. Allerdings war er im Ersten Weltkrieg Marine-Generalarzt. Am 12. Mai 1934 wurde er zum Direktor des Tropeninstituts und zum Professor der Hamburger Universität ernannt. 1937 trat er in die NSDAP ein. Er war beteiligt an Fleckfieberuntersuchungen an Häftlingen des KZ Neuengamme.[51] Er starb am 7. Juni 1943.[52]

Ernst Georg Nauck (1897–1967) wurde in St. Petersburg geboren. Er wurde 1920 zum Arzt approbiert. In den 1920er-Jahren beteiligte sich Nauck als deutscher Dozent an der Lehre der chinesischen Tung-Chi-Universität in Shanghai. Er bekannte sich 1933 zu Hitler und trat 1934 in die SA ein, 1937 in die NSDAP. Seit 1933 war er Dozent in Hamburg, seit 1934 apl. Professor. Er war wissenschaftlicher Rat am Hamburger Tropeninstitut, seit 1938 Abteilungsleiter. Er beteiligte sich an Fleckfieberexperimenten im KZ Neuengamme. Nach dem Tod von Mühlens wurde Nauck Leiter des Tropeninstituts. 1947 bekam er einen Lehrstuhl, 1953 war er Dekan der Fakultät und 1958 Rektor der Universität.[53]

Der Vater von *Sigmund Rascher* (1909–1945) war Arzt. Sigmund Rascher wurde in München geboren und trat 1933 in die NSDAP ein und war zunächst von 1936 bis 1939 als Assistenzarzt in der Chirurgie am Münchner Schwabinger Krankenhaus beschäftigt. 1936 SA und 1939 allgemeine SS. 1939 wurde er eingezogen als Stabsarzt (Hauptmann) der Luftwaffe, etwa 1940 wurde er von der Sanitätsinspektion der Luftwaffe an das Münchner Institut für Luftfahrtmedizin (das ursprünglich eine Abteilung des universitären Instituts für Physiologie war) kommandiert.[54] »Dort erprobte man, wie Piloten in großer Höhe in der sauerstoffarmen Luft ihrer Sinne mächtig bleiben könnten.«[55] Dank einer früheren Liaison mit Himmlers Privatsekretärin hatte Rascher einen direkten Draht zur SS-Spitze. Mitte Mai 1941 fragte er Himmler, ob ihm für seine Experimente nicht Berufsverbrecher zur

---

[51] Roth, K.H.: Großhungern und Gehorchen, in: Ebbinghaus, A./Kaupen-Haas, H./Roth, K.H. (Hrsg.), Heilen und Vernichten im Mustergau Hamburg, Konkret Literatur Verlag, Hamburg 1984, S.109–146.

[52] Mannweiler, E.: Geschichte des Instituts für Schiffs- und Tropenkrankheiten in Hamburg, 1900–1945, Goecke & Evers, Keltern-Weiler 1998, S. 227f.

[53] Ebbinghaus u.a. 1984, S. 74; Verz. 1937, S. 588; Klee 2003, S. 428; Wikipedia (24.7.2022); Eckart 1997, S. 518; Rose, G.: Deutsche Ärzte in China, in: Die medizinische Welt 12: 1938, S. 1316–1320.

[54] Roth 2001, S. 110–151.

[55] Lang, J. von: Der Adjutant. Karl Wolff: Der Mann zwischen Hitler und Himmler, Ullstein-Verlag, Frankfurt am Main/Berlin (West) 1989, S. 185–187 u. 307f.

Verfügung gestellt werden könnten. Ab Februar 1942 Menschenversuche der Luftwaffe im KZ Dachau. Als vonseiten der Luftwaffe Kritik an Rascher geäußert wurde – wohl wegen seiner übersteigerten Eitelkeit –, wurde Rascher im August 1943 von der Luftwaffe »überstellt« zur Waffen-SS. Der Leiter des Sanitätswesens der Luftwaffe, Generaloberstabsarzt Dr. Erich Hippke, hatte nichts dagegen, »wenn Rascher ein eigenes Institut in der Waffen-SS errichten wolle«. Er sei froh, ihn auf diese Weise losgeworden zu sein, obwohl Hippke nichts gegen die Experimente hatte.[56] 1943 übernahm Sigmund Rascher eine Abteilung im »Institut für wehrwissenschaftliche Zweckforschung« im KZ Dachau und führte an Häftlingen Unterdruck- und Unterkühlungsversuche durch.[57] Am 26.4.1945 wurde er auf Anordnung von Himmler erschossen (u.a. wegen Häftlingsbegünstigung).

Wolfgang Romberg (1911–1981) wurde in Berlin geboren. Mai 1933 Eintritt in NSDAP, Marine-SA, NS-Fliegerkorps. 1938 Assistent, dann Abteilungsleiter am Institut für Flugmedizin der Deutschen Versuchsanstalt für Luftfahrt in Berlin-Adlershof. Beteiligt an Höhenversuchen in Dachau. In Nürnberg freigesprochen.[58]

Gerhard Rose (1896–1992) wurde in Danzig als Sohn eines Oberpostrats geboren. Nach dem Besuch der Gymnasien in Stettin, Düsseldorf, Bremen und Breslau nahm er seit 1914 als Freiwilliger am Ersten Weltkrieg teil. Im Dezember 1918 wurde er aus dem Heer entlassen. Er gehörte dem berüchtigten Freikorps Roßbach an,[59] das im Baltikum kämpfte und am Kapp-Putsch teilnahm. Er begann sein Studium noch in der Monarchie an der Kaiser-Wilhelms-Akademie für das militärärztliche Bildungswesen und an der Berliner Universität. In Breslau bestand er das Staatsexamen mit »sehr gut«. 1922 promovierte er magna cum laude, die Approbation erhielt er im Mai 1922. Seit 1922 in der NSDAP. Er arbeitete bis 1929 als Assistent am Hygienischen Institut der Universität Breslau, am RKI, am Hygieneinstitut in Basel, am Anatomischen Institut und in der Chirurgie der Universität Heidelberg. Von 1929 bis 1936 war Rose in China, Chekiang [siehe unten]. 1933 bis 1935 forschte er in Ägypten und im Fernen Osten an Seuchenproble-

[56] Hilberg 1999, S. 1004f.

[57] Baader 1988, S. 48–69; Klee 2003, S. 480.

[58] Ebenda, S. 506.

[59] Hinz-Wessels, A.: Das RKI unter der NS-Diktatur, in: Hulverscheidt/Laukötter 2009, S. 67–88. Im Dezember 1918 stellte der 25-jährige Gerhard Roßbach eine Kompanie für den Grenzschutz in Westpreußen auf. Im Baltikum führte er einen Privatkrieg gegen die Bolschewisten. Danach wurde die Kompanie erneut der Reichswehr unterstellt. Gumbel 1962, S. 31f.

men. Am 1.10.1936 wurde er mit der Leitung der Tropenabteilung im RKI betraut. Seit 1942 war Rose Beratender Hygieniker beim Chef des Sanitätswesens der Luftwaffe. Am 19.2.1943 wurde er Vizepräsident des RKI.[60] Wegen seiner Beteiligung an Fleckfieberversuchen u.a. wurde er in Nürnberg mit lebenslanger Haft bestraft, wurde aber 1955 entlassen.

Helmut Rühl (1918–?) wurde im Westerwald geboren. Über seine Kindheit und Jugend ist nichts bekannt. Er machte 1937 Abitur, anschließend Reichsarbeitsdienst und Wehrpflicht. Ab 1939 Studium, er schloss sein Medizinstudium 1943 an der Reichsuniversität Straßburg ab. Er promovierte bei dem Internisten Otto Bickenbach [siehe diesen], dessen Assistent Rühl wurde. Im Sommer 1944 beteiligte sich Rühl an Bickenbachs Giftgasversuchen an Häftlingen des KZ Struthof/Natzweiler. Rühl war der Protokollant der Experimente. Dabei wurden Häftlinge dem Kampfgas Phosgen ausgesetzt, nachdem sie zuvor ein »Gegenmittel« erhalten hatten, was zu erproben war. Im Nürnberger Ärzteprozess wurde bekannt, dass an 40 russischen Kriegsgefangenen (laut Wikipedia an 16 Häftlingen) Versuche durchgeführt wurden, wovon vier Personen starben. Rühl wurde nie belangt. Er war zunächst in britischer Internierung. Als er nach Frankreich ausgeliefert werden sollte, konnte er fliehen. Er wurde von Frankreich in Abwesenheit zum Tode verurteilt. Er war in der Bundesrepublik Amtsarzt und wurde als Medizinaldirektor 1983 pensioniert. Als er schließlich in der Bundesrepublik angeklagt werden sollte, war er altersbedingt haft- und verhandlungsunfähig.[61]

Siegfried Ruff (1907–1989) wurde in Friemersheim/Niederrhein geboren. Ab 1934 Direktor des Instituts für Flugmedizin der Deutschen Versuchsanstalt für Luftfahrt in Berlin-Adlershof. Beteiligt an Dachauer Höhenversuchen. Freispruch im Nürnberger Ärzteprozess. Nach 1945 Leiter des Instituts für Flugmedizin der Deutschen Versuchsanstalt für Luftfahrt in Bad Godesberg.[62] 1957 veröffentlichte er einen Grundriss der Luftfahrtmedizin, in dem Fotos und Daten von Versuchspersonen aus den Dachauer Höhenversuchen abgebildet sind.[63]

Konrad Schäfer (geb. 1911) wurde in Mülhausen im Elsass geboren. 1935 Staatsexamen, 1936 Promotion. 1944 Assistenzarzt in dem Forschungsinstitut für Luftfahrtmedizin des Reichsluftfahrtministers. Planung von Versu-

---

[60] Dokumentaion: Der Fall Rose, MUT-Verlag, Asendorf 1988, S. 30–31.

[61] Elsner, G.: Vom Abseits in die Mitte, VSA: Verlag, Hamburg 2022, S. 264f.

[62] Klee 2003, S. 514

[63] Ruff, S./Strughold, H.: Grundriss der Luftfahrtmedizin (3. Aufl. erweitert von S. Ruff), Johann Ambrosius Barth, München 1957, S. 71–77.

chen zur Trinkbarmachung von Meerwasser. In Nürnberg freigesprochen. Er ging anschließend in die USA.[64]

Claus Schilling (1871–1946) studierte in München. Tropenmedizinische Ausbildung am RKI. 1899–1914 Regierungsarzt in Togo und Deutsch-Ostafrika, dort besonders Trypanosomenforschung. Ab 1905 Leiter der tropenmedizinischen Abteilung im RKI bis zu seiner Pensionierung 1936. 1912 Habilitation, Teilnahme am Ersten Weltkrieg. 1919 schlossen sich die ehemaligen Kolonialärzte unter der Führung von Claus Schilling zum Verband deutscher Kolonial- und Auslandsärzte zusammen. Schilling wurde kein Mitglied der NSDAP. Er war weder Mitglied der SS noch der SA. Nach seiner Pensionierung begann er 1942 mit Malaria-Versuchen in Dachau. Er wurde dafür von den Amerikanern hingerichtet.[65]

Oskar Schröder (1891–1959) wurde in Hannover geboren. 1910–14 studierte er an der Kaiser-Wilhelms-Akademie. 1911 war er im Pépinière-Corps Saxonia aktiv, 1923 zusätzlich im Corps Franconia seines Vorgesetzten Hippke [siehe diesen]. Truppenarzt im Ersten Weltkrieg. 1919 Promotion, HNO-Arzt. 1935 Stabsarzt im Reichsluftfahrtministerium, 1944 Inspekteur des Luftwaffensanitätswesens. Er verlangte von Himmler Versuchspersonen. Als Vorgesetzter der Luftwaffenärzte war er verantwortlich für Menschenversuche im KZ Dachau und im KZ Struthof. In Nürnberg zu lebenslanger Haft verurteilt, 1954 Entlassung.[66]

Hubertus Strughold (1898–1986) wurde in Westfalen geboren. 1923 Dissertation über Giftgas. 1927 Habilitation als Physiologe in Würzburg. April 1935 Chef des Luftfahrtmedizinischen Forschungsinstituts des Reichsluftfahrtministers Göring. Nicht angeklagt in Nürnberg. 1947 USA.[67]

Otmar Freiherr v. Verschuer (1896–1969) wurde in Richelsdorfer Hütte bei Fulda geboren. »Die Familie ist väterlicherseits seit 250 Jahren in Kurhessen ansässig und gehört zur Althessischen Ritterschaft; mütterlicherseits Abstammung aus einem baltischen Adelsgeschlecht.« Zu dem später hingerichteten Widerstandskämpfer Adam von Trott zu Solz bestanden verwandtschaftliche Beziehungen, dieser war ein Neffe von Verschuer. Sein Sohn Helmut v.

---

[64] Klee 2003, S. 424.

[65] Eckart 1997, S. 532f. u. 506; Laukötter, A.: Die Beteiligung von Mitarbeitern des Robert-Koch-Instituts an Verbrechen gegen die Menschlichkeit – tropenmedizinische Menschenversuche im Natinalsozialismus, in: Hulverscheidt/Laukötter 2009, S.147–168.

[66] Wikipedia (8.6.2023).

[67] Klee 2003, S. 610.

Verschuer nannte Adam von Trott zu Solz seinen Vetter.[68] Die »Familienheimat [der Familie von Verschuer] war das Dorf Solz«.

Am Ersten Weltkrieg nahm Otmar v. Verschuer als Infanterie-Offizier teil. Danach von 1919 bis 1922 Medizinstudium in mehreren Orten. Verschuer gehörte dem »Verein Deutscher Studenten« an (»die schwarzen schlagenden Korporationen«), der »völkisch« und antisemitisch ausgerichtet war. 1920 Angehöriger des berüchtigten Marburger Studentenkorps von Bogislav v. Selchow (1877–1941), mit dem zusammen er sowohl den Kapp-Putsch unterstützte als auch in Mechterstedt in Thüringen einen Arbeiteraufstand niederrang. Es gab 15 tote Arbeiter. Selchow erwähnte Verschuer an mehreren Stellen in seiner Autobiografie. Er attestierte Verschuer »Unbeirrbarkeit, Tollkühnheit, Vorsicht«. Verschuer sei »klar, ruhig, besonnen, in militärischen Dingen außerordentlich beschlagen, ebenso rastlos fleißig wie restlos zum Einsatz bereit«. Verschuer sagte: »Mit ein paar solcher Studentenkorps hätten wir noch 1918 den Krieg gewinnen können.« Bogislav v. Selchow kritisierte, dass »Kapp und die Seinen nicht hart genug gewesen seien«. Nach dem Kapp-Putsch galt es, »Deutschland vor den Spartakisten zu retten«. Selchow bedauerte: »Schwarz-rot-gold, die Juden, die Demokraten, die Kapitalisten, die Liberalen, die Versailleunterzeichner, diese ganze elende, knechtische Brut hatte gesiegt.«[69] Selchow trat nicht in die NSDAP ein.

Verschuer erhielt die ärztliche Approbation am 31. März 1923. Promotion im selben Jahr. Am 1. Oktober 1923 Assistentenstelle in der Inneren Medizin bei Wilhelm Weitz[70] in Tübingen, durch den Verschuer angeregt wurde, sich mit Zwillingsforschung und mit der Frage nach Umwelt und Erbe zu

---

[68] Müller-Hill 1985, S. 127. Adam von Trott zu Solz (1909–1944) war der Sohn von August von Trott zu Solz (1855–1938), der im Kaiserreich preußischer Minister der geistlichen und Unterrichtsangelegenheiten war. Der Sohn war in Berlin seit 1939 Legationsrat im Auswärtigen Amt. Nach dem gescheiterten Attentat auf Hitler am 20. Juli 1944 wurde Adam von Trott zu Solz in Plötzensee hingerichtet. Die Witwe Clarita von Trott zu Solz (1917–2013) studierte Medizin und wurde Psychoanalytikerin. (Anonymus [pca]: Clarita Freifrau von Trott zu Solz gestorben, in: FAZ vom 6.4.2013).

[69] Selchow, B. v.: Hundert Tage aus meinem Leben, Koehler & Amelang, Leipzig 1936, S. 322–334.

[70] Wilhelm Weitz (1881–1969) galt als Protagonist der »Rassenhygiene«. Er war 1918 a.o. Professor in Tübingen und von 1936–1946 Direktor des Instituts für Zwillings- und Erbforschung der II. Medizinischen Klinik und Poliklinik des UKE in Hamburg. Er gehörte seit 1937 der NSDAP an, seit 1938 der SS (bis 1943) und dem Senat der 1940 eröffneten Kolonialärztlichen Akademie der NSDAP. Er befürwortete eine Ausweitung der Zwangssterilisationen und forderte Eheverbote etwa für »erblich Kreislaufkranke«. Mit Mitteln der DFG forschte er über die Erbbedingtheit von Krebsen. Klee 2003, S. 665; Forsbach/Hofer 2018, S. 40, 116f., 249 u. 257.

befassen.[71] Habilitation über »vererbungsbiologische Zwillingsforschung«.[72] Facharzt für Innere Medizin seit 1927. Ab Herbst 1927 Kaiser-Wilhelm-Institut (KWI) für Anthropologie, menschliche Erblehre und Eugenik Berlin-Dahlem unter Eugen Fischer und ab 1933 nichtbeamteter a.o. Professor. Ab 1. April 1935 ordentlicher Professor und Direktor des Instituts für Erbbiologie und Rassenhygiene in Frankfurt am Main. Ab Juli 1940 oder seit 1941 – je nach Quelle – NSDAP- Mitglied.[73] NSD-Ärztebund seit 1935 oder 1941. Ab Oktober 1942 als Nachfolger von Eugen Fischer Direktor des KWI für Anthropologie, zugleich Professor der Universität Berlin. Otmar v. Verschuer war sehr religiös und suchte in Berlin sofort Anschluss an die evangelische Gemeinde der Bekennenden Kirche in Dahlem, der Gemeinde von Martin Niemöller (1892–1984) bzw. Hellmut Gollwitzer (1908–1993). Die beiden Verschuer-Töchter sangen im Kirchenchor. Verschuer beantragte DFG-Mittel für die Versuche seines »Assistenten« Josef Mengele [siehe Kapitel 3] in Auschwitz und arbeitete mit ihm zusammen. Mengele wurde bei der Familie Verschuer in Berlin eingeladen. Die Ehefrau Verschuers fragte, wie es denn so in Auschwitz sei? Mengele sagte, es sei schrecklich, er könne darüber nicht reden. Ab 1951 war Verschuer Professor in Münster.

Georg Weltz (1889–1977) wurde in Ludwigshafen geboren. Er war Dozent der Universität München, Abteilung für Luftfahrtmedizin des Physiologischen Instituts (die ab 1941 als Institut für Luftfahrtmedizin der Luftwaffe verselbstständigt wurde). Beteiligt an KZ-Versuchen in Dachau. 1943 apl. Prof. Freispruch in Nürnberg.[74]

Karl Wimmer (1910–1946) wurde in Rendsburg geboren. Promotion 1935, später auch Habilitation. Assistent von August Hirt in Greifswald, Frankfurt am Main und ab 1942 auch in Straßburg. Wimmer trat 1937 in die NSDAP ein, außerdem SA-Mitglied. Ab November 1942 beteiligte sich Wimmer an Hirts Lost-Versuchen. 30 Häftlinge sollen dabei Schäden erlitten haben, und acht Personen starben. Wimmer beging 1946 in alliierter Haft Suizid.

---

[71] Thomann, K.-D.: Otmar Freiherr von Verschuer – ein Hauptvertreter der faschistischen Rassenhygiene, in: Thom/Spaar 1983, S. 36–52; Klee 2003, S. 639.

[72] Koch, G.: Professor Otmar von Verschuer zum Gedächtnis, in: Ärztliche Praxis 100: 1969, S. 5698ff. [Sonderdruck].

[73] Kater, M.H.: The Burden of the Past: Problems of a Modern Historiography of Physicians and Medicine in Nazi Germany, in: German Studies Review 10: 1987, S. 29–56, hier: S. 50; Archiv LÄKH, Meldebogen von Verschuer.

[74] Klee 2003, S. 667.

Hochschule: Universität Hamburg

Fachrichtung: Medizin

Sommer-Winter-Halbjahr 1966/67

8 tes Fachsemester

	Lfd. Nr. d. Vorl. Verz.	Name des Hochschullehrers	Genaue Bezeichnung der Vorlesungen, Übungen oder Seminare
1	374	Gusek	Patholog. demonstrationsk.
2	386	Bartelheimer	Medizinische Klinik
3	387	" u.a.	Prakt.-klinischer Teil
4	375	Kracht u.a.	Sektionskurs
5	481	Ehrengut	Impfkurs
6	511	Zukschwerdt	Chirurgische Klinik
7	512	" u.a.	Prakt.-klinischer Teil

Auszug aus meinem Studienbuch der Universität Hamburg, Sommersemester 1966: Vorlesung von Zukschwerdt.

Ludwig Zukschwerdt (1902–1974) wurde in Stuttgart geboren.[75] Er wurde Chirurg. 1931 war er Privatdozent in Heidelberg und 1936 a.o. Professor. 1937 wurde er Mitglied von NSDAP und SS. Er war 1939 Chefarzt in Bruchsal. Seit 1941 Professor der Reichsuniversität Straßburg. Er war SS-Staffelarzt und Beratender Arzt der Luftwaffe. Er interessierte sich für chiropraktische Maßnahmen.

Eugen Haagen, Hygiene-Professor der Reichsuniversität Straßburg, sagte als Zeuge im Nürnberger Ärzteprozess, »dass er mit Kalk [1895–1973; Beratender Internist der Luftwaffe, Leberspezialist], Büchner [siehe unten] und Zukschwerdt an Hepatitis-Problemen arbeite, alle seien Offiziere der Luftwaffe, und dass er mit Kalk arrangiert habe, menschliche Experimente mit dem Material durchzuführen«.[76] Dementsprechend hieß es in einem Brief von Haagen an Gutzeit, der Brief lag in Nürnberg vor, dass er mit »Herrn Kalk, Herrn Büchner und Herrn Zukschwerdt« zusammen arbeite und dass er na-

[75] Wikipedia (28.2.2023).

[76] The Medical Case, Vol. I, S. 496 (Original englisch).

türlich schon mit Herrn Kalk arrangiert [habe], »dass wir diese Art von Experimenten mit unserem Material vornehmen werden«.[77]

Nach dem Krieg war Zukschwerdt bis 1948 in amerikanischer Internierung. Danach als »Prof. z. Wv.« Chefarzt in einer Göppinger Klinik.[78] Ab 1954 war Zukschwerdt Chefarzt in Bad Oeynhausen. Er wurde im April 1955 von dem CDU-Senator für das Schul- und Hochschulwesen in Hamburg, Hans Wenke, während einer vierjährigen CDU-Regierung in der Hansestadt zum Direktor der chirurgischen Universitätsklinik Hamburg-Eppendorf berufen. Hans Wenke galt als »antisemitischer Erziehungswissenschaftler« und »verherrlichte den Führerkult in der Nazi-Pädagogik«. An der Person Hans Wenke entzündete sich 1967 die Studentenbewegung in Hamburg. Das bekannte Transparent »Unter den Talaren Muff von 1000 Jahren« galt auch Hans Wenke. Ludwig Zukschwerdt wurde später Dekan der medizinischen Fakultät. Ich habe Mitte der 1960er Jahre seine Vorlesungen gehört. Er war ein großer mächtiger Mann mit patriarchalischer Attitüde. Er machte im Hörsaal gefürchtete Anwesenheitskontrollen und rief die Studierenden runter zu sich und befragte sie coram publico. 1966 war Zukschwerdt Präsident der Deutschen Gesellschaft für Chirurgie. 1968 wurde er emeritiert.

Ergebnisse

Die Gruppe der NS-Wissenschaftler weist gegenüber KZ- oder Euthanasie-Ärzten einige Besonderheiten auf. Allerdings sind die Fallzahlen dieser Gruppe sehr klein, so dass die Interpretationen mit Vorsicht zu bewerten sind (Tab. 10).

Die Gruppe der NS-Wissenschaftler stammte häufiger als die anderen beiden Arzt-Gruppen aus der Oberschicht, gemessen am Beruf des Vaters

[77] Ebenda, S. 506 (Original englisch). Erstaunlich ist, dass für die avisierten Versuche ein Chirurg, nämlich Zukschwerdt, gebraucht wurde. Eine Leberpunktion zur Gewinnung von Lebergewebe macht üblicherweise ein Internist. Oder sollten größere Leberteile heraus operiert werden? Wozu wurde ein Chirurg benötigt? Den Brief druckten Mitscherlich & Mielke in ihrer ersten Dokumentation über den Nürnberger Ärzteprozess ab. Franz Büchner [siehe unten] bezeugte, dass es sich um Experimente an Mäusen gehandelt habe und nicht an Menschen. Warum aber brauchte man einen Chirurgen, wenn es galt, Mäuselebern zu sezieren? Mitscherlich, A./Mielke, F.: Das Diktat der Menschenverachtung, Verlag Lambert Schneider, Heidelberg 1947, S. 71; Peter, J.: Der Nürnberger Ärzteprozess, LIT Verlag, Münster/Hamburg 1994, S. 174–176.

[78] Härtling, P.: Leben lernen. Erinnerungen, Kiepenheuer & Witsch, Köln 2003, S. 125.

Tab. 10: Stichproben des Untersuchungssamples der Wissenschaftler mit KZ-Experimenten

hiesige Untersuchungsgruppe Wissenschaftler (n = 39)
davon: biografische Daten *vor* der NS-Zeit bekannt (n = 26)
davon: Beruf des Vaters bekannt (n = 16)

(Tab. 11). Von insgesamt 97 NS-Ärzten sind die Berufe ihrer Väter bekannt, verteilt auf die einzelnen Gruppen ergeben sich folgende Zahlen: 53 Berufe von Vätern von Euthanasie-Ärzten, 28 Berufe von Vätern von KZ-Ärzten und 16 Berufe von Vätern von NS- Wissenschaftlern.

Die Darstellung der väterlichen Berufe ergibt, dass sechs NS-Wissenschaftler (von 16) einen Arzt zum Vater hatten, einer davon war sogar Pathologieprofessor. Unter Einbezug des Großgrundbesitzers der Familie Verschuers und unter Einbezug eines väterlichen Architekten (eines Angehörigen der freien Berufe) kam die *Hälfte* der Wissenschaftler aus der Oberschicht. Fast die andere Hälfte stammte aus der Mittelschicht (obere und untere zusammen). Bei den anderen beiden untersuchten Arztgruppen (Euthanasie bzw. KZ) stammte jeweils nur *ein gutes Viertel bis ein knappes Drittel* aus der Oberschicht. Zwei NS-Wissenschaftler hatten Handwerker zu Vätern (einer davon war ein Schweizer Gipsermeister). Aus der Arbeiterschicht kam kein Vater. Bezüglich der Herkunft aus der Unterschicht gab es kaum Unterschiede bei den NS-Ärzten: Die Unterschicht spielte keine Rolle bei ihrer Herkunft!

Dass die NS-Wissenschafter – weil älter als die beiden anderen Arztgruppen – häufiger Teilnehmer des Ersten Weltkriegs waren, verwundert nicht (Tab. 12). Die Hälfte der NS-Wissenschaftler (14 von 26 Personen) war 1914-18 im Krieg. Sie empfanden es sicher wie viele andere als »Schmach«, den Krieg verloren zu haben. Doch trotz der eindeutigen Niederlage des kaiser-

Tab. 11: Soziale Schicht der Herkunftsfamilie (Beruf des Vaters) von NS-Wissenschaftlern (n = 16) im Vergleich zu Euthanasie-Ärzten (n = 53) und KZ-Ärzten (n = 28)

	Euthanasie-Ärzte (n = 53)	**KZ-Ärzte** (n = 28)	**NS-Wissenschaftler** (n = 16)
Beruf des Vaters			
Oberschicht	15	8	Ärzte (6), Architekt (1), Großgr. (1)=8
Obere Mittelschicht	18	12	Musikdirektor (1), Lehrer (1)=2
Untere Mittelschicht	17	7	Komm./Post/Forst (3), Bauer (1)=4
Obere Unterschicht	2	1	Handwerker (2)=2
Untere Unterschicht	1	0	0

Tab. 12: Teilnahme am Ersten Weltkrieg und Mitgliedschaften in paramilitärischen oder politischen Organisationen in der Weimarer Republik von NS-Wissenschaftlern (n = 26), KZ-Ärzten (n = 50) und männlichen Euthanasie-Ärzten (n = 57). Merkmalsangaben absolut.

	1.Weltk.	Freik.	NSDAP	SA/SS	a.P.	NSDStB	Stahlh.	Korp.	HJ
KZ (n=50)	8	7	17	12	0	3	2	7	1
EU (n=57)	10	8	18	14	3	3	1	8	2
Wiss. (n=26)	14	7	5	2	1	0	0	7	0

Legende: 1.Weltk. = Erster Weltkrieg; Freik. = Freikorps; a.P. = andere Partei; Stahlh. = Veteranenverband Stahlhelm; Korp. = studentische Korporation; HJ = Hitlerjugend; EU = Euthanasie-Ärzte; KZ = KZ-Ärzte

lichen Deutschlands beschworen viele Ärzte die großen Leistungen der Sanitätsoffiziere. Immer wieder wurde in Publikationen die Unfehlbarkeit der deutschen Militärärzte herausgestellt und mit dem vermeintlichen Versagen der Politiker verglichen. Solche Veröffentlichungen stützten den Mythos von der ärztlichen Omnipotenz.[79] Eine kritische Reflexion des Kriegsgeschehens fand bei den meisten Ärzten nicht statt.

Die NS-Wissenschaftler waren auch tendenziell häufiger in einem paramilitärischen Kampfverband aktiv als die anderen NS-Ärzte-Gruppen. Sieben NS-Wissenschaftler (von 26), aber nur acht Euthanasie-Ärzte (von 57) und nur sieben KZ-Ärzte (von 50) kämpften in einem solchen. Abgerundet ergeben sich folgende Häufigkeiten: Gut ein Viertel der Wissenschaftler, aber nur jeweils ein Sechstel bis ein Siebtel der späteren KZ-Ärzte bzw. der späteren Euthanasie-Ärzte waren Angehörige eines Freikorps oder einer vergleichbaren paramilitärischen Organisation.

Auch dies entspricht wie schon erwähnt den Erfahrungen. Dass sich nämlich die Freikorps häufiger aus der *Frontkämpfer*generation rekrutierten und seltener aus der *Kriegsjugend*generation.[80] Beispiele für eine solche Karriere sind: Otmar Freiherr v. Verschuer war erst Offizier im Ersten Weltkrieg und dann in der Republik Mitglied im berüchtigten Marburger Studentenkorps von Bogislav v. Selchow. Karl Gebhardt war in der Monarchie Offizier im Ersten Weltkrieg und in der Republik Angehöriger erst des Freikorps Epp

[79] Schmiedebach, H.-P.: Der Arzt als omnipotenter Kämpfer – zur Militarisierung in der Medizin vor 1933, in: Thom/Rapoport 1989, S. 160–163.

[80] Pomplun 2023, S. 281.

und dann des Freikorps Oberland. Ernst Holzlöhner war Kriegsteilnehmer und danach in mehreren Freikorps aktiv und zuletzt im »Bund Oberland«. Gerhard Rose, Kriegsteilnehmer, war Angehöriger des berüchtigten Freikorps Roßbach. Eigentlich stellt man sich Ärzte anders vor: eher friedfertig und bemüht um eine Integrität des menschlichen Körpers statt eines »draufgängerischen Landsknechtsgehabes«.[81]

Die Assoziation von »Teilnahme am Ersten Weltkrieg« und »Freikorpsaktivität« erstaunt also nicht. Jan-Philipp Pomplun verweist darauf, dass viele Freikorps-Angehörige zuvor Kriegserfahrungen hatten: Er hat an einem eigenen Sample berechnet, dass von den Freikorps-Mitgliedern mehr als ein Drittel (39%) noch im Ersten Weltkrieg kämpfte, weniger als ein Drittel (31%) hatte keine Kriegserfahrung mehr, während ihm von 30% jegliche Angaben dazu fehlten.[82] Insbesondere die Offiziere der Freikorps hätten alle schon im Ersten Weltkrieg gekämpft.[83] Typischerweise waren Offiziere des Ersten Weltkriegs anschließend in Freikorps und fungierten häufig als Namensgeber dieser Freiwilligenverbände.[84]

Das Freikorps war für diese *Frontkämpfer*generation kein Ersatz für das verpasste Soldatensein, sondern die Fortsetzung für eine Revanche. Ersatz für den Krieg war die Freikorps-Aktivität aber sicher für den 1910 geborenen Otto Bickenbach, dem späteren Internisten und Professor der Straßburger Reichsuniversität, der an Häftlingen aus dem KZ Natzweiler/Struthof mit Kampfstoffen experimentierte. Er war nicht mehr eingezogen worden und gehörte zur *Kriegsjugend*generation und war Angehöriger des Freikorps Paul Lettow-Vorbeck und der Brigade Ehrhardt.

Der Adel spielte in den Freikorps anders als im wilhelminischen Heer keine besondere Rolle; insofern waren Otmar v. Verschuer und Bogislav v. Selchow eher die Ausnahmen.[85] Der Adel zog sich auf seine Ländereien zurück. Er hatte es nicht nötig, nach Landsknechtsart durch die Gegend zu streifen. Adlige kamen auch unter den Naziärzten kaum vor. Nur insgesamt vier Adlige wurden bislang erwähnt: neben Otmar Freiherr v. Verschuer wurde der KZ-Arzt von Bodmann genannt; ferner Ortrud von Lamezan, eine junge Euthanasie-Ärztin. Der vierte Adlige war der erwähnte KZ-Arzt Erwin Ding-Schuler, der ein unehelicher Sohn des Kolonialarz-

[81] Ebenda, S. 248.
[82] Ebenda, S. 175.
[83] Ebenda.
[84] Ebenda, S. 75–90.
[85] Ebenda, S. 90.

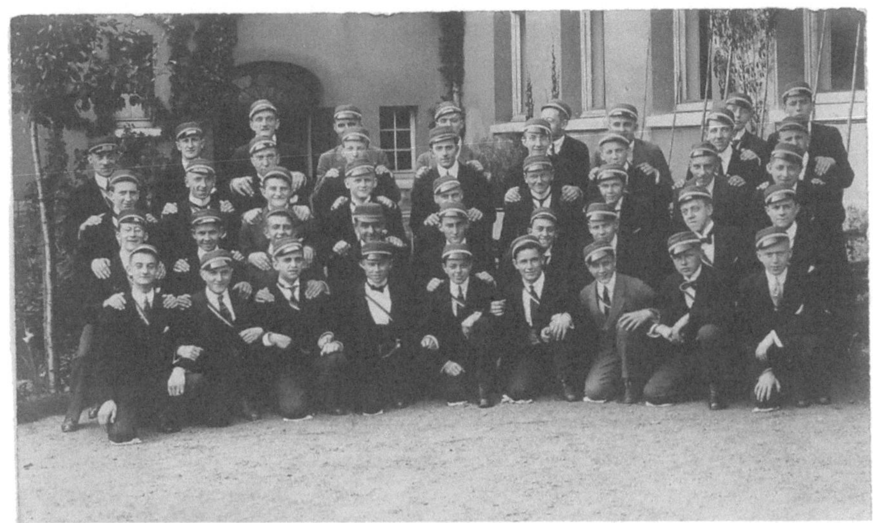

Historische Postkarte einer studentischen Verbindung von 1920 mit Farben tragenden Studenten mit Mütze, Band und Taschentuch unterm Knie.

tes Carl Freiherr von Schuler war. Bodmann und Ding-Schuler nahmen sich nach Kriegsende das Leben.

Sieben Wissenschaftler (von 26) waren in einer studentischen Korporation.[86] Diese Mitgliedschaft war entsprechend der Tabelle 12 häufiger als bei den anderen beiden Arztgruppen: Denn von den NS-Wissenschaftlern war gut ein Viertel in einer studentischen Verbindung, von den Euthanasie-Ärzten und von den KZ-Ärzten aber jeweils nur etwa ein Siebtel (acht von 57 bzw. sieben von 50). So erstaunlich sind diese Unterschiede nicht, denn studentische Verbindungen dienten besonders zu Beginn der Weimarer Republik durch das Prinzip der Bundesbrüder und der Alten Herren der Berufskarriere. Jeweils drei NS-Wissenschaftler waren entweder Mitglieder von »satisfaktionsfähigen« Corps oder Burschenschaften, und einer (Hermann Eyer) gehörte einer katholischen, nicht schlagenden Verbindung an. »Satisfaktion« meinte ein symbolisches Duell. Zur Symbolik gehörte, dass gefochten, nicht geschossen wurde. Immer war ein Arzt zugegen, der das Spektakel abbrechen konnte, wenn zuviel Blut floss.

[86] Michael Mauke: Geschichte der Korporationen 1918–45, Korporationsverbände 1921, unveröffentlichte Liste (o. J.); erstellt für den SDS. Dank an Heinz Grossmann für die Kopie der Liste.

Bei den NS-Wissenschaftlern kam keine Mitgliedschaft im NS-Studentenbund in Frage. Der NS-Studentenbund gewann erst zum Ende der Republik hin an Bedeutung.

Die NS-Wissenschaftler hatten keine besondere Affinität zur Nazipartei (siehe Tab. 12). Während von den späteren KZ- oder Euthanasie-Ärzten entweder 17 Personen (von 50) oder 18 (von 57) bereits vor der NS-Machtübernahme der Nazipartei beitraten, taten dies nur fünf Wissenschaftler (von 26). Einer davon, ein Österreicher, trat vor 1938 in die NSDAP ein: Bei den österreichischen Ärzten wird die Ära vor Beginn der Nazizeit mit der Zeit bis 1938, bis zum »Anschluss«, berücksichtigt. Das heißt also, dass nur etwa jeder fünfte NS-Wissenschaftler so früh NSDAP-Mitglied wurde, aber etwa jeder dritte KZ-Arzt oder Euthanasie-Arzt.

Ein Arzt (von 26 Wissenschaftlern) war allerdings *vor* der Nazizeit in einer anderen Partei als der NSDAP, nämlich in der »national« und völkisch orientierten liberalen Deutschen Volkspartei (DVP). Das stimmt mit dem üblichen ärztlichen Verhalten überein. Denn Ärzte sind wie schon gesagt selten Mitglieder von Parteien, sie ettikettieren sich selbst als »unpolitisch«. Umso mehr fällt auf, dass so viele KZ-Ärzte und auch so viele Euthanasie-Ärzte zu einer so frühen Zeit in die NSDAP eintraten, als dies noch absolut freiwillig war und unter keinem Druck geschah und auch nicht die Karriere begünstigte.

Auffällig ist ebenfalls, dass die NS-Wissenschaftler vergleichsweise selten frühe Mitglieder von SA oder SS waren. Während von den KZ-Ärzten bzw. den Euthanasie-Ärzten jeweis 12 bzw. 14 Personen (das war jeweils ein Viertel) frühe Mitglieder von SA/SS waren, gingen nur zwei von 26 NS-Wisenschaftlern (also weniger als ein Zehntel) vor 1933 in eine dieser Nazi-Organisationen. Der Befund widerspricht dem Trend insofern, als Jan-Philipp Pomplun aufzeigt, dass eine enge Beziehung bestand zwischen Freikorps-Aktivität und anschließender Mitgliedschaft entweder in der SA oder in der SS.[87] Eine Mitgliedschaft im Stahlhelm, dem »Bund der Frontsoldaten«, was eine Veteranenvereinigung war, war ebenfalls bei den NS-Wissenschaftlern nicht angesagt.

Etliche NS-Wissenschaftler hatten militärische Erfahrungen, sei es durch ihre Kriegsteilnahme oder durch die Betätigung bei Paramilitärs. Vielleicht hat diese kriegerische Sozialisation die Wissenschaftler besonders geprägt? Denn die Experimente, die von diesen NS-Wissenschaftlern durchgeführt wurden, waren in keinem Grad weniger grausam oder weniger brutal als die von den jüngeren »KZ-Lagerärzten« gemachten Versuche. Die KZ-Lagerärzte waren

[87] Pomplun 2023, S. 238, 247, 266, 272 u. 274.

im Mittel zehn Jahre jünger als die NS-Wissenschaftler – die These, dass jüngere Männer aggressiver sind als ältere, bestätigte sich hier nicht. Man denke nur an die Skelettsammlung des Straßburger Anatomie-Professors August Hirt, bei der Skelette und abgetrennte Gliedmaßen und abgetrennte Köpfe in Bottichen lagerten, als die Alliierten sie fanden. Hirt ließ sich extra jüdische Frauen aus Auschwitz kommen und tötete sie für seine Skelettsammlung. Oder man denke an die grausamen, zum Teil tödlichen Höhenversuche oder Unterkühlungsversuche der Luftwaffenärzte in Dachau. Oder daselbst an die »Meerwasser«-Versuche an »Zigeunern«, die nur salziges Meerwasser zu trinken bekamen. Oder an die massenhaften Infektionen mit Fleckfieber oder Malaria in den KZ, veranlasst durch RKI- oder IG-Forscher, weil die Wehrmacht Impfstoffe brauchte. Oder an Claubergs Sterilisationsversuche an weiblichen Häftlingen in Auschwitz, denen er entzündungsfördernde Mittel in die Gebärmutter spritzte. Er suchte nach einer Methode, um möglichst schnell möglichst viele Slawinnen unfruchtbar zu machen. Sie sollten in den besetzten Ländern arbeiten und sich nicht vermehren. Oder an Verschuers Kooperation mit Mengele in Auschwitz, der ihm ausgekochte Skelette von Zwergen und Mißbildungen und herausoperierte Augäpfel von Personen, deren beide Augen unterschiedliche Farben hatten, ins Dahlemer Kaiser-Wilhelm-Institut schickte mit dem Postvermerk »Dringend«. Es war ganz offensichtlich so, dass eine inhumane Experimentierwut an Menschen auch nicht notwendigerweise an ein NSDAP-Mitgliedsbuch gebunden war – Verschuer trat erst nach Kriegsbeginn, 1940 oder 1941, in die NSDAP ein, der RKI-Forscher Claus Schilling nie. Die Bereitschaft, brutale Humanversuche an Unfreiwilligen zu machen, war aber vielleicht gebunden an eine blutrünstige Sozialisation in Krieg, Freikorps und schlagender Verbindung. Da floss fast überall Blut.

Bemerkenswert ist der Geburtsort der NS-Wissenschaftler. Knapp jeder Dritte (nämlich acht von 26) kam aus den »Randgebieten« des Deutschen Reichs. Die häufige Herkunft von den »Rändern« Deutschlands teilte die Gruppe der NS-Wissenschaftler mit der KZ-Ärzte-Gruppe. Die Tabelle 13 zeigt die Vergleichszahlen. Demnach wurde ebenfalls fast jeder dritte KZ-Arzt

Tab. 13: Herkunft von NS-Ärzten (n= 149) aus einem deutschen »Randgebiet« Angaben absolut (in Prozent)

KZ-Ärzte (n = 50)	14 (= 28%)
Euthanasie-Ärzte (n = 73)	16 (= 22%)
Wissenschaftler (n = 26)	8 (= 31%)
Summe (n = 149)	**38 (= 26%)**

in einer Grenzgegend geboren, aber nur knapp jeder fünfte Euthanasie-Arzt war ein »Grenzgänger«. Insgesamt kam gut ein Viertel (26%) des gesamten untersuchten Samples der NS-Ärzte aus einem Randgebiet des Deutschen Reichs.

Vier NS-Wissenschaftler kamen aus dem Osten, aus Ostpreußen, dem Memelland, Riga oder Danzig. Seit dem Versailler Vertrag unterstand Danzig dem Völkerbund (der Konflikt um Danzig wird den Zweiten Weltkrieg entfachen), das Memelland gehörte seit 1918 zu Litauen (im März 1939 wird Litauen das Memelland ans Deutsche Reich zurückgeben, dann gilt bald wieder »Von der Maas bis an die Memel ...«). Ostpreußen war seit Ende des Ersten Weltkriegs nur über einen Korridor, durch den plombierte Züge fuhren, mit dem »Reich« verbunden. Und in Riga lebten wie im gesamten Baltikum viele »Volksdeutsche«, die sich vor der russischen Revolution fürchteten. Die Freikorpskämpfe im Baltikum richteten sich nicht gegen innerdeutsche Aufstände, sondern gegen das Ausland. Gerade die Kämpfe in der lettischen Metropole sollen besonders grausam gewesen sein.[88] Jedenfalls garantierte die Herkunft aus diesen östlichen Gebieten eine »deutschnationale« Gesinnung, eine »Überwertigkeit« des Deutschtums und eine permanente Bereitschaft, für die Heimat zu kämpfen und sie zurück ins Deutsche Reich zu holen oder zu verhindern, dass sie abgespalten wurde. Auf Ernst Holzlöhner, Ordinarius in Kiel und Luftwaffenarzt, der aus dem ostpreußischen Insterburg stammte und Angehöriger des »Bund Oberland« war, wurde bereits hingewiesen. Ebenfalls auf Gerhard Rose, der aus Danzig gebürtig und Mitglied des Freikorps Roßbach war, das in Oberschlesien kämpfte, außerdem ins Baltikum zog und polnische Separatisten bei Posen angriff.[89]

Ein anderer Luftwaffenarzt, Konrad Schäfer, der im Forschungsinstitut für Luftfahrtmedizin des Reichsluftfahrtministeriums beschäftigt war, wurde im Elsass geboren. Er war an den Experimenten mit »Meerwasser« an »Zigeunern« in Dachau beteiligt. Er wuchs vermutlich mit denselben Gedanken der Revanche gegenüber Frankreich auf wie andere deutschstämmige Elsässer, die forderten »Von der Maas bis an die Memel ...« Andere gebürtige Elsässer waren der Hartheimer Euthanasie-Arzt Renno und Hitlers Begleitarzt Karl Brandt, über deren Herkunft aus dem Elsass und über deren Ressentiments bereits oben berichtet wurde.

Zwei NS-Wissenschaftler stammten aus der Habsburger Monarchie (einer aus Österreich, einer aus Prag). Der oben genannte Österreicher Beiglböck

[88] Ebenda, S. 169.

[89] Ebenda, S.169, 207 u. 212.

trat schon vor dem Anschluss Österreichs ans Deutsche Reich sowohl in die verbotene NSDAP als auch in die verbotene SA ein. Er studierte bei dem aus Prag gebürtigen Internisten Eppinger, der an den »Meerwasser«-Experimenten in Dachau beteiligt war.

Der letzte, achte, NS-Wissenschaftler, der »vom Rand« Deutchlands kam, war bei seiner Geburt Schweizer Staatsbürger. Denn der Vater von August Hirt war gebürtiger Schweizer. Nun gehörte zwar die Schweiz nie zu den von Deutschland begehrten Gegenden. Aber eins fällt auf: dass nämlich der (zunächst) oberste NS-Gesundheitspolitiker Leonardo Conti, der schließlich von Karl Brandt verdrängt wurde, ebenfalls gebürtiger Schweizer war. Beide, sowohl der Straßburger Anatom Prof. August Hirt als auch der Reichsgesundheitsführer Leonorado Conti, hatten Schweizer Väter. Sie erhielten beide erst in den 1920er Jahren die begehrte deutsche Staatsbürgerschaft.

Fünf der acht »wissenschaftlichen Grenzgängern« waren im Auftrag der Luftwaffe unterwegs. Drei von ihnen wurden im Nürnberger Ärzteprozess angeklagt, zwei nur deshalb nicht, weil der eine, Holzlöhner, sich vorher umgebracht hatte und der andere, Hippke, versteckt und unauffindbar war.

Im Nürnberger Ärzteprozess wurden insgesamt 20 Ärzte (und drei Nicht-Ärzte) angeklagt. Dabei war die größte Gruppe unter den angeklagten Ärzten die Gruppe der »Luftwaffenärzte«: Acht angeklagte Ärzte unterstanden der Luftwaffe.[90] Die »Luftwaffenärzte« stellten besonders grausame Experimente mit Häftlingen an, meist ging es um luftwaffenspezifische Sachverhalte und um kriegstechnische Inhalte. Mehrmals trafen diese kriegerischen Ambitionen mit »überwertigen nationaldeutschen« Gesinnungen der Grenzlandabkömmlinge zusammen. Deren Humanexperimente berücksichtigten militärische Zwecke. Die Experimentierer unterstützten Kriegsziele.

Wenngleich die Gruppe der NS-Wissenschaftler und die Gruppe der KZ-Ärzte ähnlich häufig »Grenzgänger« waren, so unterscheiden sich diese beiden Gruppen ansonsten aber wesentlich durchs Alter. Die Gruppe der NS-Wissenschaftler vertritt die Gruppe der Frontkämpfergeneration, die Gruppe der KZ-Ärzte die Kriegsjugendgeneration. Die Gruppe der Wissenschaftler ähnelt im Alter eher – siehe unten – der Gruppe der Widerständler. Umso wichtiger ist es deshalb, Unterschiede in den frühen Biografien zwischen Wissenschaftlern, die KZ-Versuche durchführten oder veranlassten, und ärztlichen Widerständlern aufzuspüren. Gibt es solche?

---

[90] Benzenhöfer, U.: Die Auswahl der Angeklagten, in: Deutsches Ärzteblatt 93: 1996, S. B-2289–2291.

5. Welche sozialen Merkmale haben NS-Widerständler?

»Das Problem war doch nicht, was unsere Feinde taten, sondern was unsere Freunde taten.« Hannah Arendt

In einem Fernsehinterview in den 1960er-Jahren sagte Hannah Arendt (1906–1975), dass der Antisemitismus zum Ende der Weimarer Republik und zu Beginn der Nazizeit stark zugenommen habe. Plötzlich seien alle ihre Freunde weggewesen, und sie habe völlig allein dagestanden. Um sie herum sei ein Hohlraum gewesen.

Doch es gab immer einzelne Menschen, die sich dem Antisemitismus widersetzten und die der nationalsozialistischen Gesinnung widerstanden. Wer aber war ein Widerständler? Nur derjenige, der erkennbar aktiven Widerstand gegen das Naziregime leistete?

Noch einmal Hannah Arendt, die vor dem Naziterror in die USA fliehen konnte. Sie schrieb, wie die Möglichkeit der Untergrundarbeit davon abhing, dass niemand mehr wissen konnte, wer Nazi sei und wer nicht, dass es keinerlei sichtbare Unterscheidungsmerkmale mehr gab.[1]

Wer nur einfach »dagegen« war, sich nicht äußerte, sondern in die »innere« Emigration ging, war sicherlich kein Widerständler. Wer schwieg, leistete keinen Widerstand. Der Schriftsteller Uwe Johnson sagte, »innere Emigration sei feuchter Kehricht«.[2]

Es gab etliche Ärzte, die still halfen, unbemerkt von einer Öffentlichkeit. Denn nur im Geheimen war oftmals möglich, manche Patienten, die eigentlich vonseiten der Machthaber keinerlei ärztliche Hilfen hätten haben sollen, zu versorgen und ihnen Medikamente zukommen zu lassen. Aber diese humanen menschenfreundlichen ärztlichen Tätigkeiten waren kein Widerstand. Sie schadeten dem System nicht. Auch die einzelnen Euthanasie-Verweigerer waren keine Widerständler: Sie verweigerten im Stillen, ihnen wurde auferlegt zu schweigen. Denn das Regime konnte gut einige Verweigerer verkraften.

---

[1] Schley, F.: Die Verteidigung, dtv Verlagsgesellschaft, München 2023, S. 204f.
[2] Ebenda, S. 53.

War Curt Emmrich (1897–1975) ein Widerständler? Wohl eher nicht. Er stammte zwar aus keiner wohlhabenden Familie. Er war als Soldat im Ersten Weltkrieg als kaum Zwanzigjähriger Führer einer Maschinengewehrkompanie. Er freundete sich mit dem Offizier Arnold Friedrich Freiherr Vieth von Golßenau (1889-1979) an, der sich später als Schriftsteller Ludwig Renn nannte. Dieser war der Befehlshaber: Und das »Maschinengewehrfeuer ratterte los [...] die französischen Schanzer hatten Dutzende von Toten und Verwundeten gehabt«.[3] Emmrich studierte »später Medizin, verdiente sich mühsam durch Feuilletons etwas dazu, lernte Chinesisch, verkaufte in China deutsche Medikamente und verfasste als Peter Bamm mehrere Bücher.«[4] Er bewachte nachts für Geld die vornehmen Villen der Berliner im Grunewald und studierte tagsüber an der Universität. Er wurde 1923 approbiert.[5] Ludwig Renn schrieb: »Emmrich, den ich zufällig traf, sagte: Aber ich habe da etwas gelesen, das ›Kommunistische Manifest‹ von Marx. Das ist mal was! Nicht das pflaumenweiche Gesabber der Sozialdemokraten. Du solltest das lesen!« Curt Emmrich arbeitete zu Beginn der NS-Zeit in einem Hamburger Krankenhaus und wunderte sich, wie schnell in der eher NS-skeptischen Hansestadt die Ärzte der Klinik braune oder schwarze Uniformen in der Kantine trugen.[6] Aber nicht der arme Curt Emmrich wurde zum Naziwiderständler, sondern der adlige Ludwig Renn. Dieser wurde nach dem Reichstagsbrand sofort am 28.2.1933 als Kommunist verhaftet.[7]

Im Zweiten Weltkrieg war Curt Emmrich als Kriegschirurg an der sowjetischen Front auf der Krim. Er beschrieb in seinem Bericht »Die unsichtbare Flagge«,[8] wie er in Sewastopol entgegen den Vorschlägen seines Kommandanten russische Verwundete ärztlich versorgte. Die sowjetischen Soldaten lagen verletzt auf den Schlachtfeldern herum, manche schon tagelang. Der Kommandant, ein Wiener, hatte in seinem »charmanten« Österreichisch vorgeschlagen, die russischen Verletzten zu erschießen. Curt Emmrich hielt sich jedoch an das, was Henri Dunant (1828–1910) in die Wege geleitet hatte, nachdem er im Juni 1859 die Schreie der Verwundeten auf dem Schlachtfeld

---

[3] Renn, L.: Anstöße in meinem Leben, Aufbau-Verlag, Berlin (DDR)/Weimar 1982, S. 338–340.

[4] Ebenda, S. 341.

[5] Verz. 1937, S. 364.

[6] Kater 2000, S. 103.

[7] Kantorowicz, A.: Der Reichstagsbrand: Auftakt zur Weltbrandstiftung, in: Friedrich, Th. (Hrsg.), 1933. Ein Lesebuch, LitPol Verlagsgesellschaft, Berlin (West) 1980, S. 91–101.

[8] Bamm, P.: Die unsichtbare Flagge, Kösel-Verlag München 2007, 17. Aufl., S. 141.

von Solferino gehört hatte. Durch Henry Dunants Initiative wurde die Genfer Konvention verabschiedet, die seitdem vorsieht, dass in Kriegszeiten die Neutralität der Sanitätsdienste geachtet und der Schutz der Kriegsgefangenen gewährleistet wird.[9]

Friedolf Kudlien mochte dieses »Räsonnieren« vonseiten Peter Bamms nicht als Widerständigkeit bezeichnen. Ein solches ärztliches Handeln sei typisch gewesen für viele human denkende deutsche Ärzte, aber es habe letztlich nicht zu einer Gegnerschaft des NS-Regimes geführt, sondern es eher stabilisiert.[10] Peter Bamm gab zu, die Kastenwagen gesehen zu haben, in denen die jüdische Zivilbevölkerung in Russland vergast wurde. »Wir wussten das. Wir taten nichts. Jeder, der wirklich protestiert hätte, wäre 24 Stunden später verhaftet worden und verschwunden.«[11]

Als Kriegschirurg war Peter Bamm verpflichtet, Selbstverstümmeler anzuzeigen. Er tat es in einem Fall *nicht*. Ein 18-jähriger Bauernjunge, der »noch nicht einmal einen richtigen Bart hatte« und der angesichts der Kampfhandlungen völlig überfordert war, lag wegen eines Handdurchschusses, den er sich selbst beigebracht hatte, auf Bamms OP-Tisch. Aber Peter Bamm sagte auch, dass »diese Methode« (eine Selbstverstümmelung, die mit dem Tode bestraft wurde, nicht zu melden) »im weiteren Verlauf der Winterkämpfe unmöglich beizubehalten war«.[12]

Emmrich/Bamm war vielleicht ideologisch ein Nazigegner, aber er hat nie wirksamen Widerstand gegen das NS-Regime geleistet.

Valentin Senger (1918–1997) war ein Frankfurter Junge jüdischer Abstammung. Er lebte mit seiner Familie im Versteck. Er bekam unerträgliche Bauchschmerzen und brauchte ärztliche Hilfe. Er suchte – es ging nicht anders – einen niedergelassenen Gastroenterologen auf, Dr. Kurt Hanf-Dreßler, Blittersdorffplatz 43. Dieser nun sah bei der Untersuchung die Beschneidung seines jungen Patienten. Er zeigte keine Überraschung, denn zu diesem Zeitpunkt waren bereits alle Juden aus Frankfurt am Main in den Osten deportiert worden. Hanf-Dreßler behandelte Valentin Senger und verordnete ihm eine Rollkur.[13] Wurde er damit schon zum Widerständler? Wohl eher nicht.

---

[9] Lucke, J.: Zwanzig Jahre lebte er in Paris unter Brücken, in: Ärzte-Zeitung vom 24.10.1990.

[10] Kudlien, F.: Formen ärztlicher Humanität im Dritten Reich, in: Rupprecht, T.M./Jenssen, C. (Hrsg.), Äskulap oder Mars? Donat Verlag, Bremen 1991, S. 349–358.

[11] Bamm 2007, S. 152.

[12] Ebenda, S. 250.

[13] Senger, V.: Kaiserhofstraße 12, Deutscher Taschenbuch Verlag, München 1996, 2. Aufl., S. 137–142. Kudlien vermutete, dass der Name Hanf-Dreßler möglicherweise von Senger

Fridolf Kudlien kritisierte diese stillen Helden, die heimlich im Verborgenen Juden geholfen hätten. Dadurch, dass dies nur im Verborgenen geschah, »sei dem Regime nicht geschadet worden«.[14]

Es gab unter Ärzten einige stille Helfer. Der Schriftsteller Wolfgang Koeppen (1906–1996) berichtete von seiner Musterung in Berlin. Er war im Ausland gewesen, und seine U.k.-Stellung, die er aus welchem Grund auch immer hatte, war aufgehoben worden. Nun musste er zu einem Musterungsarzt:[15]

»Da war ein Mann, der das leitete, ich wußte nicht, in welchem Rang, ob ein Oberarzt oder Oberst, ich wurde erst flüchtig untersucht, und dieser Mann hatte so ein Grosz-Gesicht, so mit Schmissen, und ich konnte mir denken, was da herauskommen würde; da geschah etwas Merkwürdiges. Der fragte mich mit militärischer Stimme, merkwürdigerweise, ›wollen Sie Soldat werden?‹ Ich war verwundert über diese Frage und weiß, dass fast alle Leute in dieser Situation gesagt haben: ›Ja, wir wissen nichts Schöneres, als Soldat zu werden!‹ Und ich sagte einfach: ›Nein!‹ Ich sagte ›Nein‹. Darauf stutzte er, und er sagte: ›Lassen wir ihn laufen.‹ Das ist tatsächlich passiert. Ich verneigte mich vor ihm und ging weg. Und das war mein Status eine ganze Weile. Ich war ›bedingt garnisonsverwendungsfähig‹ oder so etwas.«

Fridolf Kudlien (1928–2008) unterschied grundsätzlich den politisch motivierten Widerstand von dem nicht-politisch orientierten, der sich in berufsrechtlichen human-ethischen Taten äußerte.[16] Er machte fünf Arten von ärztlichen Widerständlern aus:[17]

1. Zur ersten Gruppe von Widerständlern gehörten Ärzte, die den Nationalsozialismus bereits vor 1933 abgelehnt hatten: Das waren jüdische Ärzte,

»verfremdet« wurde, denn der Name Hanf-Dreßler habe sich angeblich nicht im damaligen Frankfurter Adressen- und Arztverzeichnis gefunden, was aber nicht stimmt. Entsprechend des Verz. 1937 findet sich der Name Hanf-Dreßler auf S. 358 mit dem Hinweis, dass dieser 1928 approbiert wurde, Gastro-Enterologe war und seine Praxis – wie von Senger angegeben – am Blittersdorffplatz hatte. Hanf-Dreßler war lediglich Anwärter für die Mitgliedschaft im NSDÄB, ansonsten in keinem NS-Verband. Er starb 1971 (Kater 2000, S. 452).

[14] Anonymus (rws): Die »innere Emigration« ist meist nur eine Ausrede, in: Ärzte-Zeitung vom 7.12.1987.

[15] Koeppen, W.: Die Last der verlorenen Jahre, in: Treichel, H.-U. (Hrsg.), Wolfgang Koeppen. »Einer schreibt«. Gespräche und Interviews, Suhrkamp Verlag, Frankfurt am Main 1995, S. 208–220.

[16] Kater 2000, S. 134.

[17] Kudlien, F.: Probleme und Aspekte eines ärztlichen Widerstands gegen das »Dritte Reich«, in: Bussche, H. van den (Hrsg.), Anfälligkeit und Resistenz. Medizinische Wissenschaft und politische Opposition im »Dritten Reich«, Dietrich Reimer Verlag, Berlin/Hamburg 1990, S. 55–77.

kommunistische und sozialdemokratische. Diese Ärzte hatten schon vor 1933 ihre ablehnende Haltung gegenüber den Nazis kundgetan, insofern waren sie nach 1933 automatisch Feinde der neuen NS-Regierung. Das galt mit Sicherheit für die 850 Ärzte,[18] die am Ende der Republik Mitglieder des Vereins sozialistischer Ärzte (VsÄ) waren. Für die Nazis waren sie ungeprüft Feinde. Allerdings war diese Gruppe der »Linken« – im VsÄ waren kommunistische und sozialdemokratische Ärzte und solche »linken«, die keiner Partei angehörten – prozentual sehr klein. Zu Beginn der NS-Zeit gab es insgesamt (einschließlich der jüdischen) 52.000 Ärzte. Die »linken« VsÄ-Ärzte machten demnach 1,6% der Gesamtärzteschaft aus. Im VsÄ waren mehrheitlich (über 50%) Sozialdemokraten, und etwa 20% VsÄ-Mitglieder waren kommunistisch. Diese Kommunisten wurden meist schon Ende Februar 1933, nach dem Reichstagsbrand, verhaftet. Sie hatten gar keine Möglichkeit zum Widerstand. Die SPD-Angehörigen wurden noch 1933 aus dem öffentlichen Dienst entlassen. Ein Teil versuchte, in der Niederlassung zu überleben, sofern er eine Kassenzulassung bekam, ein anderer Teil versuchte zu emigrieren. Fast alle politisch »links« stehenden Ärzte waren jüdischer Herkunft. Sie packten 1933 ihre Koffer und sahen zu, dass sie rauskamen. Sie hatten kaum eine Chance, sich einer Widerstandsgruppe anzuschließen.

2. Die zweite Gruppe von Widerständlern, die Kudlien nannte, waren Christen. Es war eine Gruppe von Ärzten, die aus religiösen Gründen die Mitarbeit an dem mörderischen NS-Projekt verweigerte und aus berufsethischen humanitären Gründen Verfemten half. Unter den religiös motivierten Widerständlern fanden sich mehr Katholiken als Protestanten.
3. Eine dritte Gruppe von Widerständlern enthielt Ärzte, die durch persönliche Kontakte mit antinazistisch eingestellten Menschen, Lehrern oder Ausbildern, Professoren oder Doktorvätern oder ärztlichen Kollegen oder durch wen auch immer, zu einem widerständigen Handeln ermuntert wurden.
4. Etliche ärztliche Widerständler – vierte Gruppe – waren zuvor eifrige Befürworter des NS-Systems. Diese Widerständler kamen erst spät zu einer nazikritischen Position. Meist durch brutale Handlungen oder inhumane Maßgaben des Regimes, die diese Ärzte zuvor nicht für möglich gehalten hätten. Viele wurden erst zu Widerständlern, als sie den Krieg als verloren ansahen.

---

[18] Walter, F.: Sozialistische Akademiker- und Intellektuellenorganisationen in der Weimarer Republik, Verlag J.H.W. Dietz Nachf., Bonn 1990, S. 133.

Diese späten Widerständler traf dann aber die ganze Macht der Nazis, die zum Ende des Dritten Reichs hin immer brutalere Strafen verhängten.

5. Eine letzte Gruppe von Widerständlern machte Kudlien bei einem Kreis von Ärzten aus, die den Antisemitismus der Nazis und letztlich Vernichtung der Juden nicht akzeptierten. Häufig waren auch hierunter Personen, die zunächst dem Naziregime nicht ablehnend gegenüberstanden. Als aber im Dritten Reich der traditionelle Antisemitismus in unmenschliche Aktionen umgesetzt wurde, bekannte sich manch einer zum Widerstand. Darunter fanden sich auch Angehörige des öffentlichen Dienstes, Professoren, die entlassen wurden, weil sie mit einem jüdischen Ehepartner verheiratet waren. Professoren verloren wegen ihrer jüdischen Ehefrauen ihre Professuren. Ab da waren sie natürlich Gegner des Regimes. Manch einer wurde auch zum Widerständler.

Wenn »reichsdeutsche« Ärzte eine humanitäre ärztliche Hilfe aus einer berufsethischen Gesinnung heraus leisteten, wurden sie äußerst selten in ein KZ überstellt und nie mit der Höchststrafe bedroht. Der tschechische Arzt Jan Münz aus Prag schrieb 1989: »Es ist nicht bekannt, dass sich in Konzentrationslagern reichsdeutsche Ärzte unter den Häftlingen befunden hätten.«[19] Nur ganz wenige »reichsdeutsche« Ärzte wurden äußerst selten in ein KZ deportiert, und das auch nur, wenn sie *politischen* Widerstand leisteten, also nicht medizinisch-humanitären. Eine Gefahr für das Leben des Arztes bestand ebenfalls nur, wenn er *politisch* gegen den Nationalsozialismus agitierte. Einige sehr wenige – sehr wenige! – Ärzte wurden hingerichtet. Bekannt sind Hinrichtungen von fünf Ärzten, die sich politisch gegen das NS-Regime auflehnten. Die Nazis hatten erkennbar deutliche Hemmungen, die Höchststrafe über Mediziner zu verhängen. Offensichtlich fürchteten sie Protest vonseiten der Bevölkerung. Denn in den Augen der Bevölkerung gehörte es zur Berufspflicht von Ärzten, Hilflosen und Bedrängten zu helfen. Von daher ist es auch nicht glaubhaft, wenn Ärzte später behaupteten, sie hätten aus Angst vor KZ oder Hinrichtung gehandelt. Beide Strafen gab es für Ärzte – wie gesagt – äußerst selten!

Andererseits ist aber auch festzuhalten, dass ein *politischer* Widerstand gegen den Nationalsozialismus unter Ärzten auch äußerst selten war. Fridolf Kudlien formulierte es so: Es sei durch nichts zu belegen, dass deutsche Ärzte sich tausendfach gegen den Nationalsozialismus aufgelehnt hätten.[20]

---

[19] Münz 1989, S. 67.

[20] Kudlien , F.: Ärzte im Nationalsozialismus, Kiepenheur & Witsch, Köln 1985, S. 211.

Und Michael Kater ergänzte: »Im nationalsozialistischen Deutschland gab es keine größere Gruppe von Ärzten, die sich gegen das Regime gewandt habe.«[21]

Ein Widerstand von Ärzten konnte mit dem Entzug der Approbation geahndet werden. Damit war dem Arzt verboten, ärztlich tätig zu sein. Der Reichsminister des Innern erließ am 6. Juli 1936 Ausführungsbestimmungen zur Reichsärzteordnung (vom 13. Dezember 1935). Demnach konnte die ärztliche Bestallung [Approbation] zurückgenommen werden, »wenn dem Arzt die nationale und sittliche Zuverlässigkeit fehlt«.[22]

Geahndet werden konnte ein Widerstand auch mit der Verweigerung oder Zurücknahme der kassenärztlichen Zulassung. Dann konnte der niedergelassene Arzt keine Kassenpatienten behandeln, sondern nur noch Selbstzahler. Von denen gab es damals aber mehr als heute, so dass ein Überleben mit der Behandlung nur von Privatpatienten möglich war. Oder der widerständige Arzt wurde mit dem Entzug von Freiheit (Gefängnis, Zuchthaus) bestraft oder mit einer Aufhebung einer etwaigen U.k.-Stellung (also mit der Einberufung zur Wehrmacht an die Front) oder mit einer Strafversetzung ins besetzte polnische Generalgouvernement, also mit Maßnahmen, die jedenfalls in der Regel weder unmittelbar Leib noch Leben des gemaßregelten Arztes bedrohten.

Wenn die Wiener Ärztin Ella Lingens-Reiner [siehe unten] 1943 nach Auschwitz-Birkenau deportiert wurde, geschah das ausnahmsweise, weil sie einigen Wiener Juden zur Flucht ins Ausland verholfen hatte und weil sie im politischen Untergrund tätig war.[23] Sie war neben Lottie M., deren Anonymität Robert J. Lifton nicht lüftete, die einzige »deutsche« nicht-jüdische Häftlingsärztin in Auschwitz. Edmund Adam [siehe ebenfalls unten] wurde in ein KZ verbannt, nach Buchenwald, weil er eine Hakenkreuzfahne auf offenem Platz verbrannte und zahlreich gegen den Staat rebelliert hatte. Von einem vierten »reichsdeutschen« nicht-jüdischen Arzt, der in einem KZ inhaftiert wurde, berichtete Michael H. Kater: Etwa 1933 wurde der 60-jährige Ernst Wittern aus Eutin »wegen Verunglimpfung des Regimes und seiner Symbole in ein hastig improvisiertes Konzentrationslager in Holstein eingeliefert«.[24] Kater erwähnte ferner den katholischen österreichischen Gynäkologen Albert

[21] Kater 2000, S. 20.

[22] Deutschland-Berichte der Sozialdemokratischen Partei Deutschlands (Sopade), 3. Jg., Nr. 8 (August 1936), S. 1039.

[23] Segev, T.: Simon Wiesenthal. Die Biographie, Siedler Verlag, München 2010, S. 232f.

[24] Kater 2000, S. 136. Im Verz. 1937 (S. 289) ist Ernst Wittern für Eutin aufgeführt mit dem Vermerk, dass er 1897 approbiert wurde. Demnach hatte er 1937 noch praktiziert.

Tab. 14: Geburtsjahre von ärztlichen Widerständlern (n=63)

Name	Geburtsjahr
Adam, Alfred	1888
Adam, Edmund	1894
Altmann, Karl	1880
Benjamin, Georg	1895
Blank, Margarete	1901
Boenheim, Felix	1890
Brugsch, Theoror	1878
Büchner, Franz	1895
Burger, Max	1906
Daelen, Maria	1903
Degkwitz, Rudolf	1889
Dinand, Frithjof	1902
Doetsch, Rudolf	1894
Fetscher, Rainer	1895
Ganse, Robert	1909
Geiger, Alois	1890
Gelbke, Karl	1899
Gentzsch, Hans-Alfred	1903
Gettkant, Bruno	1877
Gietzelt, Fritz	1903
Glaser, Kurt	1892
Groscurth, Georg	1904
Hagen, Wilhelm	1893
Harms, Bruno	1890
Heubner, Wolfgang	1877
Hodann, Max	1894
Jaspers, Karl	1883
Jores, Arthur	1901
Kallab, Ferdinand	1888
Knack, Andreas	1886
Konitzer, Paul	1894
Krayer, Otto	1899

Name	Geburtsjahr
Kreiselmaier, Johannes	1892
Kronenberger, Paul	1903
Kühn, Wolfgang	1906
Leibbrand, Werner	1896
Lettow, Friedrich (Fritz)	1904
Lingens-Reiner, Ella	1908
Maase, Doris	1911
Mitscherlich, Alexander	1908
Müller, Helmut	ca. 1911
Niedermeyer, Albert	1891
Oeser, Erna	1889
Pagel, Gerhard	ca. 1887
Paul, Elfriede	1900
Pfältzer, Bernhard	1888
Platen, Alice von	1910
Pommer, Charlotte	1914
Rittmeister, John	1898
Schellworth, Grete[a]	1898
Schlag, Heinz	1908
Schlosser, Karl	1876
Schölmerich, Joseph	1913
Schwab, Hans	1910
Seitz, Walter	1905
Steinert, Albert	1886
Steude, Kurt	1914
Ströder, Josef	1912
Tietze, Albrecht	1901
Vonessen, Franz	1892
Winter, Kurt	1910
Zetkin, Konstantin (Kostja)	1885
Zutt, Jürg	1893

Quellen: Bromberger/Mausbach 1985 (Widerstand), S. 263–340; Kater 2000; Kudlien 1985, S. 210–245; Elsner 2016 (Betriebsärzte), S. 359–361; Elsner 2022, S. 36–67 u. 106; Ruprecht/ Jenssen 1991, S. 349–404; Orth, B.(Hrsg.): Gestapo im OP, Lukas Verlag, Berlin 2013; Baader, G.: Sozialhygiene im Nationalsozialismus – ihre Tradition und ihre Herausforderung, in: Bussche 1990, S. 1–22; Wikipedia (13.3.2023).

Abb. 4: Geburtsjahre von ärztlichen Widerständlern (n = 63), Anzahl absolut pro Jahrgang von 0 bis 4, Zeitraum 1871 bis 1916

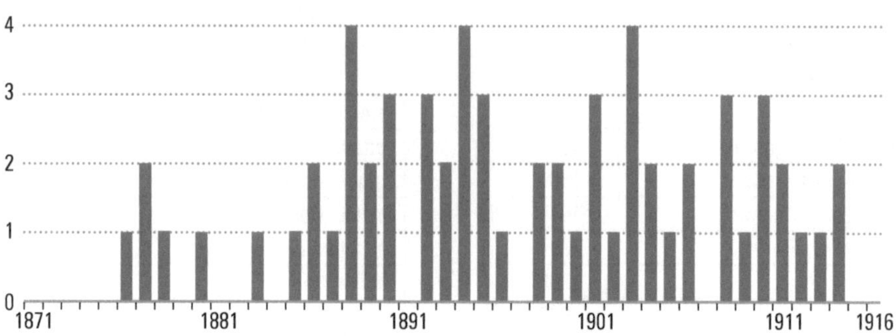

Niedermeyer, der sich den geforderten »eugenischen« Maßnahmen widersetzte und 1938 eine Strafe im KZ Sachsenhausen verbüßen musste.[25] (War das vor oder nach dem »Anschluss«? War er Ausländer oder »Großdeutscher«?) Dass ein Arzt, der weder Jude noch Ausländer oder Kommunist war, in einem KZ interniert wurde, geschah aber äußerst selten.

Von einigen Ärzten, die als Widerständler gegen die Naziherrschaft gelten, sind die Geburtsjahre bekannt (Tabelle 14). Mitberücksichtigt wurden Ärzte, die in den Internationalen Brigaden in Spanien kämpften.

Werden die Geburtsjahre der ärztlichen Widerständler in die Abbildung 4 eingetragen, so wird sichtbar, dass die Geburtsjahre der Widerständler verstreut innerhalb von knapp vier Jahrzehnten, von 1876 bis 1914, liegen. Trotzdem folgt die Kurve annähernd einer allerdings sehr flachen Gauß'schen Verteilung.

Der mittlere Wert (also der Median) der Geburtsjahre liegt bei diesen 63 ärztlichen Widerständlern bei 1898. Die Abbildung 5 vergleicht die Mediane der Geburtsjahre der vier Ärztegruppen chronologisch: Der Median der NS-Wissenschaftler-Gruppe wird für die Jahre 1898/99 errechnet, der Median der Euthanasie-Gruppe liegt bei 1903/04 und der Median der KZ-Gruppe bei 1908/09. Die Gruppe der ärztlichen Widerständler war somit im Mittel genauso alt wie die Gruppe der NS-Wissenschaftler, aber älter als die anderen zwei Ärztegruppen, als die KZ- und Euthanasie-Ärzte. Die Widerständler waren im Mittel zehn Jahre älter als die KZ-Ärzte. Sie ge-

[25] Kater 2000, S. 148.

Abb. 5: Median der Geburtsjahre von Widerständlern (n=63), NS-Wissenschaftlern (n=39), Euthanasie-Ärzten (n=148) und KZ-Ärzten (n=96)

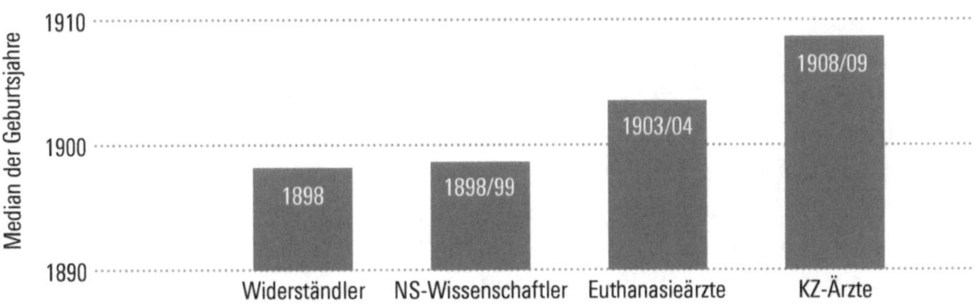

hörten einer anderen Generation an. Sie waren auch älter als die Euthanasie-Ärzte, im Mittel fünf Jahre.

Nun ist es natürlich so, dass junge Männer ein größeres Aggresssionspotenzial haben als ältere. Insofern könnte die Tatsache, dass die älteren Personen – zumeist Männer – zu Widerständlern wurden, damit erklärt werden, dass sie besonnener waren als die jungen. Die Nazi-Protagonisten waren allerdings besonders jung. Harald Welzer führte aus, »dass der Nationalsozialismus auf die im Altersdurchschnitt jüngste Funktionselite aller modernen Gesellschaften setzte«.[26] Von daher ist zu prüfen, ob es jenseits des biologischen Faktors des Alters soziale Einflüsse gibt, die diesen Unterschied begründen.

Ein Teil der Widerständler wurde noch in der Monarchie approbiert, erhielt also noch zur Kaiserzeit die staatliche Erlaubnis, den Arztberuf ausüben zu dürfen – wenn davon ausgegangen wird, dass die Ärzte wie üblich in einem Alter von 25 Jahren approbiert wurden. Wer vor 1893 geboren wurde, hatte sein Studium noch unter den Bedingungen des wilhelminischen Obrigkeitsstaats absolviert. Angenommen wird andererseits, dass ein Arzt, der nach 1893 geboren wurde, seine Approbation (mit 25 Jahren) erst nach Ende des Ersten Weltkriegs erhielt, also schon zur Republikzeit. Die Ärzte, die 1899 oder früher geboren wurden, hatten noch die Gräuel dieses Kriegs miterlebt. Manch einer zog als enthusiastischer Freiwilliger in den Krieg und kam als Pazifist zurück.

Vier Widerständler gehörten noch zur Gründerzeitgeneration, das war die Generation, die zwischen 1870-79 geboren wurde. Die Hälfte der

[26] Welzer, H.: Täter, S. Fischer Verlag, Frankfurt am Main 2005, S. 53.

Widerständler (nämlich 32 von 63) kam allerdings aus der Frontkämpfergeneration, das waren die zwischen 1880-99 Geborenen. Und gut ein Drittel gehörte der Kriegsjugendgeneration an, das waren die ab 1890 Geborenen. Zwar gehörten die experimentierenden NS-Wissenschaftler auch zur Hälfte der Frontkämpfergeneration an. Auch galten vier NS-Wissenschaftler noch zugehörig zur Gründerzeitgeneration, aber schon bei den Euthanasie-Ärzten war es so, dass nur noch ein Drittel auf die Frontkämpfergeneration entfielen und zwei Drittel auf die Kriegsjugendgeneration. Von den KZ-Ärzten gehörten fast alle zur Kriegsjugendgeneration.

Aber es gab natürlich auch unter den Widerständlern Jüngere. Ein Beispiel: Traute Lafrenz (1919–2023) sagte nach der Nazizeit, dass ihre Hamburger Lehrerin Erna Stahl ihr die Augen über den Nationalsozialismus geöffnet habe. Sie bezeichnete Erna Stahl »als Geschenk fürs ganze Leben«.[27] Erna Stahl war Lehrerin an der Hamburger reformpädagogischen Lichtwarkschule und unterhielt nach Beginn der Nazizeit einen privaten Lesezirkel für ihre Schüler ab und las mit ihnen verfemte und verbotene Literatur. Erna Stahl wurde schließlich des Hochverrats beschuldigt, aber der Prozess schleppte sich hin, und sie wurde von den Amerikanern aus dem Zuchthaus befreit.[28] Traute Lafrenz ging nach der Schule 1939 zum Studium der Medizin nach München und bekam Kontakt zur Widerstandsgruppe der »Weißen Rose«. Sie saß in Haft und beendete ihr Studium nach dem Krieg in den USA.

Wie wurde eine Person zu einem NS-Widerständler, die den Mut hatte, den inhuman agierenden Staatsapparat herauszufordern? War es die Herkunft, das Elternhaus, die familiäre Prägung, die frühe Sozialisation, die Religiosität, oder waren es andere, spätere Einflüsse? Und welche? Lehrer (wie im Fall von Traute Lafrenz), Professoren? Andere Personen? Besondere Ereignisse?

Etliche biografische Angaben von Ärzten, die Widerstand gegen die Naziherrschaft leisteten, sind bekannt. Als Widerstand wird dabei wie gesagt eine (ärztliche) Handlung angesehen, die sich nicht nur in der stillen verschwiegenen medizinischen Hilfe für Verfemte (Juden, Zwangsarbeiter, Kriegsgefangene …) äußerte. Sondern als Widerstand wird eine Handlung genannt, die sich als Gegnerschaft zum NS-Regime darstellte, die darauf aus war, das NS-Regime zu bekämpfen oder es zumindest zu schwächen. Das Unterfangen,

---

[27] Anonymus (hhm): Die letzte Zeugin, in: FAZ vom 11.3.2023; Anonymus: Nachruf Traute Lafrenz, 103, in: Der Spiegel Nr. 11: 2023 (vom 11.3.2023).

[28] Lehberger, R.: Die Schmidts, Atlantik im Hoffmann und Campe Verlag, Hamburg 2020, S. 46 u. 101f. Erna Stahl wurde besonders dadurch berühmt, weil Helmut und Loki Schmidt eine Zeit lang an dem Lesezirkel teilnahmen.

um das es hier geht, will herausfinden, welche Eigenschaften oder Merkmale ein Arzt haben musste, um entgegen den inhumanen Maßgaben des NS-Regimes zu agieren. Wie kam es dazu, dass der Widerständler der Naziideologie trotzte statt ihr aufzusitzen? Woher bekam der Widerständler seine Ansichten, seinen Mut, seine Kraft und seine psychische Resilienz? Was setzte Einzelne instand, die NS-Politik nicht mitzumachen, sondern sich einem brutalen menschenverachtenden Staatsapparat zu widersetzen? Was machte einen Arzt zum Widerständler?

Exemplarische Darstellung der sozialen Herkunft und frühen Sozialisation von ärztlichen Gegnern des Naziregimes

Im Folgenden werden einige Kurzbiografien von ärztlichen Widerständlern mit dem Schwerpunkt der Darstellung auf Herkunft und frühe Sozialisation aufgelistet – soweit bekannt und soweit in gedruckten Texten oder Internet verfügbar. Mangels eines besseren Ordnungsprinzips erfolgt die Präsentation der Lebensläufe in alphabetischer Reihenfolge.

Alfred Adam (1888–1956) wurde im Kreis Lebus, heute Regierungsbezirk Frankfurt/Oder, geboren. Sein Vater war Stationsvorsteher des großen Bahnhofs Königsberg, weshalb der Sohn seine Kindheit und Jugend in dieser Stadt verbrachte. Die Familie war evangelischer Konfession. Alfred Adam studierte Medizin, legte 1912 das Staatsexamen ab, bekam 1913 die Approbation und ging als »Volontärarzt« nach Hamburg an das Institut für Experimentelle Therapie des Krankenhauses Eppendorf, das 1919 Universitätsklinik (UKE) wurde. Sein Chef schickte ihn nach Jerusalem als Leiter der dortigen Tuberkuloseforschungsabteilung am Internationalen Gesundheitsamt. 1915–18 Kriegseinsatz. Ab März 1919 Institut für Vegetative Physiologie der Frankfurter Universitätsklinik bei Gustav Embden (1874–1933).[29]

[29] Gustav Embden wurde in Hamburg als Sohn eines Rechtsanwalts geboren. Er besuchte das humanistische Wilhelm-Gymnasium und studierte in vier verschiedenen Städten, in der letzten Stadt, Straßburg, machte er 1899 das Staatsexamen und promovierte dort. Tätigkeit in verschiedenen physiologischen Instituten, u.a. in Straßburg, Zürich. 1904 Arbeit im Frankfurter Städtischen Krankenhaus. 1907 Habilitation. 1914 Ordinarius für Physiologie und Direktor des Frankfurter Instituts für vegetative Physiologie der neu gegründeten Universität. Embden war »Frontkämpfer«. In Embdens Institut wurde während des Ersten Weltkriegs im Auftrag der Heeresverwaltung »über die leistungssteigernde Wirkung von phosphathaltigen Getränken geforscht«. Embden war Mitglied der Leopoldina und 1925/26 Rektor der Universität. Er starb am 25.7.1933 nach Demütigungen wegen sei-

Ab 1920 verschrieb Adam sich der Kinderheilkunde und besonders der Kinderernährung. Nach Habilitation war er ab 1928 in Danzig tätig, zuletzt, ab 1934, als Ordinarius.

Er geriet nicht von vornherein in Widerspruch zum Naziregime. Er vertrat eugenische Ansichten und begrüßte Sterilisationen von Erbkranken. Er weigerte sich allerdings, der NSDAP beizutreten. Unter Druck wurde er 1938 förderndes Mitglied der SS (FMSS), trat aber schon nach drei Monaten zurück. Er wurde genötigt, dem Nationalsozialistischen Deutschen Ärztebund (NSDÄB) beizutreten, zog sich aber auch da bald wieder zurück. 1938 wurde er aller amtlichen Pflichten enthoben und wurde aus dem Beamtenverhältnis entlassen. Er ließ sich nieder und ertrug Maßregelungen der Kassenärztlichen Vereinigung (KV), weil er weiterhin jüdische und polnische Danziger Kinder behandelte. Er überlegte zu emigrieren, was aber nicht gelang. Als Unbelasteter erhielt er nach Kriegsende mehrere Rufe, entschied sich für Erlangen. Er galt als nicht vom »Befreiungsgesetz« betroffen.[30]

Edmund Adam (1894–1958) wurde in Sonneberg in Thüringen geboren. Im Ersten Weltkrieg war er Feldhilfsarzt. Oktober 1919 medizinisches Staatsexamen, Mitte Dezember 1919 Approbation in Bayern. Die einjährige Medizinalpraktikantenzeit bis zur Approbation wurde bei Kriegsteilnehmern verkürzt. Promotion in Erlangen. Er war Facharzt für Haut- und Geschlechtskrankheiten, ließ sich aber als praktischer Arzt nieder, von 1930-1937 in Bingen und ab 1937 in Frankfurt am Main. Er war zusätzlich betriebsärztlich tätig. Er wurde als Gegner des Naziregimes seit 1937 mehrmals von der Gestapo verhaftet. 1940 sieben Monate Haft in Kattowitz wegen »Angriffen auf den Staat«, verurteilt wegen des »Heimtückegesetzes«. Er sagte, er habe den Gauärzteführer angegriffen und öffentlich eine Hakenkreuzfahne zerschnitten.[31] Außerdem drei Wochen Arbeitserziehungslager, notdienstverpflichtet in eine Praxis in Büdingen. Danach Einweisung nach Buchenwald als »politischer Häftling«, er arbeitete im Steinbruch. Befreiung durch die Amerikaner.

Georg Benjamin (1895–1942) wurde in eine wohlhabende Berliner Familie hinein geboren. Sein Vater Emil war ein selbstständiger Kaufmann, der

---

ner jüdischen Herkunft in einem Sanatorium. Benzenhöfer, U. (Hrsg.): Ehrlich, Edinger, Goldstein et al.: Erinnerungswürdige Frankfurter Universitätsmediziner, Klemm + Oelschläger, Münster/Ulm 2012, S. 74f., 81f. u. 96; Kuntz, B./Jenss, H.: Frankfurter Charakterköpfe, Hentrich & Hentrich Verlag, Berlin/Leipzig 2023, S. 63–65. Mündliche Mitteilung von Benjamin Kuntz am 17.10.2023.

[30] Bussiek, D.: »Politisch einwandfreie Person«, in: Monatsschrift Kinderheilkunde 164: 2016 (Suppl. 1), S. 27–33.

[31] Elsner 2016, S. 280–284; Archiv LÄKH, Meldebogen.

eine Zeitlang in Paris gelebt hatte und vielseitig gebildet war.[32] Georg Benjamin hatte einen älteren Bruder, den bekannten Walter Benjamin, und eine jüngere Schwester, Dora. 1912 bezog die Familie ein »burgartiges« Haus in der Villenkolonie Grunewald. Georg B. wurde durch den Reformpädagogen Gustav Wyneken (1875–1964)[33] geprägt. 1914 zog er voller »Abenteuerlust« und durch »nationalistische Propaganda« beflügelt in den Ersten Weltkrieg. Im Wintersemester 1919 begann er mit dem Medizinstudium. Er schloss sich in Marburg einer »Sozialen Arbeitsgemeinschaft« an. Er wurde Ende 1920 durch Karl Mennicke,[34] einen religiösen Sozialisten, geprägt. Anfang 1921 trat Georg Benjamin in die USPD ein. Im Mai 1922 bestand er das Staatsexamen. Die einjährige Medizinalpraktikantenzeit verkürzte sich für ihn als Kriegsteilnehmer auf ein halbes Jahr. Er trat in die KPD ein. Am 1.1.1923 wurde er approbiert. Er promovierte 1923 bei dem Sozialdemokraten Alfred Grotjahn (1869–1931) »Über Ledigenheime«. Im Februar 1923 übernahm Benjamin die kommunale Säuglingsfürsorgestelle in Berlin-Wedding. Er geriet in Konflikt mit dem SPD-Stadtarzt. Es kam 1928 zu einer gerichtlich bestätigten Amtsenthebung. Benjamin ließ sich 1932 nieder, bekam aber schon im November 1932 eine Assistenzarztstelle für die Säuglingsfürsorge in Berlin-Neukölln unter dem kommunistischen Neuköllner KPD-Stadtrat Richard Schmincke (1875–1939). Im März 1933 wurde ihm gekündigt. Im Mai 1936 wurde Benjamin in eines der frühen SS-Lager in Berlin, das Columbia-Haus, das seit 1934 Konzentrationslager war, ein berüchtigtes ehemaliges Gestapo-Gefängnis, verbracht. Es folgte ein Wechsel von Freilassungen und Verhaftungen. Am 26.8.1942 wurde Benjamin im KZ Mauthausen ermordet.

Margarete Blank (1901–1945) wurde in Kiew als Tochter eines Diplomingenieurs und einer Zahnärztin geboren. Die Eltern waren Deutsch-Balten und übersiedelten 1919 nach der russischen Revolution nach Deutschland, Leip-

---

[32] Benjamin, H.: Georg Benjamin, S. Hirzel Verlag, Leipzig 1982. Georg Benjamin war mit der späteren DDR-Justizministerin Hilde Benjamin verheiratet. Beider Sohn war Michael Benjamin (1932–2000). Dieser war in der DDR aufgewachsen. Nach der deutschen Wiedervereinigung sagte er, er lerne jetzt »auf Jude«, in der DDR hätte die Tatsache, dass er Jude sei, keine Rolle gespielt. Er war Vorstandsmitglied der PDS (jetzt Partei DIE LINKE). Er starb nach einer Herz-OP (FAZ vom 9.8.2000).

[33] Gustav Wyneken spielte eine führende Rolle in der Jugendbewegung, besonders anlässlich des Ersten Freideutschen Jugendtags 1913 auf dem Hohen Meißner. Nach dem Ersten Weltkrieg wurde er wegen Pädophilie verurteilt. Wikipedia (7.10.2023).

[34] Die Bewegung der religiösen Sozialisten wurde etwa 1920 von der SPD nahe stehenden Theologen gegründet, die häufig Führer einer »Sozialen Arbeitsgemeinschaft« waren. Einer dieser religiösen Führer war Karl Mennicke, der in der NS-Zeit nach Holland emigrierte und dann nach Frankfurt am Main zurückkehrte (Benjamin 1982, S. 42–47).

zig.[35] Margarete Blank begann 1921 das Studium in Leipzig und wurde 1927 approbiert.[36] Sie eröffnete 1929 eine eigene Landarztpraxis in Palitzsch, etwas östlich von Leipzig. Sie promovierte 1932 bei dem Medizinhistoriker Henry Ernest Sigerist (1891–1957), einem Schweizer Arzt, mit einem medizinhistorischen Thema. Wie geriet sie zu ihm? Durch Zufall? Jedenfalls ist denkbar, dass dieser Kontakt sie prägte. Henry Sigerist war »eine der profiliertesten Erscheinungen«.[37] Seit 1925 Inhaber des Lehrstuhls für Geschichte der Medizin in Leipzig, beantragte er 1932 wegen des aufkommenden Nationalsozialismus seine Entlassung aus dem sächsischen Staatsdienst. Er folgte einem Ruf an die Johns Hopkins-Universität nach Baltimore, USA. Er stand der politischen Linken nahe und bekundete seine Sympathie für die Sowjetunion. Als er 1935 und 1936 die Sowjetunion bereiste, war er voller Begeisterung für die Errungenschaften des Kommunismus.[38] Er kritisierte das nationalsozialistische Deutschland immer stärker. Die New Yorker Academy of Medicine gab ein Abschiedsessen für ihn, als er in seine Heimat Schweiz zurück ging.

Während des Zweiten Weltkriegs gehörte Margarete Blank der Widerstandsgruppe Schumann-Engert-Kresse an, die Kontakt zum »Nationalkomitee Freies Deutschland« hatte, das nicht nur in der Sowjetunion bestand, sondern auch während der letzten beiden Kriegsjahre Ableger in Deutschland hatte.[39] Das »Nationalkomitee Freies Deutschland« wurde im Juli 1943 in der Sowjetunion gegründet. Teilnehmer der Gründungstagung waren Wehrmachtsoffiziere in der Sowjetunion und deutsche Emigranten. Vorsitzender des Vorbereitungsausschusses war der deutsche Schriftsteller und Kommunist Erich Weinert (1890–1953), der seit 1935 als Emigrant in Moskau lebte. Euphorisch hieß es, dass zum ersten Mal Konservative und Kommunisten zusammen gingen. Das Nationalkomitee agierte nicht nur in der Sowjetunion, sondern auch in zahlreichen anderen Ländern, die »sich mit den Zielen des Nationalkomitees solidarisch erklärten auf dem Weg zum neuen Deutschland [und zur] Vernichtung der Hitlerherrschaft«.[40] Die Praxis von Marga-

[35] Lemmens, F.-J.: Leipziger Ärzte im antifaschistischen Widerstand 1933–1945, In: Ruprecht/Jenssen 1991, S. 380–383; Wikipedia (25.5.2023).

[36] Verz. 1937, S. 513.

[37] Nissen 2001, S. 361.

[38] Thom, A./ Karbe, K.-H.: Henry Ernest Sigerist (1891–1957). Ausgewählte Texte, Johann Ambrosius Barth, Leipzig 1980, S. 26, 75–77 u. 83.

[39] Kudlien 1985, S. 236.

[40] Weinert, E.: Ein Lesebuch für unsere Zeit, Aufbau-Verlag, Berlin (DDR) 1983, S. 366–369.

rete Blank wurde ein Treffpunkt der Widerständler. Ein Arztkollege denunzierte sie. Margarete Blank wurde am 8. Februar 1945 in Dresden hingerichtet.

Felix Boenheim (1890–1960) war der Sohn eines »kleinbürgerlichen« jüdischen Händlers aus Ostpreußen.[41] Die Mutter verehrte August Bebel, sein Onkel war der 1919 ermordete USPD-Politiker Hugo Haase (1863–1919). Boenheim wurde 1914 »not«-approbiert. Er wurde eingezogen. Boenheim lehnte die Beteiligung am Krieg ab, wurde deshalb vor ein Kriegsgericht gestellt und wegen anhaltender defaitistischer Äußerungen an das Seuchenlazarett Graudenz strafversetzt, wo Fleckfieber herrschte. Er war Doktorand an der Charité bei dem Internisten Friedrich Kraus (1859–1936), der von der Gesinnung her liberal war und nicht dem nationalistischen Taumel wie der Großteil der Ärzteschaft verfiel. Boenheim freundete sich mit Georg Friedrich Nicolai (1874–1964) an, der an der Kraus'schen Klinik tätig und ein bekannter Kriegsgegner war. Nicolai (jüdischer Herkunft) war im Sommer 1918 desertiert und wurde dafür vom reaktionären Rektor der Berliner Universität vertrieben. Nicolai folgte einem Ruf nach Argentinien. Boenheim engagierte sich für die USPD und wirkte 1918/1919 im Arbeiter- und Soldatenrat in Nürnberg mit. In einem Telegramm plädierte er für die Rettung des jüdischen Kommunisten Eugen Leviné[42], des Führers der Münchner kommunistischen Räteregierung, der dennoch hingerichtet wurde. Boenheim war zu jener Zeit Arzt am Städtischen Krankenhaus Nürnberg.

Boenheim wechselte an das Katharinenhospital Stuttgart. Er ließ sich 1921 in Berlin als Endokrinologe nieder. Seit 1929 war er Chefarzt der II. Inneren Abteilung im Hufeland-Hospital. Er engagierte sich im VsÄ. Im April 1932 schlug er vor, ein eigenes Ärztekomitee aus bekannten Hochschullehrern zu bilden, um die besondere Verantwortung der Ärzte für die Verhütung eines Kriegs zu demonstrieren. Im Mai 1932 verschickte Boenheim einen »Aufruf an die Ärzte der Länder«, um den für August 1932 geplanten »Weltkongress gegen den imperialistischen Krieg« in Amsterdam zu unterstützen. Mehr als 200 Ärzte unterschrieben den Aufruf. »Ein überraschendes Echo«, meinte Boenheim im Oktober 1932. Die Amsterdam-Bewegung segelte im Fahrwasser der Kommunisten. Boenheim wurde aber nicht Mitglied der KPD.

Nach dem Reichstagsbrand wurde Boenheim am 28.2.1933 verhaftet. Er wurde fünf Monate später frei gelassen. Seine berufliche Existenz war zerstört.

---

[41] Ruprecht, Th. M.: »Denkende Soldaten sind die schlechtesten«, in: taz vom 30.1.1990.

[42] Jenssen, A., u.a.: Georg F. Nicolai (1874–1964) – Der Versuch eines »naturwissenschaftlichen Pazifismus«, in: Ruprecht/Jenssen 1991, S. 161–175.

Er emigrierte nach Frankreich, später über Palästina in die USA.[43] Von den USA aus unterzeichnete Boenheim (zusammen mit Brecht, Feuchtwanger, Heinrich Mann) am 2.5.1944 eine Erklärung für ein demokratisches Deutschland, die mit den Worten begann: »Vorbedingung jeder Lösung ist die Besiegung des Nationalsozialismus [...]«[44]1949 kam Boenheim zurück nach Deutschland. Er ging in die DDR. In Leipzig wurde er Professor. Nach seiner Emeritierung war er von 1955–1959 Leiter des medizinhistorischen Karl-Sudhoff-Instituts in Leipzig,[45] an dem bis 1932 Sigerist gewirkt hatte.

Theodor Brugsch (1878–1963) wurde als fünfter Sohn seiner Eltern in Graz geboren.[46] 1881 übersiedelte die Familie nach Berlin in die Heimat des Vaters, wo dieser ein Haus im bürgerlichen Charlottenburg kaufte. Der Vater, Doktor der Philosophie, ein Ägyptologe, war Ordinarius in Göttingen und arbeitete an einem hieroglyphisch-demotischen Wörterbuch. Er war preußischer Konsul in Kairo. Der Vater war dreimal verheiratet und hatte von drei Frauen etliche Kinder. Theodor Brugsch machte 1898 Abitur und begann zu studieren. Er trat nicht wie seine beiden ältesten Brüder einer schlagenden Verbindung bei, sondern wie sein drittältester Bruder einem »akademischen Ruderverein«. 1902 bestand er das Staatsexamen und wurde zum selben Datum – wie damals noch üblich – approbiert. Er ging als »Volontärarzt« an die II. Medizinische Klinik der Charité zu Friedrich Kraus [siehe oben]. Brugsch attestierte diesem, eine »geistreiche, belesene, wissenschaftlich fundierte Persönlichkeit« zu sein. In der Kraus'schen Klinik waren unkonventionelle Assistenten beschäftigt: so auch Martin Gumpert (1897–1955), der 1918/19 Mitbegründer der »Sozialistischen Studentenpartei« wurde.[47] In der Kraus'schen Klinik arbeitete als Assistent aber auch Alfred Schittenhelm (1874–1954), der später ein veritabler Nazi wurde,[48] den Brugsch in seiner Autobiografie aber »meinen Freund« nannte. 1927 nahm Brugsch einen Ruf nach Halle an.

[43] Ruprecht, Th. M.: Ein letztes Aufbäumen der Vernunft – Gaskriegsdebatte, Amsterdam-Bewegung und die Ärztliche Internationale gegen Krieg und Faschismus in den dreißiger Jahren, in: Ruprecht/Jenssen 1991, S. 261–299; Forsbach/Hofer 2018, S. 182.

[44] Fischer, E./Rohland, L./Tutzke, D.: Für das Wohl des Menschen. 30 Jahre Gesundheitswesen der Deutschen Demokratischen Republik, VEB Verlag Volk und Gesundheit, Berlin (DDR) 1979, S. 79.

[45] Wikipedia (22.5.2023).

[46] Brugsch 1986, S. 33.

[47] Gumpert, M.: Der Geburtstag, Fischer Taschenbuch Verlag, Frankfurt am Main 1985.

[48] Schittenhelm wurde 1933 Mitglied der NSDAP und 1935 der SS. 1934 wurde er Professor in München. Im Mai 1936 nannten ihn politisch links stehende Ärzte eine »peinliche Kreuzung zwischen wissenschaftlicher Erziehung und Nazi-Ideologie«, »kaum mittelmäßig im Talent«, aber »zuverlässig in Charakterlosigkeit und erstaunlich in opportunistischer

Theodor Brugsch wurde wegen seiner jüdischen Ehefrau von der Hallenser Universität entlassen.[49] Er war parteilos und wurde lediglich förderndes Mitglied der SS.[50] Davon, dass er die Universität verlassen musste, schrieb Brugsch in seiner Autobiografie nichts. Er hatte im Herbst 1935 wegen der »Attacken der Nazis gegen ihn« um Entpflichtung gebeten, schrieb er, und wurde zum Wintersemester 1935/36 beurlaubt.[51] Brugsch erwähnte an keiner Stelle seiner Autobiografie, dass seine erste Frau Jüdin war. Lediglich in dem Nachwort von Hans-Uwe Lammel heißt es, dass sich der »faschistische Geist« der Universität Halle »schließlich in der Hetze um die jüdische Abstammung der Ehefrau von Brugsch« artikulierte. Brugsch lebte im Krieg in Berlin mit seiner zweiten Frau – wie er sie nannte – zusammen. Brugsch lavierte in dem Text herum. War er geschieden? Lebte er getrennt von seiner ersten Frau? War er zum zweiten Mal verheiratet? Denn er wusste natürlich: eine Jüdin zu verlassen, gefährdete deren Leben. Allenfalls die »Mischehe« schützte sie. Jedenfalls eine Weile.

Brugsch hatte eine Schwägerin, Ruth Brugsch, die in der Literatur als Widerständlerin – sie wurde verhaftet – bekannt ist,[52] die Theodor Brugsch aber nicht erwähnte. Möglicherweise war sie die Frau eines Halbbruders von Brugsch? (Denn wie gesagt, der Vater hatte mehrere Kinder von mehreren Frauen). Brugsch wurde noch 1941/42 von dem Reichsarzt-SS Grawitz zu einem Schwerkranken ins Urban-Krankenhaus gebeten. Holte die SS einen Widerständler? So wird also nicht recht deutlich, worin die Auswirkungen seiner Nazi-Gegnerschaft zu suchen sind. Jedenfalls machten ihn die Sowjets nach dem Krieg in Ost-Berlin zum Charité-Professor und zu einer wichtigen Person beim Aufbau des DDR-Gesundheitswesens.

Franz Büchner (1895–1991) gilt als einziger deutscher Arzt, der öffentlich gegen die Euthanasie protestiert habe. Er war der Sohn eines Volksschullehrers und wuchs im Rheinland mit vier Geschwistern auf. Er galt als streng katholisch. Er besuchte ein Humanistisches Gymnasium und studierte zunächst Philologie. Eine schwere Verwundung im Ersten Weltkrieg brachte Franz

---

Verschlagenheit«. Anonymus: Die Tragödie Wilhelm Trendelenburgs, in: Internationales Ärztliches Bulletin 3: 1936, S. 53–56.

[49] Schleiermacher, S./Schagen, U.: Rekonstruktion und Innovation (1949–1961), in: Bleker, J./Hess, V. (Hrsg.), Die Charité, Akademie Verlag, Berlin 2010, S. 210f. Das deutsche Beamtengesetz vom 21.1.1937 sah vor, dass auch »der Ehegatte eines Beamten deutschen oder artverwandten« Bluts zu sein hatte.

[50] Siehe dazu auch Hein 2012, S. 164.

[51] Kaiser/Völker 1983, S. 62.

[52] Vollmer/Keil 2013, S. 213; Orth 2013, S. 84 u. 94.

Büchner in Kontakt mit dem lebensrettenden Sanitätsdienst, so dass Büchner ab dem Wintersemester 1917/18 anfing, Medizin zu studieren. Nach Staatsexamen 1921 und Promotion wurde Franz Büchner Assistent bei dem Freiburger Pathologen Ludwig Aschoff (1866–1942). Büchner habilitierte sich, wurde – weiterhin in der Aschoff'schen Pathologie – Privatdozent, Oberarzt und außerordentlicher Professor. 1936 wurde Büchner Nachfolger von Aschoff.[53] Ohne Zweifel wurde Büchner von der Persönlichkeit Aschoffs geprägt.

Ludwig Aschoff war der führende Pathologe seiner Zeit. Als Pathologe im Ersten Weltkrieg freute er sich, viele junge gesunde Soldaten sezieren zu können, wovon er sich einen großen Erkenntnisgewinn versprach.[54] Ein ärztlicher Kollege, Sauerbruchs jüdischer Oberarzt Rudolf Nissen, sah eine Widersprüchlichkeit in Aschoffs Wesen. Nissen schrieb:[55] »Aschoff herrschte gedämpft autokratisch […] Eine besondere Gruppe bildeten Aschoffs Bundesbrüder […] Er interessierte sich für seine Burschenschaft. Aschoff glaubte an die Überlegenheit seiner politischen Überzeugungen. Während er Schwächen und Unsauberkeiten wissenschaftlicher Arbeiten sofort erkannte, war er auf politischem Gebiet weniger kritisch […].« Aschoff lehnte Hitler nicht ab. Hitler verlieh ihm die Goethe-Medaille. Bezüglich der Judenfrage billigte Aschoff die »Ausmerzung aus unserem Volkskörper«, wollte aber das »Wertvolle vom Nichtwertvollen« trennen.[56]

Sein Schüler Franz Büchner hielt dagegen am 18. November 1941 einen Vortrag vor 1.000 Zuhörern über den »Eid des Hippokrates« und wandte sich gegen die Euthanasiemethoden des Dritten Reichs.[57] »Büchner bediente sich sprachlicher und stilistischer Tarnung, gleichwohl wurde sein Eintreten gegen die NS-Euthanasie erkannt, auch vom NS-Regime selbst.«[58] Er sagte: »Die menschliche Gesellschaft hat dem Arzt das Amt zugewiesen, allem bedrohten Leben wenn möglich Heiler, wenn nicht möglich, Zuflucht zu sein. Seit Jahrtausenden kamen die Menschen zu ihm und wussten sich in seinen Händen geborgen. Sie wussten sich als Menschen von ihm gewertet, in aller Hilflosigkeit ihres körperlichen und geistigen Lebens. Soll der Arzt in Zukunft seine Kranken, die hilfesuchend zu ihm kommen, zunächst auf die

---

[53] Wikipedia (17.3.2023).

[54] Thadeusz, F.: »Spaltung der Bauchdecke«, in: Der Spiegel Nr. 6: 2018, S. 102 f.

[55] Nissen 2001, S. 50 u. 52f.

[56] Klee 2003, S. 20.

[57] Grundmann, E.: Der Nestor der deutschen Pathologie wurde 95 Jahre, in: Die Neue Ärztliche (DNÄ) vom 30.1.1990.

[58] Leven 2008, S. 65.

Waage einer ach so unzulänglichen Biologie legen? Soll der Mensch der Zukunft nur noch biologisch gewertet werden?«[59]

Ernst Klee schüttete Wasser in den Wein. Er warf Büchner vor, dass er den schriftlichen Text des Vortrags erst 1945 veröffentlicht, dann aber NS-zeitgemäße Passagen weggelassen habe. Das Original von Büchners ursprünglichem Vortragstext habe wohl kein Historiker bis »heute« gesehen.[60] Zudem verwies Ernst Klee darauf, dass Franz Büchner 1942 auf der Tagung »Seenot und Wintertod« ein Referat über die Unterkühlung gehalten habe und anwesend war, als über Unterkühlungsversuche referiert wurde, die im KZ Dachau durchgeführt wurden. »Büchner will am nächsten Tag dagegen protestiert haben«, so Ernst Klee, »vom Krankenbett aus«, denn Büchner habe anderenorts gesagt, dass er am »nächsten Tag« wegen eines »Brechdurchfalls« das Bett hätte hüten müssen.[61] In der Nachkriegszeit wurde Franz Büchner, der »Nestor der deutschen Pathologie«, vielfach geehrt.

Maria Daelen (1903–1993) wurde als Tochter eines gut situierten Fabrikanten geboren. Ihre Mutter war während der Weimarer Republik Mitglied des Reichstags für die Deutsche Volkspartei (DVP), dem nationalen Arm der Liberalen. Maria Daelen studierte Medizin. Als Medizinalpraktikantin war sie im Krankenhaus Westend in der Chirurgie tätig, sie wurde 1930 approbiert.[62] Im Westend arbeitete Albrecht Tietze [siehe unten], auf den sie hier traf. Wegen ihrer politischen Einstellung wurde sie im April 1933 »hinausgeworfen«. Ob sie entlassen wurde oder selbst ging, ist ungewiss. Ab 1. April 1933 war sie Volontärärztin an der II. Medizinischen Klinik der Charité unter Gustav von Bergmann. Schon im Oktober 1933 war sie beim Geheimen Staatspolizeiamt (Gestapa) als »spionageverdächtig« gemeldet. Sie war reich genug, um unentgeltlich als »Volontärärztin« arbeiten zu können. Dann bekam sie eine Assistentenstelle bis 1937. Anfang 1938 eröffnete sie eine Praxis in Berlin-Schöneberg. Sie war ab 1943 ehrenamtliche Fürsorgeärztin an den Gesundheitsämtern in Berlin-Charlottenburg und Berlin-Spandau.[63] Maria Daelen verfügte über etliche Kontakte zu Widerstandskreisen

---

[59] Haag, A.: Medizin ohne Menschlichkeit – »Wiedergutmachung« nach 40 Jahren, in: Thom/Rapoport 1989, S. 289–292.

[60] Klee 1997 (Auschwitz), S. 242.

[61] Ebenda, S. 241.

[62] Verz. 1937, S. 183.

[63] Richter, M.: Von Seilschaften und Netzwerken: Die Abteilung Gesundheitswesen und die Gesundheitspolitik, in: Bösch/Wirsching 2018, S. 536–579; Richter, M.: »Aber ich habe mich nicht entmutigen lassen.« Maria Daelen – Ärztin und Gesundheitspolitikerin im 20. Jahrhundert, Wallstein Verlag, Göttingen 2019.

und zu NS-Gegnern, zum adligen Widerstand und zu den Verschwörern des 20. Juli. Noch 1944 bekam sie Kontakt zu Charlotte Pommer [siehe unten]. Sie half Einberufenen mit falschen Attesten. Ende 1944 spitzte sich die Situation zu; im Januar wurde sie von der Gestapo verhört. Der Klinikpförtner warnte sie; sie tauchte unter. Im März 1945 floh Maria Daelen vor der Gestapo nach Österreich, nach St. Anton, Arlberg. Ihre Wohnung und Praxis waren durchsucht, ihre Wirtschafterin festgenommen worden. Nach der Nazizeit galt sie als nicht vom Befreiungsgesetz betroffen. Sie war am Aufbau des Dezernats für Gesundheitsfürsorge im Land Hessen beteiligt. 1953 wechselte sie ins Bundesministerium des Innern (BMI) nach Bonn, zuletzt war sie Leiterin des Referats »Internationales Gesundheitswesen«. Sie war neben Wilhelm Hagen [siehe unten] unter den Ärzten in der Gesundheitsabteilung des BMI die einzige Person, die dem NS-Widerstand angehört hatte.

Rudolf Degkwitz (1889–1973) fand erst spät zu seiner antinazistischen Haltung. Er stammte aus einer wohlhabenden Kaufmannsfamilie in Thüringen. Nach dem Studium der Medizin und einer Verwundung in Verdun bekämpfte er die Münchner Räterepublik. Er wurde vom Arbeiter- und Soldatenrat inhaftiert. Er bekam Kontakt zum Kreis um Hitler und trat der NSDAP bei und nahm 1923 am Marsch auf die Feldherrnhalle teil. Degkwitz gehörte einem Freikorps an. Mit Beginn der Nazizeit – er war seit 1932 Ordinarius der Kinderheilkunde in Hamburg – änderte sich seine Begeisterung für den Nationalsozialismus – wenngleich nur allmählich. Offenbar schockierten ihn die Aggressivität der nationalsozialistisch gesinnten Studenten im Hörsaal und das Denunziantentum. Er wandte sich (bedingt durch seinen Katholizismus?) gegen die Kindereuthanasie. Am 22. September 1943 wurde er aufgrund einer Denunziation durch den Chef der Eppendorfer Hautklinik, Paul Mulzer (1880–1947), von der Gestapo verhaftet und von Roland Freisler zu sieben Jahren Haft verurteilt. Freisler wollte eigentlich die Todesstrafe, verhängte dann aber eine Freiheitsstrafe, weil viele ärztliche Kollegen positiv für Degkwitz ausgesagt hatten. Degkwitz hatte in den 1920er-Jahren ein Serum für eine passive Masernimpfung entwickelt, das vielen »deutschen«« Kindern das Leben rettete. Bei einer Verlegung in ein anderes Gefängnis konnte Degkwitz am 8. April 1944 fliehen.[64] Sein Sohn Rudolf Degkwitz jun. ge-

[64] Bussche, H. van den: Verfolgung und Opposition an der Hamburger Medizinischen Fakultät im »Dritten Reich«, in: Bussche 1990, S. 104–107; Wikipedia (14.3.2023).

hörte der Hamburger Widerstandsgruppe »Weiße Rose« an und war ebenfalls seit 1943 in Haft.[65]

Rainer Fetscher (1895–1945) war der Sohn eines württembergischen Kaufmanns und wurde in Wien geboren. Er verabscheute als Soldat den Ersten Weltkrieg und begrüßte angeblich die Oktoberrevolution. Er kehrte als Pazifist aus dem Ersten Weltkrieg zurück. Er gehörte dennoch einer reaktionären Studentenverbindung an, der Landsmannschaft Schottland. Seine medizinische Dissertation hatte die angebliche Erblichkeit des Klumpfusses zum Thema.[66] 1922 wurde Fetscher Assistent am Hygiene-Institut der TH Dresden bei Philalethes Kuhn, einem Kolonialarzt aus Deutsch-Südwestafrika und bekannten »Rassenhygieniker« [siehe unten]. 1928 bekam Fetscher eine nichtplanmäßige außerordentliche Professur für Hygiene der mathematisch-naturwissenschaftlichen Fakultät der TH. Er befürwortete die Sterilisierung Erbkranker und erstellte eine Kartei der »Minderwertigen« für Sterilisation und Kastration. Er begrüßte den Staat Hitlers.[67]

Trotzdem wurde Rainer Fetscher 1934 entsprechend des Berufsbeamtengesetzes entlassen. Er eröffnete eine eigene Praxis. Sein Sohn Iring Fetscher (1922–2014) meinte, dass die Anpassungsbereitschaft seines Vaters bezüglich der Nazis vorbei gewesen sei, als die »jüdischen Kollegen« aus der TH entlassen wurden. Dazu gehörte der Anglistik-Professor Victor Klemperer (1881–1960). Fetscher bot sich an, Klemperers Texte bei sich zu verstecken und sie aufzubewahren. Fetscher hatte Kontakte zu Kommunisten, verwehrte sich aber dagegen, als KPD-Mitglied betrachtet zu werden. Er nannte sich einen »bürgerlichen Demokraten«.[68] Fetscher behandelte verbotenerweise Juden. Victor Klemperer nannte ihn einen »großen Judenfreund«. Aber schließlich wurde Fetscher die Behandlung der Juden von der Gestapo verboten.[69]

Am 8. Mai 1945 wollte Rainer Fetscher mit einem weißen Tuch den Sowjets entgegen gehen, wurde aber dabei erschossen – von wem, wurde nie ge-

---

[65] Topp, S.: Geschichte als Argument in der Nachkriegsmedizin, V & R unipress, Göttingen 2013, S. 112.

[66] Fetscher, R.: Über die Erblichkeit des angeborenen Klumpfußes, in: Archiv für Rassen- und Gesellschaftsbiologie einschließlich Rassen- und Gesellschaftshygiene 14: 1922, S. 39–52.

[67] Bromberger/Mausbach 1985 (Widerstand), S. 312f.; Lienert, M./Heidel, C.-P.: Rainer Fetscher (1895–1945), in: Ärzteblatt Sachsen Nr. 1: 2010, S. 27–29; Wikipedia (14.3.2023).

[68] Kater 2000, S. 140.

[69] Klemperer, V.: Ich will Zeugnis ablegen bis zum letzten. Tagebücher 1942–1945, Band II, Aufbau-Verlag, Berlin 1995, S. 46, 68, 408 u. 419.

nau bekannt, ob von der SS oder ob versehentlich von den Sowjets. Kudlien meinte, durch die Kugeln »einiger Amok laufender SS-Leute«.[70]

Robert Ganse (1909–1972) wurde in Kassel geboren. Mehr ist von seinem frühen Leben nicht bekannt. Nach der Machtergreifung der Nazis wurde er in der preußischen Provinzial-Arbeitsanstalt Braunweiler inhaftiert.[71] Er wurde des Hochverrats angeklagt, aber freigesprochen. Ab 1937 machte er eine Weiterbildung zum Gynäkologen. 1943/44 wurde er dienstverpflichtet nach Posen. Nach dem Krieg war er zunächst in West-Deutschland, schloss sich der KPD an und ging in die DDR. Er war Mitglied im sächsischen Parlament. Er starb in Ost-Berlin.

Alois Geiger (1890–1943) war sicher kein strammer Nazigegner. Er war als das älteste von sechs Kindern einer bayerischen Bauernfamilie großgeworden. Nach Gymnasium, Medizinstudium und Promotion ließ er sich als Landarzt in Bayern nieder. Er lebte mit Frau und Kind in einem kleinen Dorf in der Nähe von Bayreuth.[72] Er betreute im Juli 1943 eine Schwangere, die ihr viertes Kind erwartete. Stalingrad war bereits gefallen, und die sowjetische Armee eroberte Terrain zurück. Er sagte zu der werdenden Mutter, sie habe Mut, sich jetzt noch ein Kind zuzulegen, denn wenn es »schief gehe« (er meinte den Krieg, nicht die Schwangerschaft), stünde es »schlimm um sie alle«. Diese Äußerung nahm die Frau zum Anlass, den Arzt zu denunzieren. Dr. Geiger wurde verhaftet und kam ins Zuchthaus Brandenburg. Die Reichsärztekammer bezeugte, dass er seit 1936 oder 1937 Mitglied der NSDAP war und dass er »weltanschaulich« als »einwandfrei« beurteilt wurde. Alois Geiger wurde dennoch am 1. November 1943 mit dem Fallbeil in Brandenburg hingerichtet. Er ist einer von den wenigen (fünf) Ärzten, deren Hinrichtungen in der NS-Zeit aus politischen Gründen bekannt sind.

Bruno Gettkant (1877–1967) wurde 1903 approbiert.[73] Er machte zunächst eine militärärztliche Karriere. Er wurde 1921 zum besoldeten Stadtrat von Berlin-Schöneberg gewählt, er war daselbst ebenfalls Stadtarzt des Gesundheitsamts. Er war Mitglied des VsÄ. Er weigerte sich, in die NSDAP einzu-

---

[70] Kudlien 1985, S. 240.

[71] Zu Braunweiler siehe Wachsmann 2016, S. 61 u. 746; Klemperer 1999, S. 777 (Bd. II); Wikipedia (13.3.2023).

[72] Schubert, H.: Judasfrauen, Luchterhand Verlag, Frankfurt am Main 1990, S. 45–58; Bromberger/Mausbach (1985, S. 303) zitierten einen Alois Geiger, der möglicherweise bei den Internationalen Brigaden in Spanien war.

[73] Verz. 1937, S. 189.

treten. Er galt den Nazis zwar als »arisch«, aber »politisch nicht erwünscht«. Er wurde 1935 entlassen.[74] Er ließ sich in Berlin nieder.

Der Vater von *Karl Gelbke* (geb. 1899) starb früh, der Vater war ein Arzt in einer alteingesessenen Arztfamilie in Rochlitz/Sachsen. Der Ort liegt zwischen Chemnitz und Grimma. Karl Gelbke war das zweite Kind seiner Eltern. Er ging auf ein konservatives Gymnasium, die reaktionäre königlich-sächsische Fürsten- und Landesschule St. Augustin in Grimma, die extrem elitär ausgerichtet war. Er meldete sich noch vor dem Ablegen des Abiturs als Kriegsfreiwilliger in den Ersten Weltkrieg. Der Stellungskrieg in Frankreich »brachte erste Bekanntschaft mit revolutionären Arbeitern«.[75] Als Gelbke aus dem Krieg zurückkam, legte er in Chemnitz das Abitur ab. Durch den frühen Tod des Vaters war die Familie des Ernährers beraubt, Gelbke musste sein Studium als Werkstudent finanzieren, und er kam so in Kontakt mit Land-, Berg- und Bauarbeitern. Er sah das Elend der Arbeiterklasse, sein eigenes Studium war »entbehrungsreich«. »Er arbeitete als Landarbeiter auf Rügen, als Tiefbauarbeiter, fuhr als Matrose zur See, wurde Bauhilfsarbeiter und Bergmann unter Tage im Mansfelder Kupferrevier.« Das brachte ihn 1927 zur KPD. Begünstigt wurde seine politische Ausrichtung durch eine Russin, die er heiratete, eine Jüdin, geboren in Łódź, die ideologisch den Bolschewiki nahestand. Gelbke ließ sich 1927 in eigener Praxis in Leipzig nieder. Die Arbeiter im Norden Leipzigs nannten ihn bald »ihren Doktor«. Er nahm zusätzlich von 1930-33 eine Tätigkeit als Vertragsarzt bei der Sowjetischen Handelsmission in Leipzig auf.[76] Nach der Machtergreifung 1933 wurde seine Praxis die Deckadresse für kommunistische Spitzeldienste. Gelbke überstand Gestapo-Verhöre und Hausdurchsuchungen und überlebte die NS-Zeit wie durch ein Wunder.[77]

Fritz Gietzelt (1903–1968) war der Sohn eines Oberpostdirektors. Das Elternhaus war »kaisertreu, national-konservativ und stockbürgerlich«.[78] Er wurde in Frankenberg/Sachsen geboren und ging auf dieselbe konservativ-reaktionäre Fürstenschule in Grimma wie Karl Gelbke [siehe oben]. 1920, da war er 17 Jahre alt, hörte er eine Vortragsreihe über moderne Literatur, die zum ersten Mal sein kritisches Bewusstsein anregte. Er las Heinrich

---

[74] Doetz, S./Kopke, Chr.: »und dürfen das Krankenhaus nicht mehr betreten«, Hentrich & Hentrich Verlag, Berlin 2018, S. 184–186.

[75] Steude, K.: Leipziger Ärzte im antifaschistischen Widerstandskampf, in: Thom/Spaar 1983, S. 298–307.

[76] Lemmens 1991, S. 371–383.

[77] Kater 2000, S. 139.

[78] Kudlien 1985, S. 243.

Mann, Bert Brecht und Kurt Tucholsky. Er befasste sich vor 1933 mit Karl Marx, Friedrich Engels, Karl Liebknecht und Lenin. Dies führte allerdings nicht zum Eintritt in eine linke Partei. Gietzelt wurde 1933 approbiert. Eine Emigration nach Schweden scheiterte daran, dass er in Schweden keine Zulassung zum ärztlichen Beruf erhalten würde. Er eröffnete in Leipzig eine Praxis, ab 1939 war sie eine Röntgenpraxis. Erst 1939 fand er Zugang zu einer Widerstandsgruppe, ein Patient (Kommunist) brachte ihn wohl in die Nähe zur KPD.[79] Gietzelt unterstützte die KPD.[80] Seine Praxis wurde ein Zentrum der illegalen kommunistischen Untergrundtätigkeit. Er wurde am 30. Juni 1944 verhaftet und zum Tode verurteilt. Man warf ihm Kontakte zu Fremdarbeitern, Sabotage und Wehrkraftzersetzung vor. Ein Aufschub der Hinrichtung auf den Februar ermöglichte ihm in den Wirren des Kriegsendes die Flucht. Gietzelt blieb in der Region. 1950 verlieh ihm die DDR den Ehrentitel »Verdienter Arzt des Volkes«. Er war ordentlicher Professor für Röntgenologie der Charité und Prorektor der Humboldt-Universität. Noch 1965 war Gietzelt Co-Autor eines Beitrags in der DDR über die Krebsbehandlung.[81]

Kurt Glaser (1892–1982) wurde als Sohn eines Kaufmanns in Zittau/Sachsen geboren. Auf einem Breslauer Gymnasium machte er 1910 Abitur. 1917 Promotion. 1918 SPD, zusätzlich gewerkschaftlich organisiert und interessiert. Mitglied in der »Deutschen Liga für Menschenrechte«[82] und im VsÄ. Ab 1923 Dermatologe in Chemnitz. 1930–33 Stadtverordneter in Chemnitz für die SPD. März bis September 1933 Schutzhaft, Entzug der Kassenzulassung. Ende 1933 Emigration nach Paris. 1940 Flucht nach Südfrankreich, Anfang 1941 über Spanien nach Portugal, Kuba und New York.[83] Nach dem

---

[79] Lemmens 1991, S. 371–373; Kudlien 1985, S. 243.

[80] Kater 2000, S. 140f.

[81] Berndt, H./Gietzelt, F./Gummel, H., et al.: Leitsätze zur Verhütung, Erkennung und Behandlung des Krebses, in: Deutsches Gesundheitswesen 20: 1965, S. 2093–2102; Wikipedia (10.5.2024).

[82] Die »Deutsche Liga für Menschenrechte« wurde am 16.11.1914 als »Bund Neues Vaterland« gegründet. In Anlehnung an die 1898 gegründete »Französische Liga für Menschenrechte« Anfang 1922 Umbenennung in »Deutsche Liga für Menschenrechte« und zusammen mit weiteren europäischen Ländern Gründung der »Fédération Internationale des Ligues des Droits de l'Homme« mit Sitz in Paris. Führende Mitglieder der Deutschen Liga waren Albert Einstein (1879–1955), Kurt Tucholsky (1890–1935) und Carl von Ossietzky (1889–1938). Die Deutsche Liga wurde 1933 verboten. Zitiert nach Schütrumpf, J.: Deutsche mit Anstand. Der »Bund neues Vaterland« wird »Deutsche Liga für Menschenrechte«, VSA: Verlag, Hamburg 2023.

[83] Pearle/Leibfried, Anhang zu Frankenthal 1981, S. 286.

Krieg war er von 1952 bis 1958 Gesundheitssenator in Hamburg als Nachfolger von Andreas Knack [siehe unten].

Georg Groscurth (1904–1944) stammte aus dem hessischen Unterhaun, das heute zu Hauneck gehört, in der Nähe von Bad Hersfeld.[84] In Unterhaun hatten die Eltern einen Bauernhof. »Er war ein Bauernsohn und arm.«[85] Seine Schwester Luise hatte auch später noch ein Bauernhaus, das als Unterschlupf diente. Nach der Reifeprüfung wollte Georg Groscurth zunächst einen technischen Beruf ergreifen und arbeitete als Volontär in etlichen Maschinenfabriken. Vielleicht bekam er da Einblicke in die betriebliche Tätigkeit von Lohnarbeitern. Warum er dann ab 1924 Medizin studierte, ist nicht belegt. 1930 erhielt Georg Groscurth die ärztliche Approbation. 1934 gelangte er als Assistenzarzt in die Innere Abteilung des Moabiter Krankenhauses in Berlin, Turmstraße. Hier arbeiteten bis 1933 sehr viele jüdische Ärzte. Ein Arzt charakterisierte die Moabiter Klinik so: »Hier war alles mit Ausnahme der alten ostpreußischen Oberschwestern sozialistisch eingestellt […]«.

Anfang der 1920er-Jahre wurde die I. Innere Abteilung des Krankenhauses Moabit durch den sozialdemokratischen preußischen Kultusminister Konrad Haenisch (1876–1925) zur IV. Berliner Universitätsklinik erhoben.[86] 1933 wurden 47 Ärzte entlassen.[87] Entlassen wurde auch Georg Klemperer (1865–1946), der ärztliche Direktor und Chefarzt der I. Inneren Abteilung, indem sein Arbeitsvertrag nicht verlängert wurde.[88] Er war der Bruder des zuvor genannten Dresdner Anglistik-Professors Victor Klemperer. Die entlassenen jüdischen Ärzte wurden 1933 durch SA- und SS-Leute ersetzt. Im Robert-Koch-Krankenhaus in Moabit, wie die Klinik in der NS-Zeit hieß, fanden sich dennoch viele »Nazigegner im weitesten Sinne« zusammen.

[84] Pross, Chr.: Georg Groscurth (1904–1944) und Robert Havemann (1910–1982) – Der Traum von einem freiheitlichen Sozialismus und die deutsch-deutsche Geschichtsfälschung nach 1945, in: Ruprecht/Jenssen 1991, S. 385–403; Fahrenbach, S.: Georg Groscurth und die »Europäische Union« – Motive und Bedingungen ihres antifaschistischen Denkens, in: Thom/Rapoport 1989, S. 297–304.

[85] Delius, F. Chr.: Mein Jahr als Mörder, Rowohlt Taschenbuch Verlag, Reinbek bei Hamburg 2013, S. 61.

[86] Forsbach/Hofer 2015, S. 46. Haenisch war 1911 Leiter der SPD-Flugblattzentrale in Berlin; 1918–1921 preußischer Minister für Wissenschaft, Kunst und Volksbildung; 1913–1925 MdL Preußen; 1921 Dr. rer. pol. h.c. (Univ. Ffm); ab 1922 Wiesbadener Regierungspräsident. Sandner 2003, S. 730; Wikipedia (9.10.2023).

[87] Stein, R.: Eine Begegnung mit deutscher Vergangenheit, in: Die Neue Ärztliche (DNÄ) vom 16.8.1988.

[88] Pross, Chr.: Die »Machtergreifung« am Krankenhaus, in: Deutsches Ärzteblatt 86: 1989, S. A 1105–1112 (Sonderdruck).

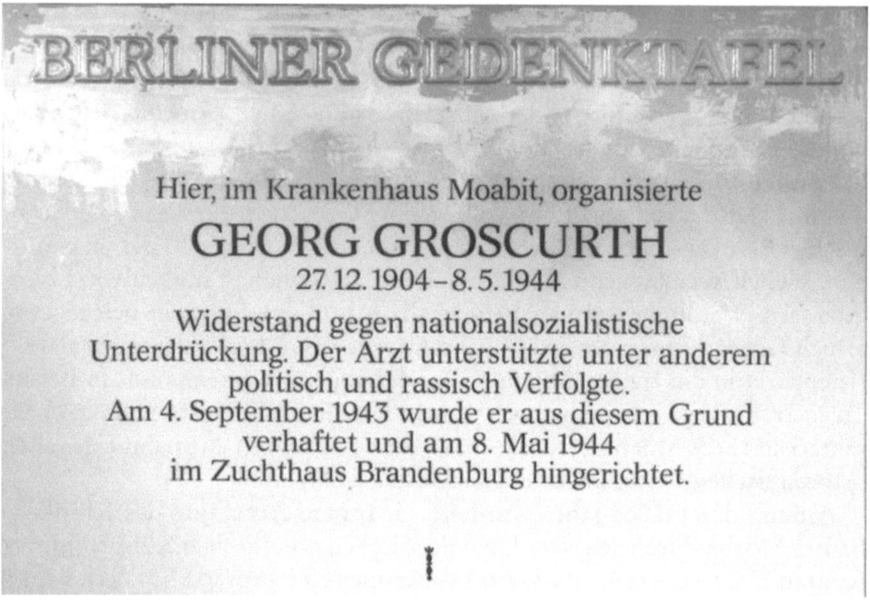

Gedenktafel am Moabiter Krankenhaus in Berlin für den 1944 hingerichteten Georg Groscurth.

Es sieht so aus, als ob Georg Groscurth hier zum Nazigegner wurde. Prägend waren seine frühen Kontakte zu Robert Havemann (1910–1982), dem KWI-Chemiker, der von Anfang an »links« eingestellt war und seit 1932 der KPD angehörte. Im Robert-Koch-Krankenhaus wurden Juden, die aus den KZ kamen, auf falschen Krankenscheinen behandelt. Hier wurden falsche Papiere für Juden organisiert, die untertauchen wollten. Hier lernten junge Leute, die einberufen wurden, Krankheiten zu simulieren, damit sie nicht »kriegsverwendungsfähig« (kv) wurden. Endgültig zum Widerständler wurde Groscurth erst während des Kriegs.

Georg Groscurth bekam 1939 eine Oberarztstelle an der Klinik. Da der Chef der I. Inneren, der Ordinarius[89] Prof. Helmut Dennig (1895–1973), als Beratender Internist der Wehrmacht häufig abwesend war (Dennig trat 1935 in die NSDAP ein und war keinesfalls ein NS-Gegner),[90] wurde Groscurth faktisch der Leiter der Inneren Klinik.

[89] Forsbach/Hofer 2018, S. 144.

[90] Dennig konnte nach dem Zweiten Weltkrieg seine universitäre Karriere nicht mehr fortsetzen. Er wurde leitender Arzt eines Stuttgarter Krankenhauses; er gab 1964 ein zwei-

Am 16. Dezember 1943 verurteilte der Richter des Volksgerichtshofs Georg Groscurth zum Tode. Ihm wurde die Vorbereitung zum Hochverrat vorgeworfen. Der Vorsitzende Richter führte in seinem Urteil aus, dass Groscurth und drei weitere Angeklagte, darunter Robert Havemann, die »Europäische Union« gegründet hätten, deren Programm vor »Kommunismus und angelsächsischer Scheindemokratie krieche«. Die Gruppe hätte Beziehungen zu »illegalen politischen Gruppen ausländischer Arbeiter gepflegt«.[91] Sie hätte »unseren Kriegsfeinden« geholfen. Alle vier Angeklagten wurden zum Tode verurteilt. Georg Groscurth gehörte zu den wenigen ärztlichen Widerständlern, die hingerichtet wurden.

Wilhelm Hagen (1893–1982) wurde in Augsburg als Sohn eines Arztes geboren.[92] Während der Schulzeit muss er auf Ernst Niekisch (1889–1967) getroffen sein. Denn Wilhelm Hagen nannte Ernst Niekisch »meinen Lehrer aus Augsburg«. Niekisch war der Sohn eines Feilenhauermeisters und wurde in Schlesien geboren. Er absolvierte die Realschule, ging aufs Lehrerseminar und wurde Volksschullehrer. Nach 1908 kam er nach Augsburg, wo er als Lehrer arbeitete. Ernst Niekisch trat 1917 in die SPD ein.

Als Hagen im Wintersemester 1912/13 mit dem Medizinstudium begann, wurde er Mitglied der Burschenschaft Germania. Wilhelm Hagen ging als Freiwilliger in den Ersten Weltkrieg. Als der Krieg zu Ende war, war er Sozialist. Ernst Niekisch war 1918/19 Vorsitzender des Arbeiter-und Soldatenrats in München, Wilhelm Hagen nannte ihn den »eigentlichen Betreiber« der Räterepublik.Von 1919 bis 1922 war Niekisch Miglied der USPD. Hagen gehörte im Winter 1918/19 zu einer Gruppe sozialistischer Akademiker, die versuchte, die reaktionäre Universität zu demokratisieren. Er wurde relegiert. Niekisch wurde wegen seiner Aktivitäten bei der Räterevolution zu zwei Jahren Festungshaft verurteilt, die er absaß.[93] Wilhelm Hagen wurde

bändiges Lehrbuch der Inneren Medizin heraus.

[91] Delius 2013, S. 85.

[92] Hagen, W.: Auftrag und Wirklichkeit. Sozialarzt im 20. Jahrhundert, Werk-Verlag Dr. Edmund Banaschewski, München-Gräfelfing 1978.

[93] Wikipedia (14.3.2023). Nach seiner Haftentlassung kehrte Niekisch sowohl den Sozialdemokraten als auch den Kommunisten den Rücken. Er wurde »Nationalbolschewist« und gründete einen Verlag namens »Widerstand«, der sich gegen den demokratischen Parlamentarismus der Weimarer Republik wandte und stattdessen nach Osten auf die Sowjetunion gerichtet war. Beteiligt an dem Widerstandskreis waren Ernst Jünger, dessen Bruder und Alexander Mitscherlich [siehe unten]. Anders als Ernst Jünger (der später dem Nationalsozialismus zuneigte, bevor er sich wieder abwandte) wandte sich Niekisch schon 1932 in einer Schrift gegen Hitler. Niekisch wurde 1933 in einem SA-Keller gefangen gehalten, 1937 erneut von den Nazis inhaftiert und 1939 zu lebenslanger Zuchthausstrafe verurteilt.

mit einem Jahr und vier Monaten Festungshaft bestraft, von der er aber nur drei Monate absitzen musste.

Danach wurde Hagen Amtsarzt, ab 1925 in Frankfurt am Main, 1927 trat er der SPD bei. Er hatte schon am Ende der Republik gegen den Nationalsozialismus agitiert. 1933 wurde Hagen wegen des »Berufsbeamtengesetzes« aus dem Frankfurter Dienst entlassen. Er wurde als Amtsarzt dienstverpflichtet (strafversetzt) ans Gesundheitsamt nach Warschau. Er versuchte, polnische Kinder vor der Ermordung zu retten. Ihm gelang seine Ablösung in Warschau, er wurde an die Kriegsfront versetzt.[94]

Bruno Harms (1890–1967) studierte zunächst Biologie und promovierte darin (Dr. phil.). Anschließend studierte er Medizin und schrieb eine Dissertation (Dr. med.) über »Die Ursachen des Sitzenbleibens von Schulkindern«. 1920 wurde er approbiert. 1922 wurde er Stadtarzt in Berlin-Tiergarten. 1933 verlor er seinen Posten wegen politischer Unzuverlässigkeit.[95] Im Krieg wurde er einberufen. Nach dem Krieg war er in der SBZ Vizepräsident der Zentralverwaltung Gesundheitswesen, anschließend Stadtrat für Gesundheitswesen im Berliner Magistrat, von 1950–52 Präsident des RKI. Er trat zurück, weil das RKI in das neu gegründete Bundesgesundheitsamt integriert wurde.

War *Wolfgang Heubner* (1877–1957) ein Widerständler? Er wurde als Sohn des Kinderarztes Otto Heubner, der seit 1873 eine Professur in Leipzig hatte,[96] in Leipzig geboren. Wolfgang Heubner war während der Weimarer Republik Mitglied der linksliberalen Demokratischen Partei Deutschlands (DDP), für die er öffentlich auftrat. Charlotte Pommer [siehe unten] nannte ihre Zeit als Doktorandin bei Heubner »erzieherisch« die wichtigste Zeit in ihrer ärztlichen Ausbildung.

Ernst Klee sah Wolfgang Heubner kritisch: Denn Heubner, der »führende Pharmakologe der NS-Zeit«, sei im Ersten Weltkrieg an der Giftgas-Entwicklung beteiligt gewesen. Nach Professuren in Göttingen, Düsseldorf und Heidelberg bekam er 1932 den Lehrstuhl für Pharmakologie der Universität Berlin. Heubner schrieb am 4. Oktober 1933 seinem Dienstvorgesetzten, Reichserziehungsminister Bernhard Rust (1883–1945), er sei »von liberaler

---

Er saß bis 1945 ein. Seit 1945 war er KPD-Mitglied, dann seit 1946 in der Sowjetisch Besetzten Zone SED-Mitglied, 1948 Professor der Ost-Berliner Humboldt-Universität. Er trat 1954 aus der SED aus und ging nach West-Berlin, wo er 1967 starb. Niekisch, E.: Das Reich der niederen Dämonen, Rowohlt Verlag, Hamburg 1953; mündliche Mitteilung von Heinz Grossmann, der auf der Beerdigung von Niekisch war.

[94] Elsner 2022, S. 58ff., 204–206, 211–219 u. 235–237.

[95] Doetz/Kopke 2018, S. 427.

[96] Brockhaus, 8. Bd., 1969, S. 459.

Gesinnung durch und durch«, und es werde ihm nicht möglich sein, »den Nationalsozialismus innerlich (und auch natürlich nicht äußerlich) zu bejahen«. Rust schickte ihm lediglich eine Empfangsbestätigung; Heubner blieb im Amt.[97] Als Heubner auf einem Kongress in Luzern Ferdinand Sauerbruch (1875–1951) traf, besprach er mit diesem dessen Auswanderungsideen.[98]

Im Juni 1944 Teilnahme an einer Besprechung über Meerwasserversuche, die im KZ Dachau durchgeführt werden sollten.[99] Heubner war 1944 Mitglied im Wissenschaftlichen Beirat von Karl Brandt, der seit August 1944 Reichskommissar des Führers für das Sanitäts- und Gesundheitswesen war. Heubner war kein Nationalsozialist, »dennoch Teil des Systems«. Er war allerdings nur Mitglied im Reichsluftschutzbund, sonst in keiner NS-Organisation.[100]

Heubner stellte 1942 Robert Havemann als »Abwehrbeauftragten am Pharmakologischen Institut« ein. Er beschäftigte den inhaftierten Chemiker Robert Havemann mit »kriegswichtigen« chemischen Arbeiten und rettete ihm so das Leben. Denn Havemann hatte 1937–1943 wissenschaftlich an einem Giftgasprojekt fürs Heereswaffenamt gearbeitet.[101] Havemann war als Angehöriger der Widerstandsgruppe »Europäische Union« wie Groscurth [siehe oben] zum Tode verurteilt worden. Heubner stellte Havemann ein Labor in die Zelle im Zuchthaus Brandenburg-Görden, damit Havemann seine »kriegswichtigen« Arbeiten fortsetzen könne, und erwirkte damit einen Aufschub der Hinrichtung,[102] zu der es wegen des Kriegsendes nicht mehr kam.

Max Hodann (1894–1946) wurde als Sohn eines Oberstabsarztes im damaligen schlesischen Neiße (heute Nysa, Polen) geboren. Sein Elternhaus war evangelisch-puritanisch. Er legte sein Abitur 1913 am humanistischen Gymnasium Berlin-Friedenau ab. Er hatte in der frühen Gymnasialzeit Kontakte zu seinem Mitschüler Benedikt Kautsky (1894–1960), dem Sohn des jüdischstämmigen sozialdemokratischen Politikers Karl Kautsky (1854–1938), in dessen Elternhaus Hodann häufig verkehrte. Die Kautsky-Familie lebte von 1900-1902 in der Saarstraße in Friedenau.[103] Hodann wurde im Ersten Weltkrieg als Armeearzt an die Ostfront einberufen. Er wurde zum Pazifisten.

[97] Peiffer, J.: Hirnforschung im Zwielicht: Beispiele verführbarer Wissenschaft aus der Zeit des Nationalsozialismus, Matthiesen Verlag, Husum 1997, S. 96.

[98] Nissen 2001, S. 159.

[99] Klee 2003, S. 251; ders. 1997, S. 200f. u. 246; ders. 2001, S. 185.

[100] Forsbach/Hofer 2018, S. 209–211.

[101] Wikipedia (4.5.2023).

[102] Hanauske-Abel, H.: Begriffshülsen und windige Worte wie »Frieden« und »Humanismus«, in: FR vom 10.12.1988.

[103] Wikipedia (3.10.2023).

Er wurde Mitglied der USPD, die 1917 u.a. Karl Kautsky gegründet hatte. Hodann trat 1921 in die Partei der Mehrheitssozialdemokraten ein, entfernte sich aber wieder von ihr und wurde 1926 von der SPD ausgeschlossen. Er war Mitglied der Liga für Menschenrechte. Er promovierte bei dem Sozialhygieniker Grotjahn.

Er war zunächst seit 1921 Stadtarzt in Nowawes bei Potsdam, danach in Berlin-Reinickendorf. Er war Mitglied des sozialhygienischen Beirats im Berliner Magistrat. Er war zusätzlich tätig im sexualwissenschaftlichen Institut von Magnus Hirschfeld und setzte sich für die sexuelle Aufklärung der Kinder und Jugendlichen ein und war Mitbegründer der Weltliga für wissenschaftliche Sexualreform. »Berühmt, umstritten und verleumdet wegen seiner freimütigen Aufklärung auf dem Sexualgebiet, der KPD nahestehend, in Artikeln und Büchern die Sowjetunion, die er einige Male besucht hatte, als vorbildlich schildernd, war er nach dem Reichstagsbrand verhaftet und ins Moabiter Gefängnis gebracht worden.«[104] Der Doktortitel wurde ihm von der Berliner Universität aberkannt. Er kam nach mehreren Monaten aus dem Gefängnis frei und musste sich bei der Staatspolizei am Alexanderplatz melden. Ein SS-Mann, den Hodann als Sachverständiger mal vor Gericht vor einer Verhaftung wegen Notzucht bewahrt hatte, schleuste ihn in die Gruppe eines Männergesangsvereins ein, so dass Hodann bei Schaffhausen die Grenze zur Schweiz überschreiten konnte. Von da aus ging er zu den Internationalen Brigaden nach Spanien, dann in die Emigration nach Schweden, wo er als Handelsvertreter sich und seine Familie mühsam am Leben erhielt. Er starb am 17.12.1946 an einem Asthmaanfall.[105]

Karl Jaspers (1883–1969) wurde in Oldenburg als Sohn eines Bankdirektors und Landtagsabgeordneten geboren. Er wurde zunächst Psychiater an der Heidelberger Universität, dort 1916 Professor für Psychologie und 1921 Extraordinarius für Philosophie. Als Existenzphilosoph lehnte Karl Jaspers Marxismus und Psychoanalyse ab, er interessierte sich aber für Soziologie. Seit ihrem ersten Zusammentreffen 1920 »bemühten« sich Jaspers und Martin Heidegger (1889-1976), »zusammen zu kommen«. Heidegger sprach von beider revoltierender »Kampfgemeinschaft«. 1924 verschaffte Jaspers dem Volksschullehrer ohne Abitur, Ernst Krieck (1882-1947), einen Doktortitel ehrenhalber. Krieck ließ schon 1931 mit dem Ruf »Heil dem Dritten Reich!«

---

[104] Weiss, P.: Die Ästhetik des Widerstands, Suhrkamp Verlag, Frankfurt am Main 1983, S. 215.

[105] Bergmann, H.-J.: Max Hodann (1894–1946) – Sexualreformer und Antimilitarist, in: Ruprecht/Jenssen 1991, S. 233–245.

den Nationalsozialismus hochleben. 1928 betreute Jaspers die Doktorarbeit von Hannah Arendt. 1930 sagte Heidegger aber bereits zu Jaspers, man betreibe kein »Kompagniegeschäft«. Es gab eine »biografisch-politische Trennung« beider – nicht durch die Nazi-affine Freiburger Rektoratsrede Heideggers, sondern durch die »Kaltstellung des zunächst abwartenden Jaspers im NS-Staat«. Jaspers fand zunächst als positiv, dass der Nationalsozialismus »die Idee oder das Geistige als das Primäre gegenüber dem Materiellen« setzte.[106] Er äußerte sich im August 1933 anerkennend darüber, dass der Rektor der Universität im Nationalsozialismus nun vom Minister ernannt und nicht mehr gewählt werde. Jaspers' »ethischer Rigorismus« geriet jedoch in Widerspruch zum totalitären Regime. Heidegger besuchte Jaspers ein letztes Mal in Heidelberg am 18. März 1933.[107]Er fand, dass Jaspers »vom wirklichen Geschehen nicht berührt gewesen« sei. 1937 erhielt Jaspers Lehrverbot wegen seiner jüdischen Frau, Gertrud Mayer. Aber 1938 gab es noch einen Kontakt mit Heidegger. Nach Jaspers' Entlassung – er bekam allerdings eine Pension – zog er sich mit seiner Ehefrau zunehmend aus der Öffentlichkeit zurück. Für den Fall der Festnahme hatte das Paar einen gemeinsamen Selbstmord geplant und Cyankali-Kapseln besorgt. Noch kurz vor Kriegsende bekamen sie den Hinweis, dass sie am 14. April abgeholt werden sollten. Am 30. März 1945 wurde Heidelberg jedoch von den US-Truppen befreit.[108] Nach Kriegsende wurde Jaspers von den französischen Besatzern aufgefordert, ein Gutachten über Heidegger abzugeben, und er beschied, Heidegger für einige Jahre vom Lehramt zu suspendieren.[109] 1948 berief die Universität Basel Jaspers.[110] Jaspers verließ Deutschland. Man müsse anerkennen, sagte er 1945, dass der Nazistaat ein »Verbrecherstaat« gewesen sei, und »alle Handlungen von Einzelpersonen können nur unter diesem Aspekt beurteilt werden«.[111] 1967 wurde er Schweizer Staatsbürger.

Arthur Jores (1901–1982) wurde als Sohn eines Ordinarius der Pathologie in Bonn geboren. Er war der zweite Sohn von insgesamt drei Söhnen seiner Eltern. Ein Urgroßvater war ebenfalls Medizinprofessor. Arthur Jores be-

---

[106] Zechmeister, K.: Arzt und Weltanschauung, Akademie-Verlag, Berlin (DDR) 1972, S. 110f.

[107] Hachmeister, L.: Heideggers Testament, Ullstein Taschenbuch, Berlin 2015, S. 76, 90, 173, 223, 258 u. 365.

[108] Orth 2003, S. 128.

[109] Geier, M.: Martin Heidegger, Rowohlt Taschenbuch Verlag, Reinbek bei Hamburg 2005, S. 43f., 51, 84 u. 120.

[110] Brockhaus, 9. Bd., 1970, S. 413.

[111] Zechmeister 1972, S. 22.

stand 1920 das Abitur. 1931 war er Arzt am Städtischen Krankenhaus Altona unter dem jüdischen Internisten Leopold Lichtwitz (1876–1943).[112] 1933 Habilitation und Privatdozent in Rostock. 1936 wurde Jores die Lehrbefugnis entzogen, weil er ein von ihm verfasstes Lehrbuch mit einer Widmung seinem jüdischen Lehrer Lichtwitz nach New York gesandt hatte. Er wurde von einem Kollegen denunziert. Er wurde vom NSD-Dozentenbundführer zu einer Stellungnahme aufgefordert und hielt tapfer an seinem Lehrer und Mentor Lichtwitz fest. 1936 Entlassung von Jores aus dem Staatsdienst und Verlust der Venia legendi. Arthur Jores arbeitete danach bis Kriegsbeginn in einem pharmazeutischen Unternehmen in Hamburg. Im Zweiten Weltkrieg wurde er Lazarettarzt der Luftwaffe. Er wurde wegen Wehrkraftzersetzung angeklagt. Er war von seiner Herkunft her Protestant, angesichts der drohenden Todesstrafe konvertierte er zum Katholizismus.[113] Er hatte enge und tiefe Beziehungen zum Katholizismus. Er sprach von der »Massenpsychose«, die »das deutsche Volk in weiten Teilen ergriffen hatte«. Mit Angst vor den Folterkammern des Regimes, »von denen die meisten Leute ja auch nichts wußten bzw. nichts wissen wollten«, lasse sich das Phänomen, »dass eine nicht geringe Anzahl von Ärzten und Wissenschaftlern an den Versuchen am Menschen beteiligt war bzw. mindestens davon wusste, nicht erklären. Sie waren durchdrungen von einer Ideologie, dass es auf dieser Erde wertvolle und weniger wertvolle Rassen und Menschen gibt.«[114]

Bereits am 5. September 1945 wurde Jores mit der Leitung der II. Medizinischen Klinik des Hamburger UKE betraut. Er befasste sich mit den psychosomatischen Krankheiten. Ich erinnere mich an seine Vorlesung. Er sprach über die nicht vorhandenen Magenulcera bei Wehrmachtssoldaten an der Front, die sich offenbar in der Gruppe der Kameraden geborgen fühlten.

---

[112] Lichtwitz wurde 1901 promoviert, 1908 Habilitation in Göttingen, 1910 dort Leitung der Poliklinik, 1913 a.o. Professor, 1916 Leiter Innere Abteilung, nach dem Ersten Weltkrieg Chef der Inneren Abteilung des Altonaer Krankenhauses in der damals noch preußischen Stadt Altona westlich von Hamburg. Er ging 1931 als internistischer Chefarzt ans Rudolf-Virchow-Krankenhaus in Berlin. Er galt »menschlich und medizinisch [als] eine außergewöhnliche Erscheinung«, die kritisch gegen alles war, »was Überheblichkeit und Unklarheit in Wissen und Denken zeigte«. Er hatte »einen Sinn für intellektuelle Sauberkeit«. 1933 wurde Lichtwitz wegen seiner jüdischen Herkunft entlassen und ging in die Schweiz. Dort erreichte ihn der Ruf als Chefarzt an das Montefiore-Krankenhaus in New York. »Es war ihm aber nicht gegeben, heimisch zu werden.« (Nissen 2001, S. 224f.) 1941 Ruhestand, er starb in New Rochelle (Forsbach/Hofer 2018, S. 16–28 u. 428).

[113] Frewer, A.: Werner Leibrand: Leben – Weiterleben – Überleben, Franz Steiner Verlag, Stuttgart 2021, S. 19, 22 u. 61.

[114] Nissen 2001, S. 166f.

Kein anderer Professor erwähnte jemals in seinen Vorlesungen die Zeit des Nationalsozialismus. Sie taten alle so, als hätte es die nie gegeben.

Ferdinand Kallab (1888–1979) wurde in Offenbach geboren, wo er auch ein Leben lang blieb – von der Zeit des Studiums in München abgesehen. Sein Vater war Chemiker. Kallab begann nach dem Sudium als Assistenzarzt in den Städtischen Kliniken Offenbach. Während des Ersten Weltkriegs Tätigkeit im Reservelazarett I am Offenbacher Hospital. Nach dem Krieg ließ sich Kallab als Arzt nieder. Er leitete zusätzlich die Säuglingsberatungsstelle. Er war im kommunalen Bereich tätig und auch als Heimarzt des Offenbacher Blindenheims beschäftigt. Kallab war Mitglied der katholischen Zentrumspartei. Er machte auch nach 1933 aus seiner christlichen und »tief religiösen« Einstellung keinen Hehl.

Ab etwa 1940 gab es in Offenbach ein großes Ostarbeiterlager mit überwiegend polnischen und russischen Männern und Frauen. Die medizinische Betreuung des Lagers übernahm Kallab, seine Ehefrau brachte den Lagerinsassen Essen. Als Kallab einer Patientin gegenüber erwähnte, dass der Krieg ja nun bald vorbei sei, und als er von dem Unrecht sprach, das Juden geschehe, wurde er denunziert. Am 30. Januar 1943 wurde Kallab vom Sondergericht Darmstadt wegen Verstoßes gegen das »Heimtückegesetz« zu sechs Monaten Haft verurteilt, die er wegen eines blutenden Magengeschwürs nicht anzutreten brauchte. Am 30. Januar 1944 entzog ihm das Ärztliche Bezirksgericht Hessen-Nassau aufgrund der Verurteilung die Approbation für den Rest seines Lebens. Das bedeutete lebenslanges Berufsverbot.[115]

Andreas Knack (1886–1956) legte auf dem Aachener Kaiser-Wilhelm-Gymnasium im März 1905 das Abitur ab. Er bestand das medizinische Staatsexamen 1911. Er promovierte 1912 mit einer Arbeit über den Gebärmutterkrebs. Er ging nach Mannheim als Assistenzarzt der Pathologie unter Theodor Fahr.[116] Diesem folgte Andreas Knack nach Hamburg, er war schließlich ab März 1914 als Assistenzarzt im pathologischen Institut des Allgemeinen Krankenhauses Hamburg-Barmbek beschäftigt. Ab 1919 war Knack Leiter der Prosektur des Hamburger Hafenkrankenhauses. Er war von 1919 bis 1933 für die SPD Mitglied der Hamburger Bürgerschaft (des Parlaments). Von 1919 bis Ende 1922 war Knack Vertrauensarzt sowohl des Arbeitsamts

---

[115] Drexler, S./Kalinski, S./Mausbach, H.: Ärztliches Schicksal unter der Verfolgung 1933–1945. Eine Denkschrift, Frankfurt am Main 1990, S. 51f.

[116] Theodor Fahr (1877–28.10.1945) wurde 1919 a.o. Prof. und 1924 o. Professor in Hamburg. Am 11.11.1933 unterschrieb er das Bekenntnis zu Adolf Hitler. Er nahm sich das Leben. Wikipedia (12.6.2023).

Andreas-Knack-Ring
nach Prof. Dr. A. K. (1886-1956)
Verfolgter des Nationalsozialismus. Mitglied der Hamb.
Bürgerschaft. Direktor des Barmbeker Krankenhauses.
Präsident der Hamb. Gesundheitsbehörde
Alfred-Johann-Levy-

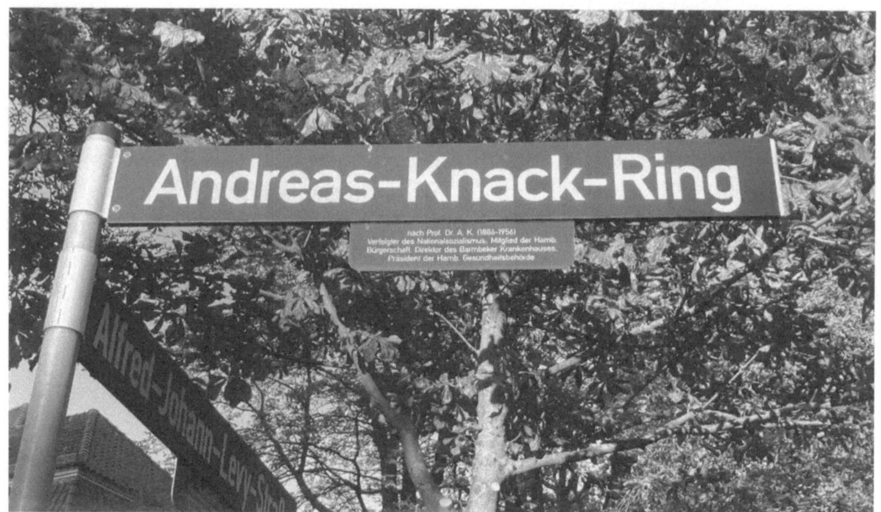

Der Andreas-Knack-Ring im Hamburger Stadtteil Barmbek erinnert an den sozialdemokratischen Arzt, der 1933 entlassen und nach dem Zweiten Weltkrieg Hamburger Gesundheitssenator wurde.

als auch der Allgemeinen Ortskrankenkasse (AOK). 1921 legte er die Physikatsprüfung ab, die Amtsarztprüfung. Er versuchte, die kommunale Gesundheitsfürsorge zu verbessern. Er war als Sozialdemokrat auf den Parteitagen der SPD ab 1920 anwesend und beteiligte sich an dem gesundheitspolitischen Programm der Partei. Als SPD-Mitglied war er automatisch Mitglied in der Arbeitsgemeinschaft Sozialdemokratischer Ärzte (ASÄ). Er war zudem Mitglied im Verein sozialistischer Ärzte (VsÄ). 1923 wurde Andreas Knack Direktor des Barmbeker Krankenhauses.

1933 wurde er von allen Ämtern suspendiert. Weil er mit einer jüdischen Frau verheiratet war, emigrierten er und seine Ehefrau am 2. Februar 1934 nach China, und Knack war am Krankenhaus Nanking beschäftigt. Von 1935 bis 1937 hatte er eine Praxis in Peking. Er war Berater einer Völkerbundskommission bei der nationalen Gesundheitsverwaltung,[117] von 1938–1948 hielt er sich in der Mandschurei auf. Seine Ehefrau starb in China. Er kehrte 1948 nach Hamburg zurück. Vom 14. April 1949 bis zum 1. April 1952 war Andreas Knack in einer sozialdemokratischen Landesregierung Gesundheitssenator.[118]

---

[117] Rose 1938, S. 1318.
[118] Wikipedia (19.3.2023).

Paul Konitzer (1894–1947) wurde in Preußisch-Friedland (Ostpreußen) als Sohn eines selbstständigen Zimmermanns geboren. Abitur 1913, zunächst Jurastudium. 1914–19 Militärdienst. Approbation als Arzt 1920. 1921 Stadtarzt in Stollberg, Erzgebirge, dann Hörde bei Dortmund. Seit 1926 Stadtarzt in Magdeburg, 1928 Eintritt in die SPD. 1933 Verlust aller Ämter, kurze Inhaftierung. Konitzer ließ sich in Dresden als praktischer Arzt nieder. Im Krieg Beratender Hygieniker. Nach dem Krieg Präsident der Zentralverwaltung Gesundheit der SBZ, das war quasi der Gesundheitsminister. Am 18.2.1947 verhaftet, weil er als angeblich zuständiger Beratender Hygieniker nichts gegen das Verhungern sowjetischer Kriegsgefangener im Lager Zeithain unternommen habe. (Als Beratender Hygieniker der Wehrmacht war er allerdings nur für die Wehrmacht verantwortlich.) Selbstmord am 22.4.1947.[119]

Otto Krayer (1899–1982) wurde in Köndringen in Baden, einem kleinen Ort 15 km nördlich von Freiburg, geboren. Seine Eltern waren Wirtsleute und hatten eine Gastwirtschaft.[120] Wahrscheinlich war die Familie katholisch. Der Sohn ging in Emmendingen zur Schule. Otto Krayer war ein sehr junger Soldat im Ersten Weltkrieg, noch ein Schüler, und er wurde verwundet. Von 1919–1924 Studium der Medizin, 1926 Promotion. Er wurde Pharmakologe in Freiburg und ging dann nach Berlin. Er habilitierte sich 1929. 1933 erhielt Otto Krayer einen Ruf auf das Ordinariat der Pharmakologie in Düsseldorf, weil der Lehrstuhl vakant wurde, als der jüdische Leiter entlassen wurde. Krayer lehnte es ab, den Ruf anzunehmen. Der jüdische Oberarzt von Sauerbruch, Rudolf Nissen, schrieb, dies sei ein »Beispiel seltener, fast isolierter Haltung inmitten der Menge der Opportunisten«.[121] Udo Schagen, Medizinhistoriker der Charité, meint, dass dies der einzige Fall sei, dass ein Arzt sich weigerte, einen vakanten Posten anzunehmen, der zuvor von einem jüdischen Arzt besetzt war. Krayer begründete die Ablehnung damit, dass er es für unrechtmäßig hielt, den vorherigen Institutsleiter zu entlassen. Otto Krayer erhielt daraufhin vom Staatssekretär des preußischen Kultusministeriums, Wilhelm Stuckart, Universitätsverbot. Krayer ging zunächst in die USA und erhielt 1938 einen Ruf nach Peking. Er starb in Arizona.

---

[119] Vossen J.: Gesundheitsämter im Nationalsozialismus. Rassenhygiene und offene Gesundheitsfürsorge in Westfalen 1900-1950, Klartext Verlag, Essen 2001, S. 425 u. 429; Verz. 1937, S. 269 u. 272; Wikipedia (16.2.2021).

[120] Wikipedia (18.3.2023); Markovic, A.: Kennen Sie eigentlich Otto Krayer? In: Hessisches Ärzteblatt Nr. 10: 2018, S. 603.

[121] Nissen 2001, S. 140.

Johannes Kreiselmaier (1892–1944) wurde in Oberndorf in der Pfalz geboren. Er war der »fromme Sohn eines lutherischen Geistlichen«.[122] Nach Abschluss des Studiums ließ er sich in Berlin-Zehlendorf als praktischer Arzt nieder. In den 1920er-Jahren scheint er politisch unauffällig gewesen zu sein. Ab 1935 stellte er sich dem NS-Staat zur Verfügung. 1936 war er Sympathisant der SS, 1937 wurde er Mitglied der NSDAP. Er wurde Bannarzt der Hitlerjugend (HJ) und förderndes Mitglied der SS. Über einen Familienbekannten, den KPD-Funktionär Wilhelm Moll, bekam Kreiselmaier Kontakt zum Widerstand: wahrscheinlich aber erst 1942 nach der Niederlage in Stalingrad oder nach der Ausrufung des »totalen Kriegs« Anfang 1943. Er hatte inzwischen eine kritische Haltung gegenüber der NS-Führung angenommen. Er schloss sich spätestens Anfang 1944 der Widerstandsgruppe um Anton Saefkow an, dieser »hatte im orthodox-marxistischen Widerstand viel erreicht«. Kreiselmaier wurde im Juli 1944 verhaftet, im September zum Tode verurteilt und am 27. November 1944 im Zuchthaus Brandenburg hingerichtet.[123]

Wolfgang Kühn (1906–1958) wurde in Battenberg in Hessen geboren. Nach Abschluss seines Medizinstudiums 1930 wurde er 1933 Abteilungsleiter in einem diagnostischen Institut in Berlin. 1934 emigrierte er mit seiner Familie nach Jugoslawien und ließ sich dort als praktischer Arzt nieder. Grund waren die zunehmenden Schikanen, denen die Familie ausgesetzt war, weil seine Ehefrau »Viertel-Jüdin« war.[124] Im April 1941 besetzte die Wehrmacht Jugoslawien. Kühn stellte sich den jugoslawischen Partisanen zur Verfügung. Seit 1943 arbeitete er wieder in einem Berliner Krankenhaus, wahrscheinlich als Chirurg im Paul-Gerhard-Stift. Über das Paul-Gerhard-Stift war eine Gruppe von widerständigen Ärzten zu erreichen, die sich »Freies Deutschland« nannte. Wegen seiner pazifistischen Überzeugung hatte Kühn Neigungen zur KPD und fand über den Kommunisten Wilhelm Moll zur Berlin-Brandenburger kommunistischen Widerstandorganisation um Anton-Saefkow.[125] Er wurde zu vier Jahren Zuchthaus verurteilt.

Werner Leibbrand (1896–1974) wurde in Berlin geboren. Die Familie stammte aus dem Schwäbischen und bestand aus ehemaligen Pfarrern, Schulmeistern und Kommerzienräten. Der Vater war ein wohlhabender »Bankvertreter«, er vertrat in Berlin die Hypothekenabteilung der vom Großvater in Stuttgart gegründeten Lebensversicherung. Der Vater lehnte Hitler zwar als

[122] Kater 2000, S. 141.

[123] Bromberger/Mausbach 1985, S. 280f.; Kudlien 1985, S. 238.

[124] Ebenda, S. 278–280.

[125] Bromberger/Mausbach 1985, S. 290.

»Plebejer« ab, befürwortete ansonsten den Nationalismus und den Antisemitismus der Nazis.[126] Der Sohn absolvierte eine humanistische Gymnasialausbildung und distanzierte sich bald vom Elternhaus. Werner Leibbrand wollte eigentlich Konzertpianist werden, entschied sich aber auf väterlichen Druck hin für ein Medizinstudium, das er 1914 begann, aber wegen Kriegsdienstes unterbrechen musste. Das Studium schloss er 1919 mit dem Staatsexamen ab. 1920 Promotion, 1921 Approbation. Durch das Studium bei Karl Bonhoeffer (1868–1948), Ordinarius für Psychiatrie und Neurologie der Berliner Universität und Direktor der Nervenklinik der Charité, »der seine Klinik von der nazistischen Verschmutzung freizuhalten versuchte«,[127] kam Leibbrand zur Psychiatrie. Er wurde Assistent an der »Kuranstalt« Westend, aus der nach dem Zweiten Weltkrieg die universitäre Nervenklinik der Freien Universität (FU) wurde. 1927 ließ sich Leibbrand in Berlin als Nervenarzt nieder, die Praxis lag zwischen Charlottenburg und Wilmersdorf. Er war gleichzeitig als Fürsorgearzt für »psychische Hygiene am Bezirksamt Tiergarten« beschäftigt, als Fürsorgearzt »bei der Stadt Moabit«. Er sah das Elend der psychisch depravierten Bevölkerung. Er schrieb in seinen Memoiren: »Diese Tätigkeit war der Beginn dessen, was man heute Sozialpsychiatrie nennt.«[128]

Er war Mitglied der »Deutschen Liga für Menschenrechte«[129] und wurde damit zum Pionier des Pazifismus. Außerdem war er Mitglied im Verein sozialistischer Ärzte (VsÄ), in dem er sich angeblich »kommunistisch« betätigte. Verlust der Kassenzulassung 1933. Weil er (in zweiter Ehe) seit 1932 mit einer Jüdin verheiratet war, verlor er auch seine Stellung im Gesundheitsamt als Fürsorgearzt. Die Privatpraxis ließ man ihm bis 1943. Seine Ehefrau war zuvor mit einem Nobelpreisträger verheiratet. Sie führte in den 1920er-Jahren einen Salon in Berlin, in dem (u.a. jüdische) Intellektuelle und Künstler verkehrten wie der Max-Reinhardt-Kreis, der Verleger Ullstein oder der Dirigent Otto Klemperer, ein Cousin der zuvor genannten Brüder Georg und Victor Klemperer.

---

[126] Frewer 2021, S. 19, 22 u. 61.

[127] Nissen 2001, S. 152.

[128] Frewer 2021, S. 47. Nach Angaben von Andreas Frewer (ebenda, S. 18) sind die Memoiren von Leibbrand »wohl in den späten 1960er Jahren« entstanden. Im Mai 1970 war die Gründung des »Mannheimer Kreises«, in dem sich etwa 30 sozialpsychiatrisch Interessierte zusammenfanden. Initiiert war der Kreis von Erich Wulf (1926–2010) und Klaus Dörner (der einer der wenigen Medizinstudenten im SDS der Vor-Dutschke-Ära war). Erst seitdem wurde das Wort »Sozialpsychiatrie« (als Gegenkonzept zur traditionellen, biologisch ausgerichteten Psychiatrie) gebräuchlich. Aus dem Mannheimer Kreis entstand wenige Jahre später die Deutsche Gesellschaft für Sozialpsychiatrie (DGSP).

[129] Frewer 2021, S. 67.

Leibbrand betätigte sich als Privatmann im Berliner Medizinhistorischen Institut, dessen Leiter von 1929 bis 1944 Paul Diepgen (1878–1966)[130] war. Mit Beginn der NS-Zeit musste Leibbrand diese Beschäftigung dort aufgeben. 1943 wurde er dienstverpflichtet nach Nürnberg. Während der letzten Kriegsmonate lebte er mit seiner jüdischen Frau in der Illegalität.[131] Er wurde als Zeuge der Anklage im Nürnberger Ärzteprozess vernommen,[132] und er trat 1950 im Augsburger Prozess gegen Ilse Koch, die Ehefrau des Buchenwalder SS-Kommandanten Karl Otto Koch, als psychiatrischer Gutachter auf.[133]

Fritz Lettow (eigentlich Leo; 1904–1989) wurde als Sohn eines »Lehrers an einer höheren Schule« in Wernigerode am Rande des Nordharz geboren. Der Vater entstammte einer bürgerlichen jüdischen Familie, die zum protestantischen Glauben übergetreten und assimiliert war. Die adlige Mutter war Nicht-Jüdin. Der Vater meldete sich 1914 freiwillig in den Krieg. Er fiel ein halbes Jahr später und ließ die Familie verarmt zurück. Die Ehefrau und Mutter bekam eine kleine Rente, die Inflation nahm die letzten Ersparnisse. Fritz Lettow erlebte unter seinen Mitschülern »antisemitische Verfolgungen« und den Dünkel der Adligen und der Großgrundbesitzer. »Er wurde lange vor dem Machtantritt der Nazis von seinen Mitschülern verfolgt und gequält.« [134]Er selbst verdiente als Werkstudent in einer Waggonfabrik seinen Lebensunterhalt und erlebte den Fabriklärm und das Getöse der Maschinen-

[130] Paul Diepgen gehörte nicht der NSDAP an, ließ aber weitgehende Zustimmung zum und Anpassung an den Nationalsozialismus erkennen und wusste die »nationalsozialistische Polykratie geschickt für sich auszunutzen«. Bruns, F.: Die institutionalisierte Medizingeschichte und der Nationalsozialismus, in: Krischel, M./Schmidt, M./Groß, D. (Hrsg.), Medizinische Fachgesellschaften im Nationalsozialismus, LIT Verlag, Berlin/Münster 2016, S. 53–67. Diepgen schrieb 1938, es komme darauf an, wie man »völkische Wissenschaft und Gelehrsamkeit« definiere. Er meinte, dass die Deutschen kein »besseres als das nationalsozialistische Fundament im Geiste Adolf Hitlers haben könnten« (Kater 2000, S. 205). Paul Diepgen war der Großvater von Eberhard Diepgen (geb. 1941), der in den 1960er-Jahren als Jura-Student in West-Berlin der schlagenden Burschenschaft Saravia angehörte, obwohl Korporationen an der FU laut Satzung verboten waren. Eberhard Diepgen trat 1963 in die CDU und in den RCDS ein. Er wurde 1963 mithilfe des Netzwerks der Korporierten zum Vorsitzenden des Allgemeinen Studentenausschusses (AStA) gewählt. Er wurde wegen seiner Mitgliedschaft in einer Korporation allerdings wieder abgewählt. Er war der Kontrahent des SDS und der »1968er«. Von 1984–89 und von 1991–2001 war Diepgen Regierender Bürgermeister von Berlin; zunächst von West-Berlin. Wikipedia (3.6.2023); mündliche Mitteilung von Heinz Grossmann.

[131] Ebbinghaus/Dörner 2001, S. 633f.

[132] Medical Case, Vol. II, S. 80–82.

[133] Przyrembel 2023, S. 233–235.

[134] Leo, A.: Schwieriger Nachlass, in: Leo/Reif-Spirek 2001, S. 259–276.

halle. Er arbeitete in einer Gießerei oder als Bauarbeiter und half beim Roden im Forst. Er verachtete die Verbindungsstudenten (»Sie gingen viel aus und leisteten wenig«). Seine erste Arbeitsstelle als Arzt war in Hamburg im Stadtteil Rothenburgsort, einem Arbeiterviertel, in dem es 1929 Tausende von Arbeitslosen gab. Er sah das Elend. Er schloss sich einem Zirkel junger Arbeiter an. Er wurde 1931 Mitglied der Kommunistischen Partei. Er lernte in Schulungsgruppen der »Masch« und hielt selbst Referate.

Anfang 1935 – er arbeitete nun als Orthopäde in Dresden – geriet er ins Visier der Gestapo und wurde verhaftet. Im August 1938 kam er nach Verbüßung der Haftstrafe nach Buchenwald. Von da nach Struthof/Natzweiler, von da nach Sachsenhausen. 1945 wurde Fritz Lettow in Bergen-Belsen befreit.[135]

Ella Lingens-Reiner (1908–2002) wurde in Wien als Tochter eines Bahnbeamten namens Reiner geboren. Ihr Großvater mütterlicherseits war ein Schweizer Ingenieur. Ella Reiner schloss sich der Wandervogelbewegung an. Schon mit 14 Jahren wurde sie Mitglied einer sozialistischen Schülergruppe und mit 17 Jahren einer sozialistischen Studentengruppe. 1926 trat sie in die Sozialdemokratische Arbeiterpartei ein. Sie studierte ab 1928 Jura und promovierte zum Dr. jur. Sie wollte Richterin werden. Weil sie vorrübergehend die österreichische Staatsbürgerschaft verlor – ihr Vater besass ein Stück Land in Slowenien – war ihr das Richteramt verschlossen. Sie begann 1935 ein Medizinstudium. 1938 Heirat mit dem deutschen Arzt Kurt Lingens, 1939 Geburt eines Sohns. Der Ehemann hatte seit 1933 Kontakt zu sozialistischen Studentengruppen. Ab 1938 half das Ehepaar österreichischen Juden. Am 13. Oktober 1942 wurden beide verhaftet. Ella Lingens kam im Februar 1943 nach Auschwitz. Sie war Häftlingsärztin und kümmerte sich als (fast fertige) Ärztin um Inhaftierte.[136] Sie wurde in Dachau 1945 befreit. Danach beendete sie ihr Medizinstudium.[137] Sie trat 1964 im Frankfurter Auschwitz-Prozess als Zeugin auf.[138]

Doris Maase (1911–1979), geb. Franck, wurde als Arzttochter in Briesen in der Mark Brandenburg geboren. Durch ihren Vater, einen jüdischen »sozial engagierten« Landarzt, kam sie früh mit dem Leid und der beklagens-

---

[135] Lettow 2001.

[136] Lingens-Reiner, E.: Prisoners of Fear, Victor Gollancz Lmt., London 1948; Bialówna, I.: Aus der Geschichte des Reviers im Frauenlager in Birkenau, in: Hamburger Institut für Sozialforschung (Hrsg.), Die Auschwitz-Hefte, Bd. 1, Beltz Verlag, Weinheim/Basel 1987, S. 173–184; Komenda, J.: Frauen im Revier von Birkenau, in: Ebenda, S. 185–197.

[137] Wikipedia (11.10.23).

[138] Naumann, B.: »Der Ort ist uns nahegerückt«, in: Fritz Bauer Institut 2004, S. 766–774.

werten sozialen Lage eines Großteils der Bevölkerung in Berührung. Demgegenüber sah sie die beherrschende Stellung der Großgrundbesitzer und des ostelbischen Junkertums, die die Kleinbauern in Abhängigkeit hielten. Als sie, die »Halbjüdin«, 1929 mit dem Medizinstudium begann, ging sie bereits 1931 zu den »Roten Studentengruppen« (RSG).[139] Sie wurde zwei Jahre später wegen ihres linkspolitischen Engagements relegiert, konnte aber ihr Studium in der Schweiz beenden. Sie kam 1935 ins Deutsche Reich zurück und schloss sich dem illegalen kommunistischen Widerstand gegen das Naziregime an.[140] Sie verbrachte nach Verurteilung drei Jahre im Zuchthaus Ziegenhain, dann wurde sie im KZ Schloss Lichtenburg in Prettin an der Elbe inhaftiert und von 1939-1941 im KZ Ravensbrück.[141] Sie überlebte und engagierte sich in der Bundesrepublik politisch erst in der KPD und dann in der DKP.

Alexander Mitscherlich (1908–1982) stammte aus einer Familie mit vielen Professoren. Sein Vater war Chemiker und besaß im bayerischen Hof eine ererbte Fabrik. Der Vater war ein »staatsprotestantisch-autoritär gesinnter Mann«,[142] der politisch die Weimarer Republik ablehnte. Zwischen Vater und Sohn entbrannte ein »Kampf auf Leben und Tod«. Alexander Mitscherlich sagte: »Niemand hielt mich zu der Identifikation mit dieser neuen Republik an.« Er begann ein Geschichtsstudium, brach es ab, ging nach Berlin und eröffnete in Dahlem mit finanzieller Unterstützung seiner ersten Ehefrau eine Buchhandlung, in der sich der »Widerstandskreis« von Ernst Niekisch [siehe oben] traf. Mitscherlich lernte dort Ernst Jünger kennen, von dem er sich aber bald abwandte. Er näherte sich den Ideen von Niekisch, dieser wurde sein Mentor. Niekisch war von Anfang an ein Gegner der Nazis.

---

[139] Als Antwort auf die reaktionären Korporationen entstanden Rote Studentengruppen. Sie enthielten sozialdemokratische Studenten, schließlich überwog die jüdische Intelligenz. Es gab Kontakte zur KPD. In Frankfurt am Main hatte die Rote Studentengruppe 300 Mitglieder. Trotz ihres Zulaufs in Frankfurt und Berlin blieben sie in der gesamten Studentenschaft eine Minderheit. Jedenfalls bildeten sich zum ersten Mal sozialistische Studentenorganisationen. Abendroth, W.: Ein Leben in der Arbeiterbewegung, edition suhrkamp, Frankfurt am Main 1977, S. 48f.

[140] Lettow 2001, S. 331.

[141] Drobisch, K.: Frauenkonzentrationslager Schloß Lichtenburg, in: Dachauer Hefte 3: 1987, H. 3, S. 101–115; Elling, H.: Frauen im deutschen Widerstand 1933–45, Röderberg-Verlag, Frankfurt am Main 1981, S. 79, 170f. u. 212–216 (Text Erika Runge); Wikipedia (29.4.2023).

[142] Lohmann, H.-M.: Alexander Mitscherlich, Rowohlt Taschenbuch Verlag, Reinbek bei Hamburg 1987, S. 9–45.

Im Laufe des Jahrs 1935 ging Mitscherlich in die Schweiz. Nachdem Niekisch 1937 verhaftet wurde, wollte Mitscherlich ihm helfen und für ihn einen Anwalt besorgen, wofür er nach Deutschland reiste und an der Grenze zu Deutschland verhaftet wurde. Er wurde nach acht Monaten aus der Untersuchungshaft entlassen mit der Auflage, in Deutschland zu bleiben. Er ging nach Heidelberg, wo er drei Jahrzehnte blieb. 1946 wurde er Beobachter des Nürnberger Ärzteprozesses. Die medizinische Fakultät der Goethe-Universität lehnte es ab, Mitscherlich zum Professor zu machen. Der Rest ist bekannt.

Albert Niedermeyer (1888–1957) war ein Österreicher. Er hatte drei Doktortitel und wurde 1916 approbiert.[143] Er war ein gläubiger Katholik und Gynäkologe, der im niederschlesischen Görlitz praktizierte. Er verfocht eine Frauenheilkunde, die die Geamtpersönlichkeit der Frau berücksichtigte im Sinne einer sozialgynäkologischen Richtung. »Er sprach sich mutig gegen die eugenische Politik der Nazis aus. Die Kassenärztliche Vereinigung Deutschlands (KVD) entzog ihm die kassenärztliche Zulassung, und wenig später wurde er von der Gestapo abgeholt. 1938 saß er eine Haftstrafe im Konzentrationslager Sachsenhausen ab.«[144] Er ließ sich anschließend in Wien nieder, wurde »strikt überwacht und war ständigen Schikanen ausgesetzt«. 1949 veröffentlichte er ein Buch »Zur Sozialen Hygiene von Schwangerschaft, Geburt und Wochenbett«, das auf die jüdischen und sozialdemokratischen Ärzte der Weimarer Republik Bezug nahm.[145]

Erna Oeser (1889–?) erhielt ihre Approbation erst im März 1920.[146] Wo sie studiert hatte, ist nicht bekannt. Sie war als praktische Ärztin seit 1932 in Frankfurt am Main niedergelassen. Sie war seit 1937 Mitglied der Kassenärztlichen Vereinigung (KV) Frankfurt. Sie war 1940 Anwärterin des NSD-Ärztebunds. Sie war zunächst zugelassen beim »Amt für Volksgesundheit« der NSDAP, wurde aber am 28.7.1941 gestrichen. Sie wurde gemeinsam mit Walter Mosbach (1899–1971) angeklagt. Walter Mosbach wurde am 1.6.1941 verhaftet. Er hatte in einem Brief an den Reichsinnenminister Frick gegen die Euthanasie protestiert. Erna Oeser wurde zu zweieinhalb Jahren Zuchthaus verurteilt. Die Approbation wurde ihr am 4.6.1942 durch das Regierungsprä-

[143] Verzeichnis der Ärzte und Heilanstalten der Ostmark, Nachtrag 6 zum Ärzteverzeichnis 1937, Georg Thieme Verlag, Leipzig 1941, S. 31.

[144] Kater 2000, S. 148.

[145] Niedermeyer, A.: Zur Sozialen Hygiene von Schwangerschaft, Geburt und Wochenbett, Verlag Wilhelm Maudrich, Wien 1949.

[146] Archiv LÄKH, Meldebogen Oeser.

sidium Wiesbaden entzogen. Sie sass im Frauenzuchthaus Ziegenhain/Bez. Kassel ein. Nach dem Krieg erhielt sie am 11.9.1946 durch die Spruchkammer eine Arbeitsgenehmigung. Sie emigrierte im Mai 1947 in die USA. Vielleicht war sie auch nur besuchsweise in den USA, um ihre Tochter zu treffen.[147]

Elfriede Paul (1900–1981) wurde in Köln geboren. Der Vater verdiente als Lithograph in einer Druckerei gerade das Existenzminimum. Die Mutter nähte in Heimarbeit.[148] Als das zweite Kind geboren wurde, machte der Vater sich mit einer kleinen Druckerei selbstständig, erlag aber kurze Zeit später der Konkurrenz. Die Familie zog zum Großvater väterlicherseits nach Görlitz. Dieser Großvater – ein gelernter Tischler – war zum »Bügler« herabgesunken. Die Großmutter nähte ebenfalls in Heimarbeit und lieferte Woche für Woche die Ware bei einem Konfektionsindustriellen ab. Die Mutter von Elfriede half beim Nähen als »Stepperin«, der Vater half als »Bügler«. Gefürchtet war jede Woche der Ablieferungstag. Davor saß die Familie bei der Arbeit bis nachts. 1908 versuchte die Familie erneut ihr Glück und zog in die Geburtsstadt von Elfriedes Mutter nach Harburg. Harburg war damals eine selbstständige preußische Stadt und wurde erst 1938 nach Hamburg eingemeindet. Ein drittes Kind wurde geboren, das starb.

Elfriede Paul ging auf ein Oberlyzeum in Hamburg, machte Abitur und wurde Lehrerin. Ab 1919 gehörte sie zur Freideutschen Jugend, die 1913 auf dem Hohen Meißner gegründet worden war. Aber die »Wandervogelzeit« ließ sie bald hinter sich. Bei ihrer Herkunft aus dem Arbeitermilieu verwundert es nicht, dass sie bei der KPD landete. Ab 1925/26 studierte Elfriede Paul in Hamburg Medizin. Sie ging nach Berlin und ließ sich als Ärztin nieder. In der Nazizeit schloss sie sich der Widerstandsgruppe »Rote Kapelle« an. Der Hinrichtung entkam sie knapp, sie wurde mit sieben Jahren Zuchthaus bestraft. Sie war die erste Frau, die jemals in Deutschland Ministerin wurde, und zwar nach dem Zweiten Weltkrieg im Land Hannover. Danach ging sie in die DDR.

»*Bernhard Pfältzer* (1888–1947) wurde in Choisy le Roy geboren. Seine Eltern betrieben in Paris ein Porzellangeschäft. Die Familie kehrte in den Geburtsort des Vaters, nach Hanau, zurück, wo der Sohn die Oberrealschule besuchte. Er geriet mit der Schulleitung in Konflikt, weil er Versammlungen der SPD besuchte. Er machte eine Buchhändlerlehre, holte das Abitur

---

[147] Drexler/Kalinski/Mausbach 1990, S. 53f.

[148] Paul, E.: Ein Sprechzimmer der Roten Kapelle, Militärverlag der Deutschen Demokratischen Republik, Berlin (DDR) 1987, 3. Aufl.

nach, studierte Medizin in Marburg, wo er den Theologen Karl Barth kennen lernte.«[149] Den Ersten Weltkrieg machte Bernhard Pfältzer als Arzt in einem Seuchenlazarett mit. Die Gräuel des Kriegs bewirkten bei ihm eine antimilitaristische Haltung. Er wurde zum Nazigegner. Er gehörte keiner Naziorganisation an. Er war Mitglied der Bekennenden Kirche. Er wurde 1933 aus seinem Amt als Stadtarzt entlassen. Er kümmerte sich um Kriegsgefangene und Zwangsarbeiter. 1942 wurde er vom ärztlichen Disziplinargericht (dem Berufsgericht, das es heute noch gibt) zu einer Geldbuße von 1.000 Reichsmark verurteilt.

Alice Gräfin von Platen-Hallermund (1910–2008; später: Ricciardi-von-Platen) wurde in Holstein geboren. Sie emanzipierte sich früh von ihren Eltern. Das antifaschistische Umfeld während der Schulzeit im Internat Salem beeinflusste sie stark. Sie studierte Medizin[150] und wurde 1935 approbiert. 1937 war sie Assistenzärztin an der chirurgischen Universitätspoliklinik in München.[151] Zwangsterilisationen aus eugenischen Gründen bestimmten den Kliniksalltag. Vor Kriegsbeginn ging Alice Platen nach Florenz, kehrte aber bald nach Österreich zurück, wo sie ihre Kindheit verbracht hatte, und wurde Landärztin. Als solche erlebte sie, dass »behinderte Angehörige ihrer Patienten in Tötungsanstalten gebracht und vergast wurden«. In der Nachkriegszeit ging sie zu Viktor von Weizsäcker, dem Psychosomatiker, nach Heidelberg. Sie wurde zusammen mit Alexander Mitscherlich Beobachterin des Nürnberger Ärzteprozesses. Anschließend machte sie in London eine psychoanalytische Ausbildung, heiratete den Neapolitaner Ricciardi und ließ sich endgültig in Rom nieder.

---

[149] Bromberger/Mausbach 1985, S. 333. Karl Barth war der Begründer der »Bekennenden Kirche«, den die Nazis 1935 von seinem Bonner Lehrstuhl vertrieben. Er emigrierte in die Schweiz. Man warf ihm allerdings vor, die Demokratie abzuwerten und für den Untergang der Weimarer Republik mitverantwortlich gewesen zu sein (Graf, F. W.: Klassiker ist eine gefährliche Existenzform, in: FAZ vom 9.12.2016). Daniel J. Goldhagen (Hitlers willige Vollstrecker, Siedler Verlag, Berlin 1996, S. 43 u. 144) bezichtigt Barth des Antisemitismus. Barth habe 1933 von den Juden als von einem »halsstarrigen und bösen Volk« gesprochen und 1944 in Zürich ergänzt, »dass die Juden uns nicht gerade gefallen, so dass es uns nicht so leicht wird, die allgemeine Menschenliebe nun auch auf sie anzuwenden«. Selbst in Kreisen der Bekennenden Kirche sei das Eintreten für verfolgte jüdische Bürger eine Ausnahme geblieben (Anonymus [h.r.]: Nicht abendländische Kultur, sondern Hinkehr zum Nächsten, in: FAZ vom 20.7.2017).

[150] Film »Die Protokollantin« 2007, Regie Hanna Laura; Sörgel, H.: Ärzte brauchen Grenzen. Memoriam Alice Platen, in: IPPNW forum Nr. 124: 2010, S. 12f.; Anonymus: Alice Ricciardi-von-Platen ist tot, in: Dr. med. Mabuse Nr. 172: 2008, S. 15.

[151] Verz. 1937, S. 438.

Charlotte Pommer (1914–2004) wurde als Tochter eines Buchhändlers in Berlin geboren. 1934 bestand sie das Abitur an der Königin-Luise-Schule in Berlin-Friedenau. Im Wintersemester 1936 begann sie ihr Medizinstudium an der Friedrich-Wilhelms-Universität in Berlin und beendete es hier am 19. März 1941. Zum selben Datum erhielt sie die Approbation. Am 17. November 1941 promovierte sie magna cum laude. Die Doktorarbeit entstand im Pharmakologischen Institut bei Wolfgang Heubner [siehe oben]. Charlotte Pommer sagte: »Das im Institut von Professor Heubner verbrachte Jahr meiner Ausbildung war seinetwegen die [...] erzieherisch wichtigste Zeit in meiner ärztlichen Ausbildung.«[152]Am 1. September oder im Oktober 1943 wurde Charlotte Pommer Assistenzärztin am Anatomischen Institut der Universität Berlin unter der Leitung des Anatoms Hermann Stieve (1886–1952). Stieve hatte mit der Gefängnisleitung in Plötzensee ausgemacht, dass er die Leichen der Hingerichteten zur Verfügung bekäme. 1942 wurden 16 Personen hingerichtet. »Fünfzehn Minuten später lagen sie aufgebahrt im Sternsaal der Anatomie.«[153] Darunter war Arvid Harnack (1901–1942), der zur Widerstandsgruppe Schulze-Boysen-Harnack gehörte, der »Roten Kapelle«. Er war am 19. Dezember 1942 zum Tode verurteilt worden. Charlotte Pommer sagte, sie habe sogar einmal die Leiche eines 15-jährigen Jungen gesehen, der eine Scheune in Brand gesteckt hatte und dafür hingerichtet wurde.[154]

Charlotte Pommer kündigte. Sie wurde daraufhin zum 1. Mai 1943 dienstverpflichtet ans Staatskrankenhaus der Polizei in der Scharnhorststr. 13, Chirurgie. Dieses Krankenhaus (heute ein Bundeswehrkrankenhaus), ein altes Garnisonskrankenhaus, das auch während der Weimarer Republik ein Staatskrankenhaus der Polizei war, diente 1933 bis 1945 der medizinischen Versorgung der Polizeibediensteten und mit Beginn des Zweiten Weltkriegs als Reservelazarett. Es wurden dort auch politische Gefangene[155] – nach Miß-

---

[152] Orth 2013, S. 79.

[153] Ebenda, S. 24f. Stieve war zunächst Anatom der Universität in Halle. In den 1920er- und zu Beginn der 1930er-Jahre galt für ihn wie für viele andere auch: »Zu konservativ, um der Weimarer Republik engagiert zu dienen, zu reserviert, um den Nazis Reverenz zu erweisen.« Als letzter gewählter Rektor der Hallenser Universität musste er 1933 aus dem Amt ausscheiden (Kaiser/Völker 1983, S. 54). 1935–1952 war Stieve Direktor der Anatomie der Berliner Universität. Da er nicht der NSDAP angehörte, behielt er nach 1945 seine Position. Kaiser, St./Paulsen, F./Hildebrandt, S.: Die Anatomische Gesellschaft im Nationalsozialismus und in der Nachkriegszeit, in: Krischel u.a. 2016, S. 85–102; Hillenbrand, K.: Anatomie eines Leichenschänders, in: taz vom 13.5.2019.

[154] Orth 2013, S. 47.

[155] So wurde auch Carl von Ossietzky nach Misshandlungen und nach amtsärztlicher Untersuchung aus dem KZ Esterwegen, das ein sogenanntes Justizlager außerhalb des Macht-

handlungen durch die Gestapo oder mißlungenen Freitodversuchen – aufgenommen, die für einen Gerichtsprozess oder für die Hinrichtung wiederhergestellt werden sollten. Die Gefangenenabteilung bestand im letzten Kriegsjahr nur noch aus einem Raum mit etwa zehn Betten. Charlotte Pommer und ihre Kollegen versuchten, den Verfolgten, vor allem Mitgliedern der Verschwörergruppe des 20. Juli 1944, zu helfen.[156] Am Ende wurde sie selbst am 11. März 1945 verhaftet. Sie überlebte.

John Rittmeister (1898–1943) war der älteste Sohn eines Großhandelskaufmanns in Hamburg.[157] Das »weltweite Expansionsstreben einer Überseefirma« und die ausländischen Vorfahren aus hugenottischer Richtung, aus Holland und England, prägten eine hanseatische Lebensweise der Familie und eines Elternhauses, das »in großem Stil« geführt wurde und am Ausgang des viktorianischen Zeitalters durch bürgerliche Normen bestimmt war. John Rittmeister besuchte natürlich das Johanneum, eins der beiden elitären Jungen-Gymnasien Hamburgs, wo er 1917 das Abitur ablegte. Er ging als Freiwilliger in den Ersten Weltkrieg, kam unverletzt zurück und studierte in Marburg, Göttingen, Kiel, München und Hamburg entgegen der kaufmännischen Tradition seiner Familie Medizin. In Hamburg bestand er 1924 das Staatsexamen. Im März 1925 wurde er promoviert. Seine Doktorarbeit schrieb Rittmeister bei dem Hamburger Neurologen Max Nonne (1861–1959), der seit 1925 Ordinarius am Universitätskrankenhaus Eppendorf (UKE) war. Die »Kriegszitterer« des Ersten Weltkriegs versuchte der Neurologe Nonne mit Hypnose zu heilen, indem er den Soldaten suggerierte, nicht zittern zu müssen.[158] Die Ärzte jener Zeit glaubten, die »Kriegsneurose« beruhe auf einer erblich bedingten Willensschwäche, der mit Strenge zu begegnen sei. Später, in der Nazizeit, wird Nonne die Euthanasie verteidigen.[159]

Rittmeister war an der Freud'schen Psychoanalyse interessiert, und weil er mit diesem Interesse in Hamburg nur auf Unverständnis stieß, ging er 1926

---

bereichs der SS war (Kogon 1999, S. 60), am 28.5.1936 in das staatliche Berliner Polizeikrankenhaus eingewiesen, wo eine schwere Lungentuberkulose diagnostiziert wurde. Er wurde am 7.11.1936 »probeweise« entlassen – blieb aber unter Gestapo-Bewachung bis zu seinem Tod am 4.5.1938 (Drobisch 1983, S. 235f.).

[156] Vollmer/Keil 2013, S. 213f.

[157] Schulz, M.: Dr. John Rittmeister – Nervenarzt und Widerstandskämpfer, in: Thom/Rapoport 1989, S. 293–296.

[158] Jachertz, N.: Heroische Therapien, ausgelieferte Patienten, in: Deutsches Ärzteblatt 109: 2012, S. C 1484–1486.

[159] Aly, G.: Der Mord an behinderten Kindern zwischen 1939 und 1945, in: Ebbinghaus u.a. 1984, S. 147–155.

nach München. Er wurde erst Psychiater und dann Psychoanalytiker.[160] (Später lehnten die Nationalsozialisten die Freud'sche Psychoanalyse ab.) Rittmeister war »von früher Jugend an Anhänger gewisser radikal-sozialistischer Ideen«.[161] Er wechselte von München in die Schweiz. Er setzte sich mit dem Marxismus auseinander. Nach 1933 traf er in der Schweiz auf deutsche Emigranten. Er geriet in eine sozialistische Arbeiter- und Studentengruppe. Seine Arbeitserlaubnis für die Schweiz wurde nicht verlängert. Er wurde mit dem Vorwurf »Kommunismus« ausgewiesen. »In Wirklichkeit hatte Rittmeisters Einstellung gar nichts mit Kommunismus [...] zu tun, sondern mit einem an das Urchristentum angelehnten idealistischen Sozialismus.«[162] Er ging nach Berlin-Wannsee an das Waldhaus-Sanatorium. Dessen Chefarzt war der Nervenarzt Prof. Dr. Heinrich Schulte, der bereits 1922 approbiert wurde.[163] Er machte aus der Klinik ein Sammelbecken für jüdische »Mischlinge« und »Versippte« und schützte Menschen mit falschen Attesten und falschen Diagnosen vor Deportation oder Sterilisation. John Rittmeister hörte ausländische Sender ab und gab Informationen an Fremdarbeiter weiter. Er war Angehöriger der Widerstandsgruppe Schulze-Boysen-Harnack (»Rote Kapelle«), er sträubte sich gegen jede parteipolitische Bindung. Er wurde 1942 verhaftet und wurde 1943 als einer der wenigen Ärzte wegen Widerstands hingerichtet.[164] Er ist der fünfte hier genannte Arzt, der sein widerständiges Handeln mit dem Tod bezahlte.

Grethe (auch: Gretha/Greta) Schellworth (geb. 1898) stammte aus Hamburg. Sie war die Tochter des Kaufmanns Heinrich Stange. Sie wuchs in Hamburg und Buenos-Aires auf und legte 1918 in Hamburg ihr Abitur ab. Sie studierte Medizin in Heidelberg, Hamburg und Frankfurt am Main. 1923 Staatsexamen, 1924 Approbation.[165] Sie heiratete 1928 den Nervenarzt Walter Schellworth, von dem sie sich aber 1937 scheiden ließ. Sie bekam 1932 die Anerkennung als Fachärztin für Kinderheilkunde. Politisch war Gretha Schellworth engagiert in der Liga für Menschenrechte, die 1933 verboten wurde. Nach ihren eigenen Aussagen wurde sie 1934 aus dem Arztregister

---

[160] Schulz, M.: John Rittmeister (1898–1943) – Ein Psychiater und Psychotherapeut im Widerstand gegen den Nationalsozialismus, in: Ruprecht/Jenssen 1991, S. 361–369.

[161] Kudlien 1990, S. 67.

[162] Ebenda.

[163] Verz. 1937, S. 219.

[164] Kudlien 1985, S. 226f., 229, 235 u. 245f.; Boentert, M./ Teller, Chr.: »Hier brennt doch die Welt«, in: Deutsches Ärzteblatt 100: 2003, S. B 1122f.; Runge, H.: Ein hervorragender Arzt [Leserbrief], in: Deutsches Ärzteblatt 100: 2003, S. B 1660; Teller, Chr./Hamann-Roth, M.: Ärztlicher Widerstand gegen Hitler, in: Deutsches Ärzteblatt 115: 2018, S. C 659.

[165] Verz. 1937, S. 217.

gestrichen, war aber in dem 1937er-Ärzteverzeichnis wieder vertreten. Ab 1940 wurde sie dienstverpflichtet an das Staatliche Polizeikrankenhaus in der Scharnhorststraße. Das geschah offenbar mit der Unterstützung von Albrecht Tietze [siehe unten], den sie seit 1935 kannte. Sie leitete die Kinderambulanz. Als »Polizeiärztin« erfuhr sie frühzeitig, wenn Aktionen gegen Juden geplant wurden und warnte diese. Sie warnte Juden vor der Deportation und unterstützte Untergetauchte mit Lebensmitteln und versorgte sie medizinisch.[166] Zu ihren Schützlingen gehörte Sonja Okun (1899-1944), die aus Minsk stammte, aber 1905 mit ihrer Familie nach Hamburg auswanderte. Hier lernte Sonja Okun Grethe Schellworth kennen, ihre »treue Jugendfreundin«.[167] Sonja Okun wurde allerdings in Auschwitz ermordet. Grethe Schellworth emigrierte Ende der 1960er-Jahre nach Südamerika, wo sie starb.

Karl Schlosser (1876–1952) wurde in Wiesbaden geboren. Approbation 1901, seit 1902 praktischer Arzt in Frankfurt am Main. Seit 1915 ehrenamtlicher, dann von 1920 bis 1932 besoldeter Stadtrat für die SPD. Erster ärztlicher Gesundheitsdezernent in Frankfurt, zugleich Leiter des Gesundheitsamts. 1932 Zweiter Bürgermeister (also Vertreter des Ersten). 13.3.1933 nach der Kommunalwahl suspendiert und inhaftiert, 8.8.1933 Entlassung. Karl Schlosser lebte dann in München und am Tegernsee, am 27.5.1945 war er zurück in Frankfurt als Stadtrat und ab 1.11.1945 erneut als Zweiter Bürgermeister.[168]

Joseph Schölmerich (1913–1995), der sich Scholmer nannte, studierte in Bonn und wurde während seines Studiums wie Margarete Blank [siehe oben] Anhänger einer KPD-nahen Widerstandsgruppe, der Schumann-Engert-Kresse-Gruppe.[169] Diese hatte Verbindungen zum »Nationalkomitee Freies Deutschland«. Schölmerich war Radiologe. Er wurde 1944 in Plötzensee inhaftiert. Nach dem Krieg SBZ bzw. DDR.

Walter Seitz (1905–1997) wurde in München geboren. Er studierte in München, Heidelberg, Berlin und Frankfurt am Main. Er legte das Examen in München ab. Er wurde 1931 approbiert. Im April 1933 ging er nach Berlin. 1936 Facharzt für Innere Medizin.1937 war er Assistenzarzt in der II. Medizinischen Klinik der Berliner Universität in der Schumannstr. 21.[170] Weil er nicht der NSDAP beitrat, wurde er entlassen. Er war 1939 bei der

---

[166] Orth 2013, S. 52 u. 125–128.

[167] Köper, C.R.: Das kurze Leben der Sonja Okun, Brandes & Apsel, Frankfurt/M. 2007, S. 175.

[168] Wikipedia (26.5.2023).

[169] Kudlien 1985, S. 236.

[170] Verz. 1937, S. 221.

pharmazeutischen Fa. Schering beschäftigt. Seit 1941 war er Oberarzt am Augusta-Hospital vom Roten Kreuz in der Scharnhorststr. 3 und dort Leiter der Röntgenabteilung. Er wurde 1944 zum Roten Kreuz eingezogen. Er gehörte der Widerstandsgruppe »Onkel Emil« an. Er schrieb Zwangsarbeiter krank und weigerte sich, Ostarbeiter gesund zu schreiben. Er besorgte falsche Pässe für Juden. Wolfgang Kühn [siehe oben] und Walter Seitz hatten Kontakt miteinander.[171] 1944 wurde Walter Seitz denunziert mit einer Anzeige bei der Gestapo, er lebte fortan illegal in Berlin. Nach dem Krieg war er von 1950 bis 1954 für die SPD Landtagsabgeordneter in Bayern.[172]

Albert Steinert (1886–1945) wurde in Champagnole, Frankreich, geboren. Er ging in Dresden zur Schule, 1906 Abitur. Promotion 1913 in Leipzig. Er lebte und arbeitete in Seehausen, südlich von Wittenberge, wo er sich 1914 niederließ. Er war ab 1933 zusätzlich Chefarzt eines Belegkrankenhauses. 1937 wurde ihm gekündigt, weil das Krankenhaus in die Zuständigkeit des Reichsarbeitsdienstes kam und keine Zivilisten mehr behandelte. Von 1938-41 litt Steinert an einer Tbc, die er in Davos auskurierte. Am 12.4.1945 wurde Seehausen von den Amerikanern besetzt. Es drohte eine Bombardierung durch deutsche Truppen. Um dies zu verhindern, ging Steinert auf Wunsch der Seehauser Bevölkerung als Parlamentär den Deutschen entgegen, um mit ihnen zu verhandeln, wurde von den deutschen Truppen verhaftet und nach einem Standgericht am 14.4.1945 erschossen.[173]

Eine eindeutig proletarische Herkunft hatte *Kurt Steude* (geb. 1914).[174] Seine Eltern waren Arbeiter, und er wurde Mitglied der proletarischen Jugendorganisation SAJ. So war sein Leben als Widerständler durchs Elternhaus vorprogrammiert. Er ging mit einem Sohn von Karl Gelbke [siehe oben] in eine Klasse, und durch diesen Kontakt wurde Kurt Steude mit Karl Gelbke bekannt, der älter war und ihn sehr prägte. Steudes Biografie als »Proletarierkind« ist aber die Ausnahme unter den meist bürgerlichen Ärzten, auch der bürgerlichen Ärzte, die Gegner des Naziregimes wurden.

Josef Ströder (1912–1993) war katholischer Herkunft. Er war in Düsseldorf beschäftigt in der Klinik von Fritz Goebel (1888–1950), der nach 1933 mitverantwortlich war für die »Säuberung« der Gesellschaft von »rassisch« unliebsamen Mitgliedern.[175] Wegen defaitistischer Äußerungen über das NS-Re-

---

[171] Wikipedia (23.10.2023).
[172] Forsbach/Hofer 2018, S. 202f.
[173] Wikipedia (30.9.2023).
[174] Bromberger/Mausbach 1985, S. 373.
[175] Beddies 2016, S. 22.

gime war Ströder von einem Kriegsgerichtsprozess bedroht. Zur Strafe wurde er unter Aussetzung der Anklage ins Generalgouvernement abgeordnet. Er sollte die Kinder der Deutschen versorgen, kümmerte sich aber auch um die polnischen Kinder. Ströder geriet in Konfrontation mit dem Quasi-Gesundheitsminister im Generalgouvernement und mit dem Höheren SS- und Polizeiführer. Es gab eine zivile Anklageschrift gegen Ströder. Aber letztlich passierte ihm nichts. 1948 erhielt der erst 36-Jährige einen Ruf nach Würzburg – der dortige Chef war als NS-Belasteter entlassen worden. Ströder wurde erst 1981 emeritiert.[176]

Albrecht Tietze (1901–1968) war der Sohn des bekannten Chirurgen Alexander Tietze aus Breslau. Er wurde am 23. Oktober 1901 als fünftes von sechs Kindern seiner Eltern in Breslau geboren. Sein Vater engagierte sich politisch in der Deutschen Demokratischen Partei (DDP), dem links-liberalen Arm der Liberalen. Albrecht Tietze machte 1921 Abitur, studierte Medizin in Tübingen, Graz und Wien. Ihm wurde ein »gutes Schlesierherz« attestiert.[177] Er wurde 1927 approbiert und arbeitete bis 1933 als Internist im Krankenhaus im Berliner Westend. Als er 1933 gegen die Entlassung jüdischer Ärzte protestierte, wurde er entlassen, nachdem Ernst Grawitz, Reichsarzt-SS, als dirigierender Arzt die Leitung der Inneren im Westend-Krankenhaus übernahm. Die Folge waren Verhöre und eine Hausdurchsuchung der Gestapo. Albrecht Tietze zog sich vorübergehend nach Breslau zurück, kehrte aber 1935 nach Berlin zurück und war zunächst beim Berliner Versorgungsamt beschäftigt. Ab 1936 begann er seine Tätigkeit im Staatskrankenhaus der Polizei, wo er politisch Verfolgten und untergetauchten Juden half. Nebenher hatte er eine Arztpraxis in Berlin-Mitte. 1971 wurde er nach seinem Tod als »Gerechter unter den Völkern« von der israelischen Gedenkstätte Yad Vashem geehrt.

Franz Vonessen (1892–1970) war am Kölner Gesundheitsamt beschäftigt. Er kam zunächst 1933/34 der Verpflichtung nach, (bei drei Personen) Anträge auf Unfruchtbarmachung zu stellen. Er weigerte sich dann aber als Katholik, Anträge auf Sterilisationen ans Erbgesundheitsgericht weiter zu leiten. Er wurde aus dem Gesundheitsamt nicht sofort, dann aber doch unter einem Vorwand entlassen. Er ließ sich nieder, bekam aber keine Kassenzulassung. Er hatte sechs Kinder. Die Ärtekammer wollte ihm sogar untersagen, eine private Praxis zu führen, wozu es aber nicht kam. Rund 30% der

---

176 Ebenda, S. 25; Ströder, J.: Angeklagt wegen Polenfreundschaft, Verlag Herder, Freiburg 1985.

177 Orth 2013, S. 29, 78 u. 121.

Bevölkerung waren damals nicht gesetzlich krankenversichert, sondern waren Selbstzahler. Diese konnte Vonessen behandeln. Bereits am 1. Mai 1945 setzten die Amerikaner Vonessen als Leiter des Gesundheitsamts ein.[178]

Kurt Winter (1910–1987) wurde im rheinischen Korschenbroich bei Mönchengladbach geboren. Das Medizinstudium schloss er in Bern ab. Danach war er Assistenzarzt in der Schweiz. 1937 nahm er am Spanischen Bürgerkrieg teil im Rahmen der Internationalen Brigaden. Er ging dann nach Oslo, nach der Besetzung Norwegens durch die Wehrmacht weiter 1940 nach Schweden, wo er in der Psychiatrie arbeiten konnte und zuletzt als Sozialarzt. Er kehrte 1946 (in die DDR) zurück. Er war (seit 1956) Professor für Sozialhygiene der Humboldt-Universität in Ost-Berlin und ein Gestalter des DDR-Gesundheitswesens.[179]

Kostja Zetkin (1885–1980) wurde in Paris geboren als zweiter Sohn von Clara Eißner (1857–1933) und dem Russen Ossip Zetkin.[180] Die Eltern waren nie verheiratet, weil Clara weder für sich noch für ihre zwei Söhne die russische Staatsbürgerschaft haben wollte. Der Familienname war aber dennoch »Zetkin«. Clara wurde in einem sächsischen Dorf zwischen Leipzig und Chemnitz in bescheidenen Verhältnissen geboren. Sie besuchte ein Lehrerinnenseminar und wurde Hauslehrerin. Die Beschäftigung an einer öffentlichen Schule wurde ihr als Frau verwehrt. Sie geriet in die Anfänge der sozialdemokratischen Partei in Sachsen. Ossip Zetkin lernte sie in einem Zirkel emigrierter russischer Studenten kennen.

1889 starb Ossip Zetkin, und 1891 übersiedelte die kleine Familie von Paris nach Stuttgart. Kostja begann ein Medizinstudium, er war der Untermieter und Liebhaber von Rosa Luxemburg (1871–1919). 1915 wurde Kostja eingezogen, er konnte erst 1923 nach dem Ersten Weltkrieg sein Studium beenden. Am 30.8.1932 eröffnete Clara Zetkin als Abgeordnete der KPD und als Alterspräsidentin den Deutschen Reichstag. Nach der Machtergreifung der Nazis 1933 hielt sich die Familie in der Sowjetunion auf. Clara starb Mitte 1933. Wegen des Nachlasses geriet Kostja in Streitereien mit den Sowjetbehörden. Sein älterer Bruder Maxim Zetkin blieb als Arzt in der Sowjetunion.

---

[178] Endres, S.: Zwangssterilisation in Köln 1934–1945, Hermann-Josef Emons Verlag, Köln 2010, S. 105, 180, 185 u. 267.

[179] Wikipedia (25.5.2023).

[180] Badia, G.: Clara Zetkin, Dietz Verlag, Berlin 1994. Der bekanntere erste Sohn, Maxim Zetkin, wird hier nicht unter die Widerständler eingereiht. Denn er ging als Arzt bereits 1920 in die Sowjetunion, um am Aufbau des jungen Kommunismus mitzuhelfen, und er kehrte erst 1945 nach Deutschland zurück, und zwar in die DDR.

Kostja floh nach Frankreich, wurde nach der Besetzung Frankreichs 1940 von den Deutschen inhaftiert, konnte fliehen, gelangte in die USA und von da nach Kanada.[181]

Jürg Zutt (1893–1980) studierte in Freiburg und Kiel Medizin. Nach doppelter Promotion 1920 (Dr. med et Dr. phil.) und nach Approbation 1921ging er nach Berlin und wurde »Volontärarzt« und 1923 wissenschaftlicher Assistent bei Professor Karl Bonhoeffer in der Nervenklinik der Charité. Beide Söhne von Bonhoeffer, sowohl Dietrich (1906–1945) als auch Klaus (1901–1945), und beide Schwiegersöhne, sowohl Hans von Dohnanyi (1902–1945) als auch Rüdiger Schleicher (1895–1945), wurden als Widerständler hingerichtet. Jürg Zutt übermittelte zuvor Informationen und Nachrichten an Dietrich Bonhoeffer[182] und an Hans von Dohnanyi.[183]

---

[181] Wikipedia (24.5.2023).

[182] Dietrich Bonhoeffer dachte deutschnational, er lehnte den Versailler Vertrag und die deutsche Kriegsschuld ab, er war distanziert gegenüber der Weimarer Republik, als wissenschaftlicher Theologe konnte er zu einem Lager gerechnet werden, »das nationalistisch dachte«. Die Bitte seiner Zwillingsschwester, ihren 1933 verstorbenen jüdischen Schwiegervater zu beerdigen, lehnte Dietrich Bonhoeffer ab. Aber dann wurde er doch zum Regimegegner. Den Kriegsdienst verweigerte er – die einen sagen, er war Pazifist, die anderen, er sei kein Pazifist gewesen –, indem er durch seinen Schwager Hans von Dohnanyi in die Spionageabwehr unter Admiral Wilhelm Canaris eintreten konnte. Wegen angeblicher Devisenschieberei wurde er verhaftet und am 9.4.1945 im KZ Flossenbürg gehängt. Steinbach, P.: Gegen die Verhakenkreuzung des Kreuzes, in: FAZ vom 5.5.2015; Huber, W.: Dem Rad in die Speichen greifen, in: chrismon Nr. 4: 2020, S. 24.

[183] Der Jurist Hans von Dohnanyi wurde in Wien geboren. Er wurde von dem deutschnationalen Justizminister Franz Gürtner (1881–1941) ins Reichsjustizministerium geholt. Ein Jahr später stieg er zum Leiter des Ministerbüros auf, obwohl er nicht der NSDAP angehörte. Er kam dann kurz vor Beginn des Zweiten Weltkriegs zum Amt Ausland/Abwehr von Wilhelm Canaris. Er sammelte Dokumente über Verbrechen, um hohe Militärs zum Einschreiten gegen das NS-Regime zu bewegen. Er wurde am 5.4.1943 festgenommen. Durch den Bewegungsmangel im Kerker entwickelte er eine Thrombose. Der zuständige Oberstabsarzt Albert Frentzel-Beyme (geb. 1911), der bereits 1929 in die NSDAP eintrat und der der Sohn des weiter unten im Kapitel 6 genannten kolonialen Marinearztes Robert Frentzel-Beyme war, war im universitären Gerichtsmedizinischen Institut bei Müller-Hess beschäftigt. Er verlegte Dohnanyi zu Sauerbruch in die Charité. Der kürzlich gesendete mehrteilige Fernsehfilm über die Charité zeigt kurz die Szene der Verlegung durch »Dr. Frentzel«. Sauerbruch konnte Dohnanyi aber nicht auf Dauer behalten. Im Januar 1944 wurde D. ins Militärgefängnislazarett Berlin-Buch verlegt. Im Mai 1944 infizierte sich D. mit Scharlach/Diphtherie, um den Gerichtsprozess hinaus zu zögern bis nach dem erwarteten Umsturz am 20. Juli 1944. Als der allerdings scheiterte, kam D. im August 1944 ins KZ Sachsenhausen. Es gelang, ihn wegen einer »Nervenentzündung« ins Polizeikrankenhaus in der Scharnhorststraße zu Albrecht Tietze zu verlegen. Ein Fluchtplan misslang. Dohnanyi wurde am 9.4.1945 im KZ Sachsenhausen erhängt. Vollmer/Keil 2013, S. 171, 179 u. 187; Orth 2013, S. 70 u. 123f.; Meyer, W.: Ein Wutanfall Hitlers ebnete den Weg, in: FAZ vom 20.10.2012; E-Mail von Prof. Dr. Rainer Frentzel-Beyme vom 17.6.2023.

Karl Bonhoeffer gilt als »Nestor« der deutschen Psychiatrie. Er war allerdings für Sterilisationen »erblich Belasteter« und erstellte 30 Gutachten für Zwangssterilisationen. Noch 1948 befürwortete er die Unfruchtbarmachung von Erbkranken.[184] Die Euthanasie lehnte er ab.[185] Bonhoeffer und Zutt erstellten gemeinsam ein Gutachten über die Zurechnungsfähigkeit und Schuldfähigkeit des »Reichstagsbrandstifters« Marinus van der Lubbe und attestierten ihm, zum Zeitpunkt der Tat »geistig gesund« gewesen zu sein. Andere Ärzte sahen im Gerichtssaal zur Zeit des Prozesses eine »psychopathische Konstitution« bei dem Angeklagten, einen »Stupor«, der möglicherweise von einer »Haftpsychose« herrührte oder vom Schub einer Schizophrenie. Es sei auch an einen »hysterischen Dämmerzustand« zu denken. Van der Lubbe wurde dennoch auf Grund des Sachverständigengutachtens von Bonhoeffer hingerichtet.[186]

Jürg Zutt interessierte sich für Psychoanalyse und Psychosomatik. Er versuchte, »die philosophischen Ansichten Heideggers für die Psychiatrie zu deuten.«[187] 1931 Habilitation, 1936 Titel eines außerordentlichen Professors. Von 1939 bis zum Kriegsende stand Zutt der Nervenpoliklinik der Charité vor. »Er blieb seinem akademischen Lehrer Karl Bonhoeffer bis zu dessen Tod 1948 eng verbunden.«[188] Jürg Zutt war wie jener in Zwangssterilisationen verwickelt.[189] Er wurde 1958 Ordinarius für Psychiatrie in Frankfurt am Main

Ergebnisse

Bei der Darstellung der Ergebnisse über die Widerständler ist wiederum von unterschiedlichen Stichprobengrößen auszugehen (Tab. 15):

Im Folgenden werden die Väter-Berufe der Widerständler mit den anderen Arztgruppen verglichen. Vor allem interessiert der Vergleich mit der

[184] Holdorff, B.: Neurologie und Rassismus unter dem Nationalsozialismus, in: Thom/Rapoport 1989, S. 131–133.

[185] Raff, G.: Vater einer Familie von Blutzeugen, in: Stuttgarter Zeitung vom 28.3.2018; Wikipedia (25.7.2023).

[186] Nefeklus, T.: Zum Boenhoeffer-Gutachten im Fall Lubbe, in: Internationales Ärztliches Bulletin Nr. 2: 1934, S. 21–23.

[187] Zechmeister 1972, S. 45.

[188] Orth 2013, S. 69.

[189] Kretz, H.: Wiedergutmachung geboten [Leserbrief], in: Deutsches Ärzteblatt 108: 2011, S. C 631.

Tab. 15: Stichproben des Untersuchungssamples der Widerständler

Anzahl der hier genannten Widerständler insgesamt (n = 63; 54 Männer und 9 Frauen)
davon: biografische Angaben vor der NS-Zeit bekannt (n = 53; 44 Männer und 9 Frauen)
davon: Beruf des Vaters bekannt (n = 33)

Gruppe der NS-Wissenschaftler, da diese altersmäßig den Widerständlern ähnelte. Die Tabele 16 auf der folgenden Seite zeigt die Verhältnisse. Eins ist klar: in der Kaiserzeit konnte nur studieren, wer Schulgeld und Studiengebühren bezahlen konnte. Allein schon diese Kosten schlossen die Söhne der Arbeiterschaft von einem Medizinstudium aus. Nur wohlhabende Eltern waren in der Lage, ihren Söhnen ein Gymnasium und ein Studium zu finanzieren. In der Weimarer Republik wurde den Begabten zwar durch die Verfassung das Schulgeld von Mittelschule und Gymnasium erlassen, nicht aber die Studiengebühren. Diese Belastungen konnten Kinder armer Bevölkerungsschichten nicht tragen.

Die Analyse der Herkunftsfamilien ergibt erstaunliche Übereinstimmungen zwischen den Widerständlern und den experimentierenden NS-Wissenschaftlern. Nicht nur altersmäßig ähnelten sich diese beiden Gruppen, sie ähnelten sich auch hinsichtlich ihrer sozialen Herkunft: denn die *Hälfte* der Widerständler und die *Hälfte* der NS-Wissenschaftlergruppe kamen aus der Oberschicht. Wiederum waren viele Väter Ärzte (nämlich sechs Väter von 33 Widerständlern), vor allem waren aber viele wohlhabende Großhandelskaufleute unter den Vätern der Widerständler. Im Ergebnis ähnelten sich Widerständler und NS-Wissenschaftler, die in KZ Experimente durchgeführten, hinsichtlich ihrer familiären Sozialisation. Worin lagen aber die Unterschiede? Wodurch und warum leistete die eine Gruppe Widerstand gegen das NS-Regime und die andere nicht?

Ein Unterschied liegt auf der Hand. Neun Nazigegner (von 53, also ein Sechstel) hatten einen jüdischen Hintergrund. Unter den anderen Arztgruppen war natürlich niemand mit einer jüdischen Abstammung oder Vorgeschichte. Georg Benjamin war nach der Nomenklatur der Nazis »Volljude«. Er geriet früh in linkspolitische Kreise und wurde schließlich KPD-Mitglied. Felix Boenheim, ebenfalls jüdischer Herkunft, war schon 1914, als er in den Ersten Weltkrieg eingezogen wurde, antimilitaristisch eingestellt, und er schloss sich der USPD an. Er kämpfte gegen den Militarismus, als die Nazis noch in weiter Ferne waren.

Fritz Leo/Lettow hatte aktiv gegen die Nationalsozialisten Widerstand geleistet. Seine Widerständigkeit war mitbestimmt durch die Tatsache, dass er

Tab. 16: Soziale Schicht der Herkunftsfamilie (Beruf des Vaters) von Widerständlern im Vergleich zu Euthanasie-Ärzten, KZ-Ärzten und NS-Wissenschaftlern

	Euth.-Ärzte (n = 53)	KZ-Ärzte (n = 28)	NS-Wiss. (n = 16)	Widerständler (n = 33)
Beruf Vater				
Oberschicht	15	8	8	Ärzte (6), Chem. (1), Prof. (1), Kaufmann (7), Fabrikbes. (1), Bankdirektor (1) = 17
Obere Mittelschicht	18	12	2	Lehrer (2), Pfarrer (2) = 4
Untere Mittelschicht	17	7	4	Bahn/Post (3), Einzelhandel (2), Händler (1), Bauer/Gastw. (3) = 9
Obere Unterschicht	2	1	2	Handwerker (1) = 1
Untere Unterschicht	1	0	0	Arbeiter (1), »Bügler« (1) = 2

als »Halbjude« schon in der Schule antisemitische Verfolgungen erlebte. Insofern hatte er allein schon seiner Herkunft wegen kaum eine Möglichkeit, anders zu reagieren als er tat. Er konnte keiner deutschen studentischen Verbindung oder Korporation angehören, weil die ihres Antisemitismus wegen keine Juden aufnahmen. Höchstens hätte er einer der jüdischen studentischen Verbindungen beitreten können, die sich in Anlehnung an die »deutschtümelnden« bildeten. Was er nicht tat: Fritz Leo war ein Kritiker des Koporationswesens. Er trat stattdessen in die KPD ein, die die Diskriminierten und Deklassierten in ihren Reihen versammelte.

»Halbjüdin« war auch eine der wenigen widerständigen Ärztinnen, Doris Maase. Sie wurde schon während der Republikzeit Mitglied in einer »Roten Studentengruppe« und wurde wegen dieses Engagements von der Universität relegiert. In der Nazizeit behielt sie diese Widerständigkeit gegen die Verhältnisse bei.

Fünf ärztliche NS-Gegner hatten jüdische Ehefrauen, waren also nach damaliger Nazi-Nomenklatur »jüdisch versippt«. Sie verloren deshalb ihre

Professuren an den Universitäten oder ihre Stellungen im öffentlichen Dienst oder ihre Kassenzulassungen. Schwer zu entscheiden, ob dadurch die politische Gegnerschaft gegen die Nazidiktatur erst initiiert wurde, denn die Maßnahmen waren meistens existenzbedrohend.

Gibt es weitere Unterschiede zwischen Widerständlern und NS-Ärzten? Die folgende Tabelle 17 zeigt den Vergleich hinsichtlich militärischer und paramilitärischer Vorerfahrungen und hinsichtlich politischer Mitgliedschaften während der Republik.

Dass die späteren Widerständler häufig am Ersten Weltkrieg teilnahmen, erstaunt nicht, denn sie gehörten altersbedingt weitgehend zur Frontkämpfergeneration. Achtzehn von 44 männlichen Widerständlern waren im Ersten Weltkrieg (das sind 41%). Von den gleichaltrigen NS-Wissenschaftlern war sogar die Hälfte während der Zeit von 1914 bis 1918 eingezogen (50%).

Deutliche Unterschiede gibt es bei Betrachtung der paramilitärischen und politischen Erfahrungen während der Republik. So hatte mehr als ein Viertel der NS-Wissenschaftler Erfahrungen in einem Freikorps oder in einer ähnlichen paramilitärischen Einheit. Ebenfalls mehr als ein Viertel war in studentischen Korporationen organisiert. Dabei ist es bei der hiesigen Untersuchung keinesfalls so, dass die Personen, die in einem Freikorps kämpften, auch immer dieselben Personen waren, die in einer Korporation Mitglied waren. Jedenfalls ist festzuhalten, dass drei Merkmale bei den NS-Wissenschaftlern deutlich häufiger waren als bei den gleichaltrigen späteren Widerständlern: die Teilnahme am Ersten Weltkrieg, eine Freikorpsaktivität und eine Mitgliedschaft in einer studentischen Korporation. Hinzuzufügen ist ein weiteres viertes Merkmal:

Die Widerständler kamen seltener von den geografischen »Rändern« Deutschlands, sie hatten demnach auch seltener revanchistische oder nationale und großdeutsche Ambitionen. Von den Widerständlern wurden nur sieben Personen (von 53) in einem Ort geboren, der entweder in einer Grenzregion lag oder wie Österreich ein Grenzland war. So waren Margarete Blanks Eltern Deutsch-Balten; Felix Boenheim kam aus Ostpreußen, Max Hodann stammte aus dem oberschlesischen Neisse (polnisch: Nysa); Paul Konitzer wurde im ostpreußischen Friedland geboren und Alfred Tietze in Breslau. Die einzigen Österreicher unter den Widerständlern waren der Gynäkologe Niedermeyer und die Juristin und (fast fertige) Ärztin Lingens-Reiner. Insgesamt traf das Merkmal »Geburtsort Ränder/Grenzland« auf 13% der Widerständler zu im Vergleich zu 31% von den gleichaltrigen NS-Wissenschaftlern (siehe Tab. 13).

Tab. 17: Teilnahme am Ersten Weltkrieg und Mitgliedschaften in paramilitärischen oder politischen Organisationen in der Republik von Widerständlern, NS-Wissenschaftlern, KZ-Ärzten und Euthanasie-Ärzten. Nur Männer. Merkmalsangaben absolut (Prozent in Klammern)

	1. WK	Freik.	NSDAP	SA/SS	a.P.	NSDStB	Stahlh.	Korp.	HJ
Widerst. (n=44)	18 (41%)	1	1	0	12 (27%)	0	0	2 (5%)	0
KZ-Ärzte (n=50)	8	7	17	12	0	3	2	7	1
EU (n=57)	10	8	18	14	3	3	1	8	2
NS-Wiss. (n=26)	14 (50%)	7	5	2	1	0	0	7 (27%)	0
KZ +EU +Wiss. (n=133)	32 (23%)	22 (17%)	40 (30%)	28 (21%)	4 (3%)	6	3	22 (17%)	3

Legende: Widerst. = Widerständler; EU=Euthanasie-Ärzte; NS-Wiss. = NS-Wissenschaftler; 1. WK= Erster Weltkrieg; Freik. = Freikorps oder ähnliche paramilitärische Einheit; a.P.=andere Partei außer NSDAP; Stahlh.=Veteranenverband Stahlhelm; Korp.=studentische Verbindung; HJ=Hitlerjugend.

Da die einzelnen Fallgruppen sehr kleine Anzahlen enthalten, macht es Sinn, die Daten zu aggrigieren. Insgesamt 17% von *allen* 133 NS-Ärzten (KZ- und Euthanasie-Ärzte und NS-Wissenschaftler *zusammengezählt*) hatten Erfahrungen in einer paramilitärischen Einheit wie Freikorps oder ähnlichem Verband; aber nur *ein* späterer Widerständler (von 44 Männern) war Mitglied in einem Freikorps: das war Rudolf Degkwitz, der zu Beginn der Weimarer Republik die Münchner Räteregierung bekämpfte; er entdeckte seine Nazigegnerschaft erst in den 30er-Jahren, als die Nazis schon regierten. In der SA oder SS war keiner der Widerständler, jedoch ein gutes Fünftel (21%) *aller NS-Ärzte* – wohlgemerkt: *vor* der Machtergreifung.

Während 30% der männlichen NS-Ärzte bereits vor der Nazizeit Mitglied in der NSDAP waren, waren 27% der männlichen Widerständler, also prozentual fast genau so viele, in einer *anderen* Partei: Vier waren Mitglieder in der KPD, sechs waren Mitglieder bei den Sozialdemokraten (USPD oder Mehrheitssozialdemokraten), einer war während der Weimarer Republik Mitglied bei der linksliberalen DDP und einer im katholischen Zentrum. Zwölf widerständige *Männer* waren entsprechend der Tabelle 17 während der Republik in einer Partei (außer der NSDAP). Es war aber auch *eine*

Frau, eine Widerständlerin, die Wienerin Ella Lingens-Reiner, bereits *vor* der Nazizeit in der SPÖ, so dass sich die Anzahl der NS-Gegner, die schon *vor* Beginn der NS-Zeit in einer Partei (außer der NSDAP) war, auf 13 erhöht: Das entspricht einem Viertel aller Widerständler – Männer und Frauen. Ella Lingens-Reiner war übrigens die einzige Frau des gesamten ärztlichen Untersuchungssamples, die bereits vor der Nazizeit in einer politischen Partei war.

Vier Widerständler waren im Übrigen Angehörige der pazifistischen Liga für Menschenrechte. Zwei davon waren SPD-Mitglieder; die anderen beiden – ein Mann und eine Frau – waren aber in keiner Partei.

Die männlichen Widerständler waren seltener in einer studentischen Korporation engagiert als die NS-Ärzte: 5% versus 17%. Nur zwei Widerständler (von 44 Männern) gehörten studentichen Verbindungen an. So war Rainer Fetscher Mitglied der Landsmannschaft Schottland und Wilhelm Hagen Mitglied der Burschenschaft Germania. Der Vergleich der ärztlichen Widerständler insbesondere mit den NS-Wissenschaftlern (=27% in einer Korporation) erstaunt unter Berücksichtigung der Tatsache, dass beide Arzt-Gruppen, Widerständler und NS-Wissenschaftler, gleich alt waren, aus demselben sozialen Milieu und aus derselben Generation stammten.

Soweit die Phänomene. Was aber sind die Ursachen? Die hier genannten Ärzte kamen fast alle aus der gleichen sozialen Gesellschaftsschicht. Die meisten Väter waren Angehörige der oberen Schichten, die Väter waren Ärzte, Professoren, Fabrikbesitzer oder wohlhabende Großhandelskaufleute. Sie hatten Geld, und die Söhne hatten Geld. Die Söhne lernten in humanistischen Gymnasien und studierten meist in vielen verschiedenen Städten. Die Welt stand ihnen offen, und sie konnten sich bilden, wo immer sie wollten. Was motivierte also Einzelne dazu, aus der konservativen, manchmal auch reaktioären Elite auszuscheren und gegen den nationalistischen Strom zu schwimmen?

Bei der Zuordnung der hier genannten 53 Widerständler zu den von Fridolf Kudlien vorgeschlagenen fünf Widerständlergruppen ergibt sich Folgendes:

Die meisten der hier aufgeführten Widerständler gehörten in die erste Gruppe, das waren die Juden und die (im Nazijargon) »jüdisch Versippten« und die Kommunisten und Sozialdemokraten. Nun war es aber zur Zeit der Weimarer Republik so, dass fast alle linken Ärzte jüdischer Abstammung waren. Was die widerständigen Ärzte betrifft: so fiel das Merkmal »Jude« häufig mit dem Merkmal »KPD« oder »SPD« zusammen. Die Juden hatten immer schon Ausgrenzung und Diskriminierung erlebt und waren von daher eher bereit, sich einer Partei der ebenfalls Ausgegrenzten und Diskriminierten anzuschließen. So waren also Georg Benjamin und Fritz Leo nicht nur Juden, sondern auch Kommunisten und Widerständler.

Nicht-jüdischer Abstammung, aber dennoch Kommunisten waren Elfriede Paul und Karl Gelbke. Elfriede Paul war eine von den beiden Personen unter den ärztlichen Widerständlern, die aus der Arbeiterschicht stammten. Karl Gelbke musste nach dem frühen Tod seines Vaters, eines Arztes, als Werkstudent sein Studium selbst finanzieren und gewann dadurch Kontakte zu Arbeitern. Hinzuzuzählen ist Kostja Zetkin, der jüngere Sohn von Clara Zetkin, der die linke Ideologie schon mit der Muttermilch eingesogen hatte.

Sechs Widerständler waren Mitglieder in der SPD wie die Stadtärzte Max Hodann (Berlin), Karl Schlosser und Wilhelm Hagen (beide Frankfurt am Main) und Paul Konitzer (Magdeburg) und wie der sächsische Dermatologe Kurt Glaser und wie der Hamburger Kliniksleiter und Bürgerschaftsabgeordnete Andreas Knack. Die Wiener Ella Lingens-Reiner war Mitglied der österreichischen SPÖ, so dass insgesamt sieben Nazigegner bei den Sozialdemokraten organisiert waren. Der Arbeitersohn Kurt Steude war in der SAJ, und der Berliner Stadtarzt Bruno Gettkant war Mitglied im VsÄ – beide gehörten offenbar nicht der SPD an.

So gab es 22 Widerständler (von 53), die einen jüdischen, kommunistischen oder sozialistischen oder sozialdemokratischen Hintergrund hatten und die dadurch automatisch zu Gegnern des Naziregimes wurden.

Zur zweiten Gruppe der Nazigegner zählte Kudlien die religiös Motivierten, die Christen. Acht Widerständler (von 53) handelten aus christlicher Motivation. Sechs von den acht Christen waren Katholiken, einer, der siebte, war Protestant: Bernhard Pfältzer gehörte der Bekennenden Kirche an. Der letzte, achte, Christ handelte aus einem Urchristentum heraus – so formulierte Fridolf Kudlien den Widerstand von John Rittmeister, den dieser mit dem Tode bezahlte.[190]

Die Katholiken waren insgesamt resistenter gegen die Nazi-Ideologie als die Protestanten, was sich auch hier zeigt. Franz Büchner gehörte dazu, der als einziger Arzt *öffentlich* gegen die Euthanasie argumentierte; der Katholik Otto Krayer lehnte es ab, als einziger Professor überhaupt, den Ruf auf einen Lehrstuhl anzunehmen, von dem zuvor ein jüdischer Professor vertrieben worden war; der Gynäkologe Albert Niedermeyer widersetzte sich als Katholik jeglichen eugenischen Maßnahmen; Josef Ströder, der ins Generalgouvernement strafversetzt wurde, behandelte als katholischer Kinderarzt

[190] Kudlien 1990, S. 67.

trotz Verbots auch polnische Kinder; der Kölner Amtsarzt Franz Vonessen lehnte es als Katholik ab, Anträge auf Sterilisationen bei den Erbgesundheitsgerichten zu stellen; und Ferdinand Kallab kümmerte sich um osteuropäische Zwangsarbeiter.

Bernhard Pfältzer musste 1.000 Mark Buße zahlen, Franz Büchner passierte nichts, Otto Krayer wurde aus der Universität vertrieben und emigrierte, Albert Niedermeyer kam ins KZ, Josef Ströder wie gesagt ins Generalgouvernement, Franz Vonessen wurde die Kassenzulassung entzogen, und Ferdinand Kallab wurde zu einem halben Jahr Haft verurteilt (die er wegen Krankheit nicht anzutreten brauchte), und er verlor seine Approbation. Alle sieben überlebten.

Zu einer dritten Gruppe von Widerständlern gehörten laut Kudlien diejenigen, die nicht durch Religion oder Partei zum Widerständler wurden, sondern durch persönliche Kontakte. In diese Gruppe gehören vielleicht neun Personen, wobei manchmal nur zu erahnen ist, durch welche Kontakte die Widerständigkeit angeregt wurde.

Margarete Blank hatte sicher von zu Hause aus keine Neigung für kommunistische Ideen. Denn ihre Eltern, Deutsch-Balten, waren aus Kiew vor der russischen Revolution nach Deutschland geflohen. Margarete Blank promovierte in Leipzig bei Henry Sigerist, dem berühmten Medizinhistoriker, der den kommunistischen Idealen nahe stand und von Anfang an ein Nazigegner war. Es ist also gut möglich, dass Margarete Blank von ihm lernte, gegen die Nazis zu sein. Aber während Sigerist als Schweizer Deutschland verlassen konnte, wurde Margarete Blank von den Nazis hingerichtet.

Charlotte Pommer fand, dass die Zeit bei ihrem Doktorvater Wolfgang Heubner, einem früheren DDP-Mitglied, für sie«erzieherisch« die wichtigste während ihrer Ausbildung war.

Arthur Jores sah offenbar in seinem Mentor Lichtwitz eine wichtige Person für sich; er sagte, dass er durch Lichtwitz das geworden sei, was ihn – Jores – als Arzt und Wissenschaftler ausmache. Und er hielt deshalb an seinem jüdischen Lehrer fest, auch wenn dies ihm Verweise und Scherereien einbrachte.

Als Maria Daelen auf ihren Kollegen Alfred Tietze traf, war das für sie vielleicht das Initial, um fortan eine Nazigegnerin zu werden. Fritz Gietzelt wurde durch einen Literaturkreis angeregt, Bücher von linken Autoren zu lesen, die später als Nazigegner emigrierten wie Bert Brecht, Kurt Tucholsky oder Heinrich Mann. Georg Groscurth wurde u.a. von seinem Freund Robert Havemann, der schon seit 1932 der KPD angehörte, beeinflusst; Kreiselmeier, der Pfarrerssohn, der anfänglich den Nazis zustimmte, kam durch einen Familienbekannten, einen Kommunisten, zum Widerstand. Alexander Mitscherlich sah in Ernst Niekisch seinen »Mentor«. Ernst Niekisch war im Übrigen auch der Augsburger Lehrer von Wilhelm Hagen, der bei der Münchner Räterevolution beteiligt war und als sozialdemokratischer Stadtarzt 1933 aus Frankfurter Diensten entlassen und nach Warschau zwangsversetzt wurde.Und der Psychiater Jürg Zutt, der als Assistenzarzt in der Charité arbeitete, lernte durch seinen Chef Karl Bonhoeffer dessen widerständige und inhaftierte Söhne und Schwiegersöhne kennen.

Zu einer vierten Gruppe von ärztlichen Widerständlern rechnete Kudlien diejenigen, die erst spät zum Widerstand kamen. Das waren Ärzte, die wie Staufenberg und die Verschwörer des 20. Juli 1944 meist erst Gegner der Natioalsozialisten wurden, als Matthäi am Letzten und Stalingrad gefallen war und der Krieg verloren schien. Meist bestraften die Nazis diese späten Widerständler sehr schwer – wie die Männer des 20. Juli.

Vielleicht gehörte Alois Geiger zu dieser Gruppe. Er war seit 1936/37 NSDAP-Mitglied, und seine Weltanschauung wurde von der Reichsärztekammer als »einwandfrei« bezeugt. Aber dennoch wurde Geiger hingerichtet.

Ein typischer Angehöriger dieser »späten« Widerstandskämpfer war Rudolf Degkwitz. Er war zunächst in den 1920er-Jahren ein überzeugter Nazianhänger. Aber die Aggressiviät und Brutalität der Nazis ließen den Katholiken schließlich zum Gegner werden. Freisler wollte ihn hinrichten lassen, aber nur weil ärztliche Kollegen bezeugten, dass Degkwitz Großes geleistet habe, als er ein Schutzserum gegen die kindlichen Masern entwickelte, wandelte Freisler die Strafe zu sieben Jahren Zuchthaus um.

Vielleicht gehört auch der Philosoph Karl Jaspers in diese Gruppe. Er wurde erst allmählich ein Gegner der nationalsozialistischen Ideologie, beflügelt sicherlich durch seinen ethischen Rigorismus. Wahrscheinlich spielte die Verfemung und Entlassung aus seiner Professorenstelle wegen seiner jüdischen Ehefrau eine zusätzliche Rolle.

Eine fünfte und letzte Gruppe von Widerständlern stellten die Ärzte da, die nicht bereit waren, den harten Kurs der Nazis gegen die Juden mitzutragen. Sie waren gegen die Vertreibung der Juden aus den Universitäten und aus dem öffentlichen Dienst, gegen die Maltraitierung der jüdischen Bevölkerung und gegen die Vernichtung ihrer Existenzen, gegen die Deportation und gegen die Ermordung der jüdischen Deutschen.

Alfred Adam galt als jemand, der zunächst eugenische Maßnahmen befürwortete, er machte aber nicht mehr mit, als die Danziger Juden und Polen drangsaliert wurden. Rainer Fetscher hatte eugenische Maßnahmen zunächst gutgeheißen. Aber als die jüdischen Universitäsangehörigen entlassen wurde, war er nicht mehr bereit, sich den Nazis anzupassen und wurde zum »Judenfreund«. Auch Greta Schellworth half und unterstützte Juden. Sie war vor 1933 allerdings bereits Mitglied der Liga für Menschenrechte gewesen, die die Nazis verboten. Aber zur Widerständlerin wurde sie möglicherweise erst durch den Kontakt in der Klinik mit Albrecht Tietze, dem die Israeli in Yad Vashem ein Bäumchen pflanzten. Albrecht Tietze hatte schon von Anfang an, von 1933 an, gegen die Entlassung jüdischer Ärzte aus den Kliniken protestiert.

Von weiteren Widerständlern ist nicht zu eruieren, was sie zu Gegnern der Nazis machten. Vielleicht war manch einer gar nicht aktiv im Widerstand tätig. Albert Steinert wurde Anfang 1945 als Parlamentär von einem deutschen Standgericht hingerichtet. War er zuvor aktiv im Widerstand? Vielleicht ist die Anzahl der Widerständler kleiner als hier ausgewiesen. Eins wird aber deutlich, dass sowohl Linksparteien als auch Religionen die stärksten Gründe für eine Widerständigkeit waren: Weit mehr als die Hälfte der hier erwähnten ärztlichen Widerständler waren aus parteipolitischen oder religiösen Gründen Nazigegner. Eine Zugehörigkeit zu SPD oder KPD und jegliche Beziehung zur jüdischen Religion führten zwangsläufig zu einer NS-Gegnerschaft; eine Zugehörigkeit zu einer christlichen Religion nur in Ausnahmefällen.

Zu Beginn der NS-Zeit gab es 52.000 Ärzte, davon waren 5.500 Juden[191] und 850 Mitglieder im VsÄ. Die meisten kommunistischen und sozialdemokratischen Ärzte waren Mitglieder in diesem Verein. Wer als Arzt weder Jude noch Mitglied in einer Arbeiterpartei war, war mit Sicherheit in einer christlichen Kirche. Zu Beginn der NS-Zeit gab es demnach rund 46.000 christliche Ärzte in Deutschland. Verglichen damit erscheinen die hier genannten neun Ärzte, die aus christlichen Gründen Widerstand leisteten, sehr wenig. Dabei war sogar noch einer von ihnen Österreicher; die österreichischen Ärzte sind in diesem Zahlenspiel nicht einbegriffen.

Da jüdische, kommunistische und sozialdemokratische Ärzte gleich nach der Machtergreifung verhaftet, vertrieben oder vernichtet wurden oder zumindest Arbeitsverbot bekamen, blieben kaum Ärzte übrig, die gegen die Nazis Widerstand leisteten.

[191] The Lancet Commission on medicine, Nazism, and the Holocaust: historical evidece, implications for today, teaching for tomorrow, published online 8.11.23. www thelancet.com.

6. Kolonialärzte – Tradition mit NS-Ärzten?

»Es sieht ja hier aus wie bei den Hottentotten!«,
sagte meine Großmutter, wenn wir Kinder zu wild herumtobten
und ein Chaos hinterließen.

Als der RKI-Forscher Claus Schilling 1871 geboren wurde, wurde das Deutsche Reich gegründet. Damit begannen die Begehrlichkeiten der Deutschen auf einen »Platz an der Sonne«. Das kaiserliche deutsche Kolonialsystem, organisiert in »Schutzgebieten«, umfasste seit 1884 die heutigen Staaten Namibia, Kamerun und Togo und seit 1885 die heutigen Staaten Burundi, Ruanda und Tansania. 1898 kam das »Marinepachtgebiet« Tsingtau in der Bucht Kiautschou im Nordosten Chinas hinzu. Ferner die südpazifischen Schutzgebiete.

Claus Schilling, der 1894 zum Arzt approbiert wurde, ging schon fünf Jahre später als Regierungsarzt zu Forschungszwecken nach Afrika. Rund 550 deutsche Zivil- und Militärärzte einschließlich der Missionarsärzte arbeiteten in den deutschen Kolonien.[1] Unter dem Kommando der Schutztruppen waren die Sanitätsoffiziere tätig. Weil das Deutsche Reich so spät zu den Kolonialmächten dazu kam, verliefen die Kolonisierungen oft besonders brutal.[2] Nach 1918 fielen alle afrikanischen und südpazifischen Gebiete an andere Kolonialmächte, Tsingtau ging 1922 an China zurück.[3]

Der einzige Medizinhistoriker, der sich mit der Medizin in den deutschen Kolonien befasst hat, war Wolfgang U. Eckart (1952–2021). Er war zu jung, um ein »68er« gewesen zu sein, aber er war kritisch und alt genug, um während seiner Studentenzeit im Sozialistischen Hochschulbund (SHB) und im Marxistischen Studentenbund (MSB) Spartakus Mitglied zu werden.[4] Er ist zu früh gestorben.

Afrika galt lange als »weißer Fleck« auf der Landkarte und rief die europäischen Kolonialländer auf den Plan. Die Konkurrenz der europäischen

---

[1] Eckart 1997, S. 118.

[2] Paech, N./Stuby, G.: Völkerrecht und Machtpolitik in den internationalen Beziehungen, VSA: Verlag, Hamburg 2001, S. 102.

[3] Schumann, G.: Kaiserstraße. Der deutsche Kolonialismus und seine Geschichte, PapyRossa Verlag, Köln 2021, S. 23f.

[4] Jütte, R.: Historische Medizin. Zum Tod von Wolfgang U. Eckart, in: FAZ vom 18.8.2021.

Mächte in Afrika verschärfte sich, als Mitte der 1880er-Jahre die bisherigen kolonialen »Habenichtse« – zu denen Deutschland gehörte – Forderungen nach Besitzungen stellten.[5] Otto von Bismarck (1815–1898), der Kanzler, war allerdings skeptisch. Er sagte vor dem Reichstag, dass er *gegen* Kolonien sei, sein Afrika liege in Europa. Schließlich gab er dem Druck der Bankhäuser, der Handelsgesellschaften und Handelsstädten aber nach.[6] Er habe nichts gegen kaufmännische Unternehmungen, bestätigte Bismarck diesen, ihnen sollten »Reichsschutz« gewährt und gewisse »Beihilfen in ihren Kolonialbestrebungen geleistet« werden. Absicht sei nicht, »Provinzen zu gründen«. Zweck sei, die »kaufmännischen Unternehmungen zu schützen«. So wurden »Schutztruppen« gebildet.

Am Ende der Hamburger Reeperbahn steht auf einer Anhöhe ein 34 m hohes steinernes Denkmal von Bismarck, der – auf ein Schwert gestützt – auf den Hafen blickt. Nun wissen die Hamburger nicht, was sie mit diesem grauen Koloss machen sollen: sanieren oder nicht? Einordnende Informationen in einem kolonialen Erinnerungskonzept?[7]

Die Kolonialwarenläden sind lange aus unserem Straßenbild verschwunden. Nur die Supermarktkette EDEKA bewahrt die Erinnerung an die Kolonialzeit in ihrem Kürzel. Denn es stand ehemals für die »Einkaufsgenossenschaft der Kolonialwarenhändler […]«.

Deutsch-Südwestafrika

Im Mai 1883 kaufte ein Agent des Bremer Tabakhändlers Adolf Lüderitz dem Volk der Nama ein Stück Land an der Atlantikküste ab, das später die Lüderitzbucht hieß. Das war die Keimzelle einer Kolonie, die 1884 unter den direkten Schutz des Deutschen Kaisers, Wilhelm I., gestellt wurde.[8] Bismarck schickte Reichskommissare zum Schutz – so den Amtsgerichtsrat Dr. Göring aus Metz. Er war der Vater des späteren Reichsmarschalls Hermann Göring.[9]

---

[5] Günther-Arndt, H./Kocka, J.: Geschichtsbuch 3, Cornelsen Verlagsgesellschaft, Bielefeld 1992, S. 183f. u. 192–195.

[6] Konzelmann, G.: Afrika, Deutsche Verlags-Anstalt, Stuttgart 1979, S. 326.

[7] dpa: Bismarck-Denkmal. Idee zum Denkmal im Museum, in: Cuxhavener Nachrichten vom 26.7.2023.

[8] Grill, B.: Wir Herrenmenschen, Pantheon-Verlag, München 2021, S. 162; Konzelmann 1979, S. 390.

[9] Ebenda, S. 391.

Einer einheimischen Bevölkerung von 79.000 Menschen standen 14.830 Deutsche gegenüber.[10] Im Süden lebten 19.000 Nama, wie der dortige Volksstamm hieß. Sie bezeichneten sich selbst als die »Roten«, denn sie hatten eine bräunlich-gelblich-rötliche Hautfarbe. Sie kamen aus der Kapregion, und die Deutschen nannten sie »Hottentotten, Menschen mit angeblich niederer Kultur«.[11] Im Norden Deutsch-Südwestafrikas lebten die Hereros, die sogenannten schwarzen Menschen.[12]

Der Leipziger Mediziner Emil Ludwig Schmidt brachte 1886 einen Schädel nach Sachsen und katalogisierte ihn unter »Hottentotten, Buschmänner«. Emil Schmidt hatte zwei Doktortitel, war als erster für das Fach Anthropologie habilitiert worden, war Professor für Anthropologie und Ethnografie und Mitglied der Sächsischen Akademie der Wissenschaften. Er beschrieb den Schädel: »Kinn sehr stumpf, Nasenbeine schmal, Nasenrücken sehr flach dachförmig; im Profil schwach sattelförmig.«[13]

Im Jahr 1892 wandte sich der Nama-Häuptling Hendrik Witboi (1835–1905) an den deutschen Kolonialherrn. Hendrik Witboi war der Sohn eines »Nama-Kapteins« und wuchs in christlichem Glauben auf. Er war gebildet und beherrschte mehrere europäische Sprachen:

»Ich schreibe Euch in der Sache, weil ich nicht haben will, dass Ihr Weißen Farmplätze auf meinem Gebiet gebt […] Ich denke so, dieses Land ist das Land der roten Kapteine […] Die weißen Menschen aber handeln ganz anders. Ihre Gesetze sind unpassend für uns rote Menschen und undurchführbar […] Ich bin sehr ungehalten über Euch […] Die Sache mit den Deutschen sehe ich mit ganz anderen Augen an. Mir scheint, sie selbst sind die große Nation, die mit Gewalt in unser Land kommen will […]«. Die Deutschen hätten den Kapteinen erzählt, »dass sie mit ihnen Freundschaft schließen wollen, damit nicht andere starke Völker den Kapteinen ihr Gebiet wegnehmen«, schrieb Witboi weiter. Ihm schiene es aber, »als ob die Deutschen das Land selbst nehmen möchten. Für jeden Reisenden, der durch unser Land kommt, halten wir [die Nutzung von Wasserstellen] frei zur Verfügung, sei er von roter, weißer oder schwarzer Farbe.« Die Deutschen aber »drängen den Menschen ihre Gesetze auf, verbieten das freie Herumstreifen […] verbieten ihnen freie Verfügung über ihr eigenes Wasser und über die Weide«. Ihr Gesetz sei »nur zum Schaden und zur Bedrückung des Menschen«. Witboi be-

[10] Grill 2021, S. 192.
[11] Schumann 2021, S. 186.
[12] Ebenda, S. 193.
[13] Maxwill, P.: Galerie des Grauens, in: Der Spiegel Nr. 4: 2023, S. 39.

harrte: »Dieses Afrika ist als Ganzes das Land der roten Kapteine. Dass wir verschiedene Königreiche und Gebiete besitzen, bedeutet nur eine nebensächliche Unterteilung.«[14]

Im Oktober 1904 erhob sich das Volk der Nama. Die Deutschen sprachen vom »Hottentottenfeldzug« und vom Witboi-Aufstand. Im März/April 1905 befanden sich die aufständischen Nama in der Kalahari-Wüste. Sämtliche verfügbaren deutschen Truppen wurden zu einem konzentrischen Angriff auf die »Hottentottenbanden« angesetzt. Am 7. April 1905 wurde von einem Gefecht gegen Hendrik Witboi berichtet. In dem Sanitätsbericht über den »Herero- und Hottentottenaufstand« schrieb der Bearbeiter im Reichskolonialamt, Generaloberarzt Prof. Dr. Steudel, dass »sich Hendrik Witboi Anfang August 1905 der deutschen Umklammerung durch sein Ausweichen nach Osten entzog«. Weitere Kämpfe im Oktober 1905.[15] Hendrik Witboi wurde Ende des Monats von einer Kugel in den Oberschenkel tödlich getroffen und verblutete. Der deutsche Schutztruppenbericht kommentierte: »Tod Hendrik Witbois am 29.10.05. Waffenstreckung und Unterwerfung der Witbois und der Banden Ende 1905 und Anfang 1906.«[16]

Noch vor den Nama erhoben sich am 12. Januar 1904 die Hereros. Der Gouverneur, Oberst Theodor Leutwein (1849–1921), übernahm selbst am 11. Februar 1904 den Oberbefehl. Der gemäßigte und verhandlungsbereite Gouverneur Leutwein wurde aber bald entmachtet. Er war seit 1894 Offizier der Schutztruppe und wurde 1898 Gouverneur. Er bemühte sich vergebens, eine Kolonialverwaltung aufzubauen, die die Einheimischen miteinbezog.[17] Es waren aber nicht nur humanitäre Gründe, die in ihm einen gewissen Widerstand gegen die bevorstehende Vernichtung der Hereros hervorriefen. »Ich stimme nicht mit den Fanatikern überein«, sagte er, »die die Hereros völlig vernichtet sehen wollen. Aus wirtschaftlicher Sicht würde ich

---

[14] Günther-Arndt/Kocka 1992, S. 184; Hoffmann, R.: »Friede ist zugleich mein Tod«, in: Spiegel Geschichte (Der deutsche Kolonialismus) Nr. 2: 2021, S. 75–79.

[15] Reichs-Kolonialamt (Bearbeiter): Sanitäts-Bericht über die Kaiserliche Schutztruppe für Südwestafrika während des Herero- und Hottentottenaufstandes für die Zeit vom 1.1.1904 bis 31.3.1907, Erster Band, I. Administrativer Teil, Ernst Siegfried Mittler u. Sohn, Berlin 1909, S. 108–110; Reichs-Kolonialamt (Abwicklungsamt; Bearbeiter): Sanitäts-Bericht über die Kaiserliche Schutztruppe für Südwestafrika während des Herero- und Hottentottenaufstandes für die Zeit vom 1.1.1904 bis 31.3.1907, Zweiter Band, II. Statistischer Teil, Ernst Siegfried Mittler u. Sohn, Berlin 1920, S. 186–188.

[16] Hoffmann 2021, S. 79.

[17] Brockhaus, 11. Bd., 1970, S. 393.

einen solchen Schritt für einen schweren Fehler halten – wir brauchen die Hereros als Viehzüchter [...] und besonders als Arbeiter.«[18]

An die Stelle Leutweins trat der für seine Brutalität bekannte Generalleutnant Lothar von Trotha (1848–1920).[19] Am 11. Juni 1904 übernahm er den Oberbefehl.[20] Er gab das Kommando zum Genozid der Hereros.[21] Die Bekämpfung des Aufstands erfolgte vonseiten der Schutztruppen mit Kanonen und Maschinengewehren, denen die schlecht bewaffneten Hereros nichts entgegen zu setzen hatten. Lothar von Trotha zur Seite stand Paul von Lettow-Vorbeck (1870–1964).

Am 11. August 1904 war die Schlacht am Waterberg im Norden. Von Trotha sagte: »Innerhalb der deutschen Grenzen wird jeder Herero [...] erschossen. Ich nehme keine Weiber und Kinder mehr auf, treibe sie zu ihrem Volk zurück oder lasse sie erschießen.«[22] Die Hereros wichen nach Süden und Südosten aus und wurden von den deutschen Truppen verfolgt. Am 22. August wurden sie in das Omaheke-»Sandfeld« getrieben. Es liegt etwa 300 km nordöstlich von Windhoek. Im September und Oktober 1904 wurde die »Sandfeldverfolgung« fortgesetzt. »Nachdem die Verfolgung der Hereros im Wesentlichen beendet war, beschränkten sich die kriegerischen Operationen der deutschen Truppen auf die Absperrung der Omaheke-Wüste.« Mit der Abriegelung des Sandfelds griff eine dauernde Besetzung der wichtigsten Wasserstellen Platz. Im Laufe des Novembers gelangten die deutschen Truppen »in ihre zur dauernden Besetzung in Aussicht gewonnenen Stellungen; die Besetzung der Wasserstellen splittert die Verbände auf.«[23] Die Aufständischen verhungerten und verdursteten in der Omaheke-Wüste.

Die kriegerischen Auseinandersetzungen dauerten bis 1907. Unter den insgesamt 80.000 Toten waren Hereros, von denen 67% ihres Volks vernichtet,

[18] Faloyin, D.: Afrika ist kein Land, suhrkamp taschenbuch, Berlin 2023, 2. Aufl., S. 259.

[19] Hoffmann 2021, S. 78. Lothar von Trotha hatte als 18-Jähriger im deutsch-französischen Krieg 1870/71 gekämpft, war danach an der Niederschlagung eines Aufstands der Waheke in Deutsch-Ostafrika 1894/96 beteiligt und wurde 1900 zur Bekämpfung des Boxeraufstands nach China entsandt. Schumann 2021, S. 139.

[20] Reichs-Kolonialamt 1909, S. 105–108 u. 178f.

[21] Eckart 1997, S. 283.

[22] Eckart, W. U.: Medizin und kolonialer Krieg: Die Niederschlagung der Herero-Nama-Erhebung im Schutzgebiet Deutsch-Südwest-Afrika, 1904–1907, in: Winau, R./Müller-Dietz, H. (Hrsg.), »Medizin für den Staat – Medizin für den Krieg«. Aspekte zwischen 1914 und 1945, Matthiesen Verlag, Husum 1994, S. 4–17.

[23] Reichs-Kolonialamt (Abwicklungsamt) 1920, S. 103–108.

und Nama, von denen 50% ihrer Bevölkerung getötet wurden.[24] Von den deutschen Schutztruppen fielen 644 Angehörige.

Eine berittene Patrouille von deutschen Offizieren fand später die in der Sonne der Omaheke verwesenden Leichen der Männer, Frauen und Kinder der Hereros, nahezu eines ganzen Volks, die in der völlig wasserlosen Wüste verdurstet und verhungert waren. Ein deutscher Major (aus der Familie des Feldmarschalls Schlieffen[25]) war mit dabei, und er kehrte als veränderter Mensch nach Deutschland zurück. Im Ersten Weltkrieg 1914 ritt er in den Tod, man vermutete einen Selbstmord.[26]

Aufseiten der deutschen Schutztruppen hatte die »größte Bedeutung« während des Herero-Nama-Aufstands der Typhus.[27] 230 Soldaten der Schutztruppen fielen allein im Jahr 1905 durch die Gefechte, die zweithäufigste Todesursache war der Typhus.[28] Die Typhusepidemie begann im März 1904 und hatte ihren Höhepunkt im Oktober/November. Als Ursache wurde die Verwendung nicht abgekochten Wassers identifiziert. So wurden die Schutztruppen mit dem Impfstoff gegen Typhus geimpft, den Wilhelm Kolle (1868–1935) und Richard Pfeiffer (1858–1945), beide Mitarbeiter von Robert Koch (1843–1910), 1896 entwickelt hatten, der aber in Europa nicht hatte erprobt werden können. Aber die Schutzimpfung hatte keinen Einfluss auf die Epidemie. Zwischen den Gruppen der Geimpften und den Gruppen der Ungeimpften gab es hinsichtlich der Erkrankungsraten nur »geringfügige Unterschiede«. Die Wirksamkeit der Schutzimpfung müsse also sehr »zurückhaltend« beurteilt werden. Eine Schutzwirkung der Impfung sei »vorläufig nirgends« zu bemerken. So die nachträgliche Bewertung der Impfkampagne durch die Reichsbehörde im Jahr 1920.[29]

---

[24] Schumann 2021, S. 195.

[25] Graf Alfred von Schlieffen (1833–1913), ein preußischer Generalfeldmarschall, billigte ausdrücklich Trothas Befehl: »Der entbrannte Rassenkampf ist nur durch die Vernichtung einer Partei abzuschließen. Ein Zusammenleben der Schwarzen mit den Weißen wird nach dem, was vorgegangen ist, sehr schwierig sein, wenn nicht Erstere dauernd in einem Zustand der Zwangsarbeit, also einer Art Sklaverei erhalten werden.« Eckart 1994, S. 14. Nach Schlieffen wird später der Angriffsplan für Deutschlands Überfall auf Frankreich im Ersten Weltkrieg benannt. Ebenda; Schumann 2021, S. 141.

[26] Renn 1982, S. 65.

[27] Eckart 1994, S. 4-17; ders. 1997, S. 258 u. 276.

[28] Reichskolonialamt (Hrsg.): Medizinal-Berichte über die Deutschen Schutzgebiete 1905/06, Ernst Siegfried Mittler u. Sohn, Berlin 1907, S. 240–247.

[29] Reichs-Kolonialamt (Abwicklungsamt) 1920, S. 70–74, 83f., 175 u. 219. Wilhelm Kolle hatte den Erfolg der Impfkampagne allerdings 1905 positiver bewertet. Er meinte, dass die Todesrate bei Ungeimpften mehr als 10% betrage, dass aber die Anzahl der Toten bei den Geimpften auf weniger als 5% sank. W. U. Eckart (1994, S. 8) zitierte diese positive Bilanz; er hatte wohl die abschließende Bewertung durch die Reichsbehörde im Jahr 1920 nicht gesehen.

Zu den Toten gehörte der Schutztruppen-Angehörige Frackowiak. Er stand allerdings nicht auf der Gedenktafel für die »heldenhaft« in Deutsch-Südwestafrika Gefallenen, denn er starb am 10. Februar 1905 nicht im Kampf, sondern im Lazarett an Typhus. Das Denkmal in Düsseldorf ließ Oberst Carl Friedrich Theodor Dame errichten, der kommissarische Nachfolger von Trotha in Deutsch-Südwest.[30]

»Oberst Dame übernimmt an Stelle des heimgereisten Generalleutnants v. Trotha die Leitung der Operationen«, hieß es lapidar im Bericht des Reichskolonialamts.[31] Denn Trotha wurde im November 1905 seines Kommandos enthoben. Die Sozialdemokraten im Reichstag gehörten zu den schärfsten Kritikern Trothas. Er galt als »Schlächter in Generalsuniform«. Die Abberufung war das »unrühmliche Ende einer militärischen Karriere«. Nach seiner Heimkehr soll er von den besseren Kreisen geächtet worden sein. Trotha war von der »Wahnidee eines Rassenkriegs gegen die minderwertigen Neger besessen«. Er »hegte ganz eindeutig genozidale Absichten«.[32]

Im Januar 1907 kam es zu vorgezogenen Reichstagswahlen, den sogenannten »Hottentotten«-Wahlen. Zwar wurde der Kolonialbesitz nur von der SPD infrage gestellt, aber ein kolonialpolitisches Reformprogramm wurde für nötig erachtet. Die Kolonialabteilung des Auswärtigen Amts, an deren Spitze seit 1906 Bernhard Dernburg (1865–1937) stand, ein ehemaliger Bankier, wurde 1907 aus dem Auswärtigen Amt ausgegliedert. Sie wurde ein eigenständiges Reichskolonialamt, das wie alle Reichsämter als oberste Reichsbehörde direkt dem Kanzler unterstellt war. Die Leitung des Reichskolonialamts hatte ein Staatssekretär, zu dem Dernburg von 1907–1910 avancierte.[33] Dernburg machte sich für die Gründung eines Kolonialinstituts für die Ausbildung von Kolonialbeamten stark, das letztendlich als Einrichtung des Hamburger Staats errichtet wurde. 1919 entstand aus ihm die Hamburger Universität. In Hamburg war außerdem bereits am 1. Oktober 1900 das Institut für Schiffs- und Tropenkrankheiten gegründet worden.

---

[30] Fechner, F.: Der ferne Krieg im Denkmal vor Ort, in: Bechhaus-Gerst, M./Fechner, F./Michels, St. (Hrsg.), Nordrhein-Westfalen und der Imperialismus, Metropol Verlag, Berlin 2022, S. 458–479.

[31] Reichs-Kolonialamt 1909, S. 188.

[32] Grill 2021, S. 171.

[33] Nicolaysen, R.: Kolonialanspruch und Vehikel für die Universität, in: Zimmerer, J./Todzi, K.S. (Hrsg.), Hamburg: Tor zur kolonialen Welt, Wallstein Verlag, Göttingen 2021, S. 163–179. Bernhard Dernburg war seit 1919 Abgeordneter des Reichstags für die linksliberale DDP; von April-Juni 1919 war er Reichsfinanzminister (Brockhaus, 4. Bd., 1968, S. 435).

Wolfgang U. Eckart zitierte den Stabsarzt Philalethes[34] Kuhn (1870–1937). Der Stabsarzt war dem Rang nach einem Hauptmann des allgemeinen Offizierskorps vergleichbar. Kuhn war seit 1896 bei den Schutztruppen und nahm ab 1904 an den brutalen Feldzügen gegen die Hereros teil. Er war Stationsarzt von Omaruru und Chefarzt des Lazaretts Karibib,[35] gut 150 km westlich von Windhoek. Er sagte, bei den Aufständen 1905 in Deutsch-Südwestafrika hatte der Arzt anders als in Europa »in der Schützenlinie« mit vor zu gehen. Denn der Feind »kennt kein Rotes Kreuz« und schieße auf jedermann. »Den Arzt erst aus der Ferne zu rufen, wenn Verwundungen vorkommen, ist meist sehr schwierig.«[36] Kuhn hatte ein Schlüsselerlebnis bei diesem Krieg, nämlich die »zukunftsweisende Idee von der deutschen Herrenrasse«. Er war von 1920 bis 1926 Professor für Hygiene der TH Dresden, die damals noch keine medizinische Fakultät hatte. Er machte dem frisch promovierten Rainer Fetscher [siehe Kapitel 5], der in seiner Doktorarbeit die angebliche Vererbbarkeit des Klumpfusses nachgewiesen hatte, das Angebot auf eine Assistenzarztstelle, dem Fetscher folgte. Kuhn war einer der führenden »Rassenhygieniker«. Ab 1926 war er Professor für Hygiene in Gießen – an einer medizinischen Fakultät mit Medizinstudenten. Kuhn trat bereits 1931 in die NSDAP ein. Er unterzeichnete im März 1933 die »Erklärung« von 300 Hochschullehrern, die in der Machtergreifung Hitlers den richtigen Weg sahen, und er beteiligte sich im Mai 1933 an der Bücherverbrennung.[37]

Ebenfalls im Lazarett Karibib arbeitete während des Herero-Nama-Aufstands der Assistenzarzt H. von Ortenberg. Er hatte zunächst den niedrigsten Rang eines Sanitätsoffiziers, wie ein Leutnant. Er wurde aber bereits am 15. September 1905 zum Oberarzt befördert,[38] vergleichbar einem Oberleutnant. Sein letzter Rang war Oberstabsarzt. Dieser militärische Rang war, verglichen mit dem allgemeinen Offizierskorps, einem Major ähnlich. Wolfgang Uwe Eckart hat Ortenbergs veröffentlichtes Tagebuch gelesen, aus dem der »Hurra-Patriotismus« hervor gehe, mit dem Ortenberg seinen militärärztlichen Einsatz herbei gesehnt hatte. Die »kleinen blauen Dinger« in den Munitionskisten verliehen seinen patriotischen Gefühlen Ausdruck: »Wenn nur ein Drittel davon ihr Ziel erreicht, wir wären bald mit unserer Arbeit

---

[34] Philalethes, grch.= Freund der Wahrheit (Brockhaus, 14. Bd., 1972, S. 527).
[35] Reichs-Kolonialamt 1909, S. 250.
[36] Eckart 1994, S. 65.
[37] Forsbach/Hofer 2015, S. 28; Eckart 1997, S. 220–229.
[38] Reichs-Kolonialamt 1909, S. 251.

fertig. Es gilt, jetzt die Ehre unseres Vaterlands wieder reinzuwaschen und die frechen Mörder so vieler tapferer Brüder zu strafen.« Ortenberg nahm als Schutztruppenarzt an Gefechten teil und sah am Ende der Schlacht nur blökendes, brüllendes Vieh und gefangene »Weiber«, die offenbar Freiwild für die deutschen Truppen waren. Die afrikanischen Männer waren gefallen.[39]

Oberstabsarzt Friedrich Zöllner wurde 1901 approbiert.[40] Er war aber erst Oberarzt, als er im Juni 1904 »den ersehnten Marschbefehl an die Front« bekam, denn »das lange, ungeduldige Warten in der Etappe [hatte auch ihn] zermürbt«. Er brachte seine »Sehnsüchte und Wünsche zu Papier«: »Weil für die 2. Feldkompanie kein Arzt da ist, erhalte ich den Befehl, sie ins Innere des Landes zu begleiten. Ich bin glücklich, endlich eine Aufgabe zu haben, die Abenteuer und Kriegsruhm verheißt und mich von dem drückenden Gefühl befreit, vielleicht zu allem zu spät zu kommen.«[41] Er war zunächst Garnisonsarzt in Okahandja und dann Chefarzt eines Lazaretts in Epukiro südlich der Omaheke-Wüste.[42] Zöllner schrieb seinen Text 1938 in der »überzeugt-revisionistischen« Absicht, den »nationalsozialistischen Rückeroberungsträumen zu dienen«. Er äußerte kein Bedauern über das Schicksal der Hereros. »Das furchtbare Ende ihres Stamms in den Jahren 1904/05 [...] ist Folge der schweren Schuld, die sie [...] durch Entfesselung des Aufstands gegen die gewiss milde Schutzherrschaft der Deutschen auf sich geladen haben.« Am Vorabend eines erneuten Kriegs – 1938 – wollte Zöllner »zur nationalsozialistischen Verherrlichung der kaiserlichen Schutztruppen beitragen«. Er äußerte den dringenden Wunsch nach Rückgabe »unserer einstmaligen Kolonien, die uns so schmählich geraubt worden sind durch den Versailler Vertrag«.[43] Zu diesem Zeitpunkt lebte der Psychiater und Neurologe Zöllner in Magdeburg als Leiter der Versorgungsärztlichen Untersuchungsstelle.

Generaloberstabsarzt a.D.[44] Karl Franz war Mitte der 1930er-Jahre in Berlin gestorben.[45] Er wurde 1894 approbiert. Als Stabsarzt nahm er 1904 an dem Herero-Nama-Krieg teil und war Lazarettarzt in Kub im Süden und Beratender Chirurg für den südlichen Kriegsschauplatz und Chefarzt eines Lazaretts

---

[39] Eckart 1994, S. 11–15.

[40] Verz. 1937, S. 274.

[41] Eckart 1994, S. 11.

[42] Reichs-Kolonialamt 1909, S. 254.

[43] Eckart 1997, S. 280.

[44] Der Generaloberstabsarzt war im allgemeinen Offizierskorps vergleichbar einem General.

[45] Verz. 1937, S. 624.

in Windhoek.[46] Er publizierte 1907 einen Aufsatz über den Skorbut. Denn der Skorbut nahm in der Schutztruppe in den ersten Jahren des Feldzugs, 1905 und 1906, enorm zu.[47] Dr. Karl Franz hielt die Hereros für »ganz besonders grausam«. Vor den Witboier »Hottentotten« hatte er aber eine gewisse Achtung. Er berichtete von einem verwundeten deutschen Reiter, den die Witboier zu seiner Einheit zurück schickten und ihm für die Wegstrecke sogar einen gefüllten Wassersack mitgaben. 1908 beschwor Karl Franz vor der militärärztlichen Gesellschaft in Berlin »Nationalismus, Kriegsverherrlichung und Pflichterfüllungsideologie«. Er sagte: »Der Krieg ist heilig, weil er das einzige Mittel ist, durch welches eine Nation ihre Ehre verteidigen kann [...] Der Armee muss jeder Krieg, selbst wenn er nur ein kolonialer Feldzug ist, erwünscht sein [...]«.[48]

Zur selben Zeit, 1908, war Eugen Fischer (1874–1967), Heidelberger Privatdozent für Anatomie und Anthropologie, in Deutsch-Südwestafrika. Er machte »Rassenuntersuchungen« an mehr als 300 Mischlingen niederländischer Kolonialherren und afrikanischer Ureinwohnerinnen in Rehoboth, etwa 75 km südlich von Windhoek. Er wollte die Mendel'schen Vererbungsregeln, die dieser an Erbsen aufgestellt hatte, an Menschen überprüfen. Die »Rehobother Bastards« lebten relativ abgeschirmt und galten als Forschungsobjekt. Eugen Fischer fand, dass das »Bastardvolk« degeneriert war, »aber jedem reinen Eingeborenenstamm überlegen«. Er hielt die »Bastards« für schützenswert, allerdings »nur so lange, als sie uns nützen – sonst freie Konkurrenz, d.h. hier Untergang«. Die Nachkommen dieser Eingeborenen dürften aber niemals »in unsere Rasse« aufgenommen werden.[49] »Ausnahmslos jedes europäische Volk, das Blut minderwertiger Rassen aufgenommen hat – und dass Neger, Hottentotten und viele andere minderwertig sind, können nur Schwärmer leugnen –, hat diese Aufnahme minderwertiger Elemente durch geistigen, kulturellen Niedergang gebüßt.«[50]

Traf Eugen Fischer in Rehoboth auf den Staatssekretär Bernhard Dernburg? Der war nämlich am 10. Mai 1908 zu einer längeren Reise nach Deutsch-Südwestafrika aufgebrochen, um nach dem Krieg mit den Hereros und Nama die Verhältnisse in den Kolonien neu zu regeln. Dernburg hatte einen

---

[46] Reichs-Kolonialamt 1909, S. 246.

[47] Reichs-Kolonialamt (Abwicklungsamt) 1920, S. 246.

[48] Eckart 1994, S. 10

[49] Ders. 1997, S. 257 u. 270f.; Klee 2003, S. 151; Bergmann, A./Czarnowski, G./Ehmann, A.: Menschen als Objekte humangenetischer Forschung und Politik im 20. Jahrhundert, in: Ärztekammer Berlin 1989, S. 121–142.

[50] Ärztekammer Berlin 1989, S. 98.

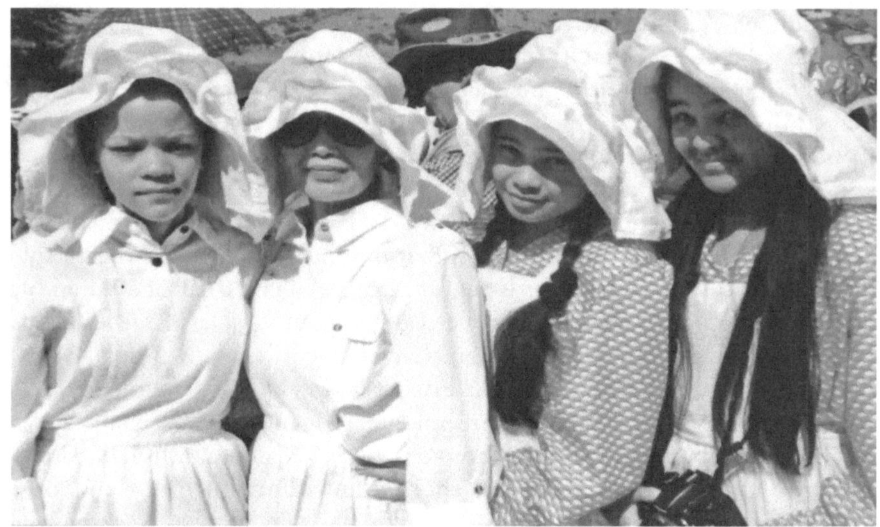

Bild einer heutigen Ausstellung in Rehoboth, Namibia, mit »Rehobother Bastard«, an denen Eugen Fischer 1908 Vererbungsregeln erforschte.

Berichterstatter mitgenommen, der ein Tagebuch über die Reise führte, das veröffentlicht wurde:[51]

»Rehoboth wurde am 3. August 1908 erreicht. Eine Abordnung der dort als geschlossener Stamm ansässigen Bastards, die bekanntlich im Aufstande [den Deutschen] treu geblieben sind, trug dem Staatssekretär einige Wünsche vor, die sich auf Beibehaltung ihres Landes [...] und auf Mischehen zwischen Bastardfrauen und Europäern bezogen. Die Bastards baten, solche Ehen, welche übrigens standesamtlich nicht mehr geschlossen werden, auch in der Gestalt des wilden Zusammenlebens zu verhindern. Im Distrikt Rehoboth sitzen leider eine Anzahl Deutscher, die mit Bastardweibern verheiratet sind. Natürlich haben sie ihre Frauen nicht zu sich empor gezogen, sondern sind zu ihnen und ihren Stammesgenossen hinab gestiegen und bilden eine Schädigung für das Ansehen des weißen Elements.«

Befürchtet wurde, dass die Zahl der Mischlinge nach dem Herero-Nama-Krieg wohl auf tausend angewachsen sei. Viele »Bastardkinder« wurden von den christlichen Missionen aufgenommen. Die große Zahl erfülle einen mit banger Sorge, schrieb der Reisebegleiter von Dernburg. Es wachse da

---

[51] Bongard, O.: Staatssekretär Dernburg in Britisch- und Deutsch-Süd-Afrika, Verlagsbuchhandlung Wilhelm Süsserott, Berlin 1909, S. 87.

ein Geschlecht heran, dass »uns« dereinst noch zu schaffen machen werde. »Herrschsüchtig und hochfahrend den Eingeborenen gegenüber, empfindlich gegen Weiße und Gleichstellung mit ihnen erstrebend, intelligenter als die Schwarzen und dazu geeignet, eine Führerrolle unter ihnen zu spielen, werden sie eine Gefahr bilden, die wir selbst heraufbeschworen haben.«[52]

Zum hundertsten Jahrestag des Genozids an den Hereros und Nama fuhr Heidemarie Wieczorek-Zeul im Jahr 2004 nach Namibia. Sie war Bundesministerin für wirtschaftliche Zusammenarbeit und Entwicklung in der rotgrünen Regierung von 1998-2005. Sie sagte in Namibia, sie bäte im Sinne des gemeinsamen »Vater unser« um Vergebung unserer Schuld. Sie brachte keine Entschädigungssumme mit und versprach auch nicht eine solche.[53]

Erst im Juli 2016 anerkannte die Bundesregierung den Krieg gegen die Hereros und Nama als »Völkermord«. 120 Jahre nach dem »kolonialen Feldzug« sind die Entschädigungsfragen immer noch nicht geklärt.[54] Wie soll ein Volk entschädigt werden, dass es kaum noch gibt? Die Erben der überlebenden Hereros und Nama beklagen, dass Deutschland Verträge mit der namibischen Regierung abschließe, in der sie nicht vertreten seien. *Ein* Prozent der namibischen Einwohner (vor allem Weiße) besitzt heute 70% des Bodens. Diese Ungleichheit in den Besitzverhältnissen sei eine der größten in der Welt.[55] Nun hilft ein Kinofilm, das Problem einer breiteren Öffentlichkeit darzustellen.[56] Er zeigt, wie die Überlebenden des Genozids (ca. 12.000) auf der Haifischinsel in Ketten gelegt und in »Konzentrationslagern« zusammen gepfercht wurden.[57] Die taz übertitelte im September 2023 einen ganzseitigen Artikel mit »Die Haifischinsel war ein Schritt auf dem Weg nach Auschwitz«.[58]

Black Lives Matter. Ein afrikanischer Intellektueller und Romancier betrachtet »den Genozid in Deutschsüdwest als eine Art Laboratorium für die Shoa«.[59]

---

52 Ebenda, S. 132.

53 Grill 2021, S. 178.

54 Bröll, C.: Ewiges Ringen um die Aussöhnung, in: FAZ vom 6.6.2023; Popp, M.: »Es ist, als hätten wir nie existiert«, in: Der Spiegel Nr. 45: 2022, S. 102–104.

55 3Sat, Namibia – Deutschlands langer Schatten, Reportage vom 4.6.2023.

56 Der Film »Der vermessene Mensch« von Regisseur Lars Kraume lief seit dem Frühjahr 2023 in den Kinos.

57 Eckart 1997, S. 284.

58 Conti, N.: »Die Haifischinsel war ein Schritt auf dem Weg nach Auschwitz«, in: taz vom 20.9.2023.

59 Wiedemann, Ch.: Den Schmerz der anderen begreifen, Propyläen/Ullstein Buchverlage, Berlin 2022, S. 183. Zitiert wird der muslimisch-algerische Schriftsteller Anouar Benmalik.

Deutsch-Ostafrika

Seit 1885 war Ostafrika »deutsches Schutzgebiet«. Die Region wurde dem Sultan von Sansibar abgerungen, der über ein Gebiet bis hin zum Victoriasee herrschte. Bismarck schickte fünf Kriegsschiffe. In Kilwa südlich von Daressalam wurde ein deutscher Angestellter erschlagen. Der Deutsche Reichstag genehmigte eine Summe für eine Truppe unter dem Kommando von Leutnant Hermann von Wissmann (1853–1905) zur Berrschung der Revolte. Wissmann galt als militärisch grausam. Er erhielt den Titel »Reichskommissar zur Herstellung von Ruhe und Ordnung in den unter deutschem Schutz stehenden Gebieten«.[60] Unter dem Vorwand, arabische Sklavenhändler zu jagen, »marodierte seine Truppe.« Er war Morphinist. Von 1895 bis 1896 war Wissmann Gouverneur von Deutsch-Ostafrika. Eine Wissmann-Statue in Hamburg wurde 1968 von studentischen Aktivisten gestürzt.[61] Eine Wissmannstraße gibt es in Cuxhaven noch immer.

Es waren arabische und suahelische Küstenkaufleute und Karawanenhändler, die sich 1888 dem deutschen Herrschaftsanspruch in Ostafrika widersetzten. Abushiri, der afrikanische Anführer der Revolte, wurde gefangen genommen und 1889 erhängt. »Die deutsche Verwaltung inszenierte Abushiris Hängung als öffentliches Spektakel, wie auch weitere Hinrichtungen in den folgenden Jahren.« Die Deutschen suchten einen Platz für die Hinrichtung Abushiris aus, der groß genug war, um »aus der Hinrichtung ein Spektakel mit vielen Zuschauern« zu machen, »wahrscheinlich sogar mit einer Musikkapelle und einem Truppenaufmarsch«. Abdulrazak Gurnah (geb. 1948 auf Sansibar), der Literatur-Nobelpreisträger von 2021, hat es aufgeschrieben. Nach Abushiris »verstörenden« Hinrichtung gab es zunächst keine Aufstände mehr.[62]

Aber dann erhoben sich die Hehe im Süden Deutsch-Ostafrikas. Die Deutschen schnitten dem Hehe-Anführer Mkwawa den Kopf ab »und schickten ihn als Trophäe nach Deutschland«. An dem Wangoni-Wahehe-Feldzug 1896 nahm Friedrich Fülleborn (1866–1933) als Arzt der Schutztruppe teil. Vier Jahre lang diente er der Schutztruppe, wobei er »Erfahrungen in prak-

---

[60] Konzelmann 1979, S. 360–362.

[61] Boieck, M./Kirey, R.E.: »Kolonialheroen« in deutscher, tansanischer und britischer Erinnerungskultur, in: Zimmerer/Todzi 2021, S. 517–530; Der deutsche Kolonialismus, in: Spiegel Geschichte Nr. 2: 2021, S. 12, 47 u. 93.

[62] Gurnah, A.: Nachleben, Penguin Random House Verlagsgruppe, München 2022, S. 8f., 12f. u. 32.

Lüderitzstraße
Kaufmann, gelangte durch Täuschung der Einheimischen
an Landgebiet in Afrika, das Kern der ehemaligen Kolonie
Deutsch-Südwestafrika wurde
Wißmannstraße
Verantwortlich für die Niederschlagung des Widerstandes
der Ostafrikanischen Küstenbevölkerung, später Gouverneur
von ehemals Deutsch-Ostafrika
11

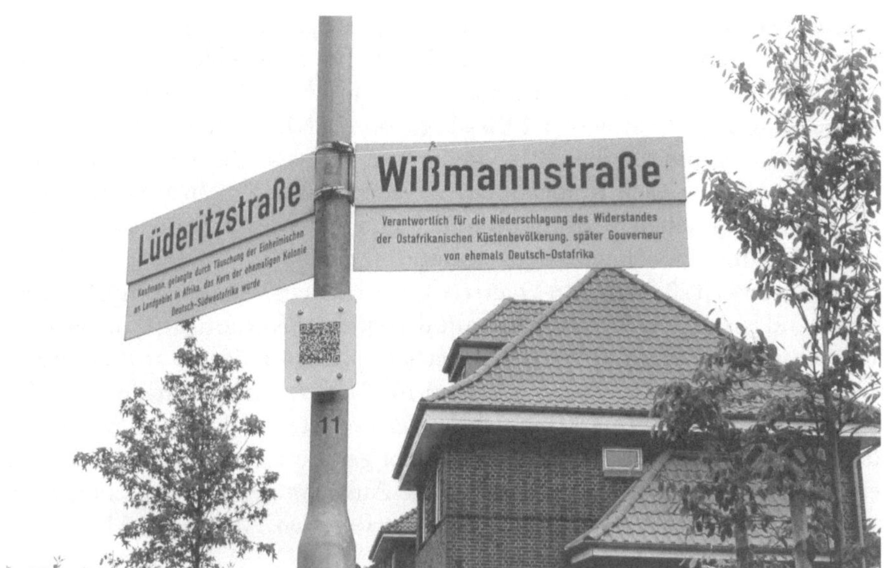

Das Straßenschild in Cuxhaven erinnert an den brutalen kolonialen Truppenführer Hermann von Wissmann in Deutsch-Ostafrika.

tischer Tropenmedizin sammeln konnte«, wie sein Chronist schrieb. 1901 ging Fülleborn ans ein Jahr zuvor gegründete Institut für Schiffs- und Tropenkrankheiten nach Hamburg.[63] 1906 kam er noch mal zurück nach Ostafrika und forschte 1907/08 zum Thema Schlafkrankheit.[64] 1908/1910 nahm er an einer Expedition in die Südsee teil.

Es gab noch einen anderen Arzt aus dem Hamburger Tropeninstitut in Deutsch-Ostafrika. Das war Heinrich Werner (geb. 1874). Er war als Unterarzt[65] an das von Robert Koch geleitete Institut für Infektionskrankheiten kommandiert worden, wodurch sein Interesse an Tropenmedizin geweckt wurde. Er diente zunächst als Oberarzt in der Schutztruppe 1900/03 in Deutsch-Ostafrika. 1903/06 war er – nun bereits als Stabsarzt – Truppenarzt und Chefarzt eines Lazaretts in Deutsch-Südwestafrika während des Herero-Nama-Kriegs.[66] Er war anthropologisch interessiert und veröf-

[63] Mannweiler 1998, S. 119–131 u. 221f.

[64] Ebenda, S. 144–146 u. 225f.

[65] Unterarzt war eine militärische Dienstgradbezeichnung =Unteroffizier des Sanitätsdienstes=Dienstgrad eines Studenten der Militärärztlichen Akademie in den klinischen Semestern

[66] Reichs-Kolonialamt 1909, S. 253.

fentlichte einen Aufsatz über »anthropologische, ethnologische und ethnographische Beobachtungen über [...] Buschleute nebst einem Anhang über die Sprachen dieser Buschmannstämme«. Im Jahr 1906 kam er ans Hamburger Tropeninstitut, wo er 1913 Direktor der Klinischen Abteilung war. Er verließ das Institut aber 1914 wieder und ging als Chefarzt der kolonialen Schutztruppe nach Kamerun im Westen Afrikas.[67] 1936 äußerte er sich im Sinne eines neuen Siedlungskolonialismus und des Traums von der Erweiterung des deutschen Lebensraums.

Im Sommer 1905 brach in Deutsch-Ostafrika ein erneuter Eingeborenenaufstand aus. Am 1. August nachmittags teilte der Kaiserliche Gouverneur, Graf Gustav Adolf v. Götzen, in einem Schreiben mit, dass Unruhen ausgebrochen seien. Der Gouverneur bat am 16. August um Verstärkung aus der Heimat. Ein Benediktinerbischof wurde ermordet. Der Aufstand wurde bedrohlich. Im Gegensatz zu früheren, nicht gerade seltenen Unruhen nahm er in kurzer Zeit eine außergewöhnliche Ausdehnung an in einem Gebiet von der ungefähren Größe des Königreichs Preußen. Auf diesen Maji-Maji-Aufstand – Maji bedeutet Wasser – reagierten die Deutschen brutaler als je zuvor. Große Ortschaften der Aufständischen wurden niedergebrannt. Die Kolonialarmee zerstörte Dörfer, brannte Felder ab, vernichtete Vorräte und vergiftete Brunnen. »Das Vorgehen der Kolonialmacht war von einer ins Irrationale reichenden Vernichtungswut gekennzeichnet, ohne Rücksicht darauf, dass Arbeitskräfte die Basis einer Plantagenökonomie darstellten.« Die meisten Opfer wurden nicht erschossen, sondern verhungerten. Die Deutschen gingen dazu über, die Bevölkerung durch Hunger zu unterwerfen, als sie sahen, dass die afrikanischen Aufständischen mit militärischen Mitteln allein nicht zu bekämpfen waren. Von deutscher Seite hieß es damals: »Immer mehr Aufständische unterwarfen sich dann, als ihnen die Lebensmittel genommen wurden, und sie sahen, welche Unterstützung den friedlichen Eingeborenen von den Europäern zuteil wurde.«[68]

Der Krieg begann mit Sabotage auf einer kolonialen Baumwollplantage. Nur selten waren die Menschen aus freien Stücken bereit, die Arbeitsbedingungen auf den Plantagen der Europäer zu akzeptieren. In den Augen der ostafrikanischen Bevölkerung kamen sie einer Zwangsarbeit gleich. »Männer

---

[67] Mannweiler 1998, S. 241; Eckart, W. U.: Tropenmedizin und Kolonialrevisionismus, 1933–1945, in: Thom/Rapoport 1989, S. 173.

[68] Anonymus: Eingeborenen-Aufstand 1905/06 in Deutsch-Ostafrika, in: Einzelschriften Afrika X, Berlin o.J. [Beiheft zur Marine-Rundschau 1907, Mai-Heft], S. 1–54; Wiedemann 2022, S. 152f.

und Frauen rissen die Pflanzen aus dem Boden, es war keine spontane Aktion, sondern ein vereinbartes Signal. Kopfsteuern, Zwangsarbeit und Landraub – per Dekret gehörte alles Land dem deutschen Kaiser – plagten die Menschen, doch keine dieser Ursachen allein könne die Bitterkeit, Ungeduld und Kampfbereitschaft erklären. Der Aufstand richtete sich gegen das gesamte Unterworfensein. Und Unterdrückung machte aus Gewalt eine Notwendigkeit.«[69]

Ludwig Deppe, ein 1898 approbierter Arzt, der 1937 als Regierungs-Medizinalrat i.R. in Dresden lebte,[70] schrieb in seinen Erinnerungen: »Wir ließen zerstörte Felder, ausgeraubte Magazine und, für die nächste Zukunft, Hunger zurück. Wir waren keine Botschafter der Kultur mehr, unsere Spur bestand vielmehr aus Tod, Plünderungen und zerstörten Dörfern – ganz ähnlich wie während des Feldzugs unserer eigenen und der feindlichen Armeen im Dreißigjährigen Krieg.«[71]

Der Gouverneur v. Götzen begründete den Terror der Truppe: »Als letzte Option musste die Kolonialarmee die Kooperation des Hungers nutzen. Das Niederbrennen von Dörfern, Feldern und Lebensmittelvorräten mag dem entfernten Beobachter barbarisch erscheinen. Diese Art der Kriegsführung war nicht nur die vielversprechendste, sondern auch die einzig praktikable. Meiner Meinung nach werden militärische Aktionen allein fruchtlos sein, nur Hunger und Not werden Menschen zur endgültigen Unterwerfung zwingen können.«[72]

Mit dabei war der Arzt Robert Kudicke (1876–1961). Er wurde in Preuss. Eylau in Ostpreußen geboren. Er studierte an der Kaiser-Wilhelms-Akademie für das militärärztliche Bildungswesen, und nach Studium, Approbation und Promotion war er von 1900 bis 1902 Sanitäsoffizier in der preußischen Armee. Ich habe seinen Lebenslauf anderenorts aufgezeichnet.[73] Von 1902 bis 1913 war Kudicke Sanitätsoffizier in der Schutztruppe in Deutsch-Ostafrika, zunächst als Oberarzt. Er wurde 1904 nach Berlin kommandiert ans Robert-Koch-Institut (RKI), das damals noch nicht so hieß. Er arbeitete über Pest und Cholera. 1905 kam er zurück nach Afrika und kümmerte sich zunächst um die Malaria. In einem Bericht beschwor er die Wirksamkeit der Chininprophylaxe »mit und ohne Arsenik«. Er schrieb:

---

[69] Donay, A. W.: Die »Westdeutsche Handels- und Plantagengesellschaft zu Düsseldorf« und ihre kolonialwirtschaftlichen Aktivitäten, in: Bechhausen-Gerst u.a. 2022, S. 110–127.

[70] Verz. 1937, S. 493.

[71] Schumann 2021, S. 162.

[72] Faloyin 2023, S. 260.

[73] Elsner 2023, S. 48–65.

»Mit Beginn des Jahrs 1905 wurde den Schwarzen durch Aufhebung der Polizeistunde auch während der Nacht volle Bewegungsfreiheit gegeben und damit eine Ausbreitung der Malaria begünstigt. [...] Bekanntermaßen ist zuerst von Koch darauf hingewiesen worden, dass in Malariagegenden die Krankheit unter den Kindern der Eingeborenen ungemein verbreitet ist. [...] So ist Sorge dafür zu tragen, dass aus den Europäervierteln die Farbigen verbannt werden [...], [indem] die Wohnhäuser der Neger aus den Europäerstadtteilen entfernt werden.«[74]

Robert Koch hatte bei einer ersten Reise 1897/98 nach Afrika die Malaria als »zentrale Gefahr für das koloniale Projekt identifiziert«. Er sagte, »wir« würden »unseres« Kolonialbesitzes nicht eher froh werden, bis es gelänge, Herr über diese Krankheit zu werden.[75] Seit Robert Koch die Chininprophylaxe als wirksamen Schutz vor Malaria eingeführt hatte, sorgten die Deutschen dafür, dass auch die Afrikaner dieses Präventionsgebot befolgten – notfalls mit Gewalt. So führte Stabsarzt Dr. Schnelle in dem von der Kolonial-Abteilung des Auswärtigen Amts herausgegebenen Medizinal-Bericht aus, dass »auf eine regelmäßige Durchführung der Chininprophylaxe gedrungen« werde, »aber ohne rechten Erfolg, hier wird wohl wieder nur der Zwang helfen können – in welcher Form bleibt dahingestellt«. Und Stabsarzt Dr. Skrodzki ergänzte, dass »Askari und Kettengefangene dauernd unter Chininkur gehalten werden – trotz der faulen Gleichgültigkeit des Durchschnittsnegers.«[76]

Robert Koch war 1905 das zweite Mal in Deutsch-Ostafrika. Bei der ungeheuren Gefahr des Schutzgebiets durch die Schlafkrankheit wurde »vom Reich eine Expedition unter Geheimrat Professor Koch entsandt«, dem es hoffentlich gelinge – so die Erwartung –, Mittel und Wege zur Bekämpfung der Seuche zu finden.[77] Weiter hieß es, dass ein Arzt vorübergehend zu den »Versuchen« des Geheimrats Professor Koch kommandiert wurde. Das war wahrscheinlich Robert Kudicke. Offenbar wurde er für sechs Monate von seiner Position als leitender Arzt der Malariabekämpfung in Daressalam abberufen.[78] Kudicke war ab 1905 beauftragt mit der Bekämpfung der Schlaf-

[74] Kolonial-Abteilung des Auswärtigen Amts (Hrsg.): Medizinal-Berichte über die Deutschen Schutzgebiete 1904/05, Ernst Siegfried Mittler u. Sohn, Berlin 1907, S. 28–31.

[75] Hedrich, M.: Medizin und Kolonialismus, in: Zimmerer/Todzi 2021, S. 197–212.

[76] Kolonial-Abteilung des Auswärtigen Amts (Hrsg.): Medizinal-Berichte über die Deutschen Schutzgebiete 1903/04, Ernst Siegfried Mittler u. Sohn, Berlin 1905, S. 30f.

[77] Reichskolonialamt 1907, S. 56.

[78] Ebenda, S. 50.

krankheit im Distrikt Bukoba im Norden von Deutsch-Ostafrika, dem heutigen Tansania, am Westufer des Victoriasees.

1905 bekam Robert Koch endlich den Nobelpreis, und er musste seinen Aufenthalt in Afrika unterbrechen und nach Europa zurück kehren, um den Preis entgegen zu nehmen. Er bestimmte: »Geheimrat Kudicke wird mich vertreten.«[79]

Ein Jahr später, 1906, kam Robert Koch zu seiner dritten Reise nach Deutsch-Ostafrika zurück – zusammen mit Friedrich Karl Kleine (1869–1951), der im Ersten Weltkrieg als Chefarzt der Schutztruppe in Afrika tätig wird. Kleine schied zum 1. April 1920 aus dem Heeresdienst aus, um die Seuchenabteilung im RKI zu übernehmen. Er galt als Deutschnationaler. Im März 1933 unterzeichnete er den Aufruf der Hochschullehrer für Adolf Hitler. 1933/34 leitete Kleine das RKI, gab aber an seinem 65. Geburtag im Mai 1934 die Leitung ab.[80] Robert Koch fragte Friedrich Karl Kleine in Afrika: »Können Sie sich einen schöneren Platz auf der Welt zum Arbeiten vorstellen?«[81]

Beide experimentierten in Deutsch-Ostafrika mit dem arsenhaltigen Medikament Atoxyl gegen die Schlafkrankheit. Diese war besonders um den Victoriasee herum endemisch. Sie wird von Einzellern hervorgerufen, Trypanosomen, die über einen Stich der Tsetsefliege in den Menschen gelangen. Unbehandelt werden die Menschen lethargisch, und die Krankheit endet regelmäßig tödlich. Dieses arsenhaltige Atoxyl hatte als Arzneimittel viele Nebenwirkungen, vor allem neurologischer Art, und es konnte zur Erblindung führen. Es wurde deshalb niemals marktmäßig eingeführt. Robert Koch hielt die Kranken in Lagern fest.

Er orientierte sich an den »Concentration camps« der Engländer in Südafrika, in denen Buren als politische Gegner der Briten inhaftiert wurden.[82] Die Briten kamen bei der Auseinandersetzung mit den Buren um die Vorherrschaft in der Kapregion auf die Idee, alle Buren, die gefangen genommen wurden, in bewachte Lager zu überführen. Insgesamt 250.000 Menschen, Männer, Frauen und Kinder, wurden in improvisierten Lagern festgehalten, die über keinerlei sanitäre Einrichtungen verfügten. Es gab keine Wasserlei-

[79] Lichtwarck-Aschoff, M.: Robert Kochs Affe. Der grandiose Irrtum des berühmten Seuchenarztes, Hirzel Verlag, Stuttgart 2021, S. 189. Eckart (1997; Fototeil, Foto Nr. 20) zeigte eine Abbildung, auf der Kudicke neben dem sitzenden Robert Koch steht.

[80] Hinz-Wessels 2021, S. 15, 27 u. 29f.

[81] Grolle, J.: Menschenversuche im Paradies, in: Spiegel Geschichte Nr. 2: 2021, S. 113-116.

[82] Eckart 1997, S. 345.

tungen und statt Aborten nur Gruben. Krankheiten brachen aus. Die Verhältnisse waren so schlimm, dass sie sogar in England kritisiert wurden.[83]

Robert Koch und seine Mitarbeiter sperrten nun alle Verdachtsfälle mit Schlafkrankheit, notfalls unter Anwendung von Zwang, in die Schlafkranken-Konzentrationslager ein. Der Stabsarzt Dr. Breuer zeichnete eine Skizze von einem dieser »Concentrationslager«, dem Lager in Usumbura, mit einer deutlich markierten Stacheldrahtumzäunung als Außenbegrenzung der Anlage.[84] »Wer versuchte, aus diesen Isolationslagern zu fliehen, musste mit Strafen rechnen. Hoffnung auf Heilung bestand für die dort Kasernierten meist nicht. Trotzdem wurde ihnen, auch gegen ihren Willen, das arsenhaltige Atoxyl injziert, später oft in noch höherer Dosieruung, als Robert Koch es appliziert hatte.«[85] Von insgesamt 11.079 Internierten konnten nur 2.439 geheilt werden.[86] Das waren rund 20%.

Für das Jahr 1908/09 schrieb Stabsarzt Prof. Kleine einen Bericht über die Behandlung der Schlafkranken:[87]

»Man war bestrebt, die Kranken zu sammeln. Konnte man sie nicht heilen, so wurden sie bei entsprechender Behandlung doch als Parasitenträger ausgeschaltet. Im Bezirk Bukoba waren 800 Kranke. Sie verteilten sich auf zwei Schlafkrankenlager, die unter Leitung eines Stabsarztes stehen. [Zum] Sammeln der Kranken verwandte Stabsarzt Dr. Kudicke mit sehr gutem Erfolg zu diesem Zweck intelligente Eingeborene, die er als ›Drüsenfühler‹[88] ausgebildet hatte. Im Schlafkrankenlager [...] nahe dem Fluss Mori wurde bisher 520 Menschen Arznei verabfolgt. Da die Wageia, ein Hirtenvolk, jeden Zwang scheuen und nicht lieben, ihre eigenen Hütten zu verlassen, um in einem Lager vereint zu werden, versucht man eine ambulante Behandlung. [...] Einige aus Bukoba stammende ›Drüsenfühler‹ haben den Auftrag, alle Passanten zu untersuchen und die verdächtigen dem Lager Utegi zu überweisen.

Es kamen bisher etwa 1.100 Menschen in Behandlung, etwa 280 davon in Schlafkrankenlager der Station Udjidji und 260 in Usumbura. Die übrigen

---

[83] Konzelmann 1979, S. 386f.

[84] Hedrich 2021, S. 202-205.

[85] Grolle 2021, S. 116.

[86] Eckart 1997, S. 349.

[87] Reichs-Kolonialamt (Hrsg.): Medizinal-Berichte über die Deutschen Schutzgebiete für das Jahr 1908/09, Ernst Siegfried Mittler u. Sohn, Berlin 1010, S. 25–28.

[88] Die Schlafkrankheit geht mit einer Schwellung der Lymphknoten, besonders am Hals und im Nacken, einher. Dennig, H. (Hrsg.): Lehrbuch der Inneren Medizin, Erster Band, Georg Thieme Verlag, Stuttgart 1964, S. 219.

im Hauptlager Niansa [...]. In allen Lagern Behandlung mit Atoxyl und anderen Arsenpräparten. Ob Heilungen eintreten, wird erst die Zukunft lehren [...] In sehr vielen Fällen schienen sich die Trypanosomen an das Arsen zu gewöhnen [...] Erblindungen ließen sich bei gehöriger Vorsicht meist vermeiden. Von 2.461 Personen starben 390 [...]Der Hauptvorteil der Konzentrationslager lag darin, dass sie eine erhebliche Anzahl von Parasitenträgern dem Verkehr entzogen. In den Lagern wurden zudem neue Präparate probiert und wissenschaftliche Untersuchungen ausgeführt.«

Der Bericht von Stabsarzt Prof. Kleine für die Jahre 1909–1911 lautete:[89] »Ursprünglich war geplant, die kranken Eingeborenen in Konzentrationslagern zu sammeln, um sie dort zu behandeln und als Infektionsquelle unschädlich zu machen. Die Leichtigkeit, mit der es bei den an Abhängigkeit gewohnten Bewohnern des Bukobabezirks gelang, die Kranken zu vereinigen, ließ das Verfahren auch für andere Gegenden aussichtsvoll erscheinen. [...] Bei dem freien Hirtenvolk der Wageia hatte der Versuch nur einen halben Erfolg. [...] Von [geschlossenen] Krankenlagern im alten Sinne bestehen noch zwei bei Bukoba und [einige andere ...]. [Diese] kleinen Lager dienen nur dazu, um gemeingefährliche Kranke [...] unterzubringen.«[90]

Stabsarzt Kudicke war Lagerarzt in Kigarama. Dort wandte er »versuchsweise« das Mittel »Hata 606« an. Seine Versuche seien noch nicht abgeschlossen, hieß es im Medizinal-Bericht des Reichskolonialamts für das Jahr 1910/11. Kudicke glaube aber, dass diesem Mittel eine trypanozide Wirkung zukäme.[91]

Eine Überprüfung des Heilerfolgs durch das verwandte Atoxyl war schwierig, schrieb Friedrich Kleine, weil sich Kranke und Genesene der Kontrolle entzogen. So beschlossen die Ärzte, fortan mehr Gewicht auf Methoden zu legen, mit denen die infektiösen Fliegen durch Rodungen vernichtet wurden, oder Maßnahmen anzuordnen, durch die die Fliegen gemieden werden konnten.

Für das Jahr 1911/12 gab Prof. Dr. Kleine, Leiter der Schlafkrankheitsbekämpfung und inzwischen Oberstabsarzt, einen weiteren schriftlichen Bericht über die Situation der Schlafkrankheit ab: »Wir haben das ursprüngliche Prinzip der Bekämpfung, Konzentration der Schlafkranken in festen

---

[89] Reichs-Kolonialamt (Hrsg.): Medizinal-Berichte üder die Deutschen Schutzgebiete für das Jahr 1909/10, Ernst Siegfried Mittler u. Sohn, Berlin 1911, S. 51.

[90] Reichs-Kolonialamt (Hrsg.): Medizinal-Berichte über die Deutschen Schutzgebiete für das Jahr 1910/11, Ernst Siegfried Mittler u. Sohn, Berlin 1913, S. 59.

[91] Ebenda, S. 61.

Lagern, mehr und mehr aufgeben müssen und das Hauptgewicht auf die Sanierung der infektiösen Landschaften gelegt [...][doch] wurden daneben die Kranken, meist ambulatorisch, mit Medikamenten versorgt. Wieviel Prozent definitiver Heilung vorkamen, konnte [...] nicht festgestellt werden. Dass bei einer zweckmäßigen Darreichung von Arsenikalien die Trypanosomen aus dem peripheren Blut auf längere oder kürzere Zeit verschwinden, unterliegt keinem Zweifel. Schätzungsweise nehmen wir 15–20% Heilungen an. Stabsarzt Breuer berechnete die Sterblichkeit auf 56%, nach dreijähriger Beobachtungszeit [allerdings] auf 70% [...]. Um möglichst viele Kranke zusammen zu bringen, sandten wir nach dem Vorgang von Dr. Kudicke intelligente Eingeborene als ›Drüsenfühler‹ aus, die alle Verdächtigen zur nächsten Behandlungsstelle führen sollten. Während außerhalb des Bukoba-Bezirks früher die Drüsenfühler wenig Glück hatten, trat ein Umschwung ein, seitdem Stabsarzt Wittrock nach jeder Doppelspritze dem Patienten 8 H. zu zahlen begann. Prämienzahlung ist jetzt fast allgemein üblich. Dr. Kudicke suchte die therapeutischen Resultate zu verbessern durch intravenöse Anwendung von Kombinationen der bekannten Medikamente.«[92]

In einem Lager wurde neben einer Atoxylkur eine Quecksilberschmierkur eingeleitet, weil die Mehrzahl der Kranken durch die Atoxylbehandlung allein nicht beeinflusst wurde.

Die Trypanosomen befielen auch Pferde und Rinder. So fahndete Claus Schilling, der im Kolonialdienst sowohl in Ostafrika als auch in Togo tätig war,[93] in den Jahren 1903/04 nach einer Behandlungsmethode gegen die Tsetsekrankheit der Tiere.[94] In einem schriftlichen Bericht legte er dar, dass eine Immunisierungsmethode darin bestehen könne, die Parasiten durch Passagen durch den Hundekörper abzuschwächen. Er verwies auf Versuche, die er seinerzeit in Berlin an Gänsen als Passagetiere durchgeführt hatte; und er hoffte nun, dass diese Methode helfe, Pferde und Esel zu schützen. Außerdem ging man davon aus, dass die mit Trypanosomen infizierten Säugetiere als Reservoirs für die menschliche Schlafkrankheit in Betracht kämen.[95] 1910/11 hieß es, dass Tiere (Wild, Rind- und Kleinvieh) »nachgewiesenermaßen« noch lange Zeit als Reservoirs für Trypanosomen dienten.[96]

---

[92] Reichs-Kolonialamt (Hrsg.): Medizinal-Berichte über die Deutschen Schutzgebiete für das Jahr 1911/12, Ernst Siegfried Mittler u. Sohn, Berlin 1915, S. 94–96.

[93] Hinz-Wessels 2021, S. 59.

[94] Kolonial-Abteilung 1905, S. 172–174.

[95] Reichs-Kolonialamt 1915, S. 99.

[96] Reichs-Kolonialamt 1913, S. 58.

Robert Koch verließ Afrika 1907. Im selben Jahr wurde Robert Kudicke vom Kaiser und König Wilhelm II. »zum Stabsarzt der Schutztruppen in Gnaden ernannt und bestellt«. Er solle tun, was ihm von seinen Vorgesetzten aufgetragen und anbefohlen werde, »bei Tag und Nacht, zu Lande und Wasser«, und mit Fleiß ausführen auch bei allen vorkommenden Kriegs-Begebenheiten mit williger und »ungescheueter« [sic] Dransetzung seines Leibes und Lebens.[97] Bei den »vorkommenden Kriegs-Begebenheiten« handelte es sich um die Aufstände der Einheimischen.

1913 nahm Kudicke seinen Abschied vom militärischen Kommando der Schutztruppen. Er erhielt aber die Erlaubnis, weiterhin die Uniform zu tragen. Er wurde am 25. Mai 1914 vom Reichskanzler zum Leiter des Instituts für Seuchenbekämpfung beim Kaiserlichen Gouvernements-Krankenhaus in Daressalam bestellt. Die damalige Hauptstadt von Deutsch-Ostafrika liegt am Indischen Ozean, gegenüber von Sansibar, das allerdings nie deutsch war. Seit 1897 gab es in Daressalam ein Kaiserliches Gouvernements-Krankenhaus an der heutigen Ocean Road (das heutige Ocean Road Hospital). In diesem Krankenhaus arbeitete Robert Koch. Sein Name stünde noch am Eingang zur Bücherei – so Bartholomäus Grill. Hier habe Robert Koch über Cholera, Malaria und die Schlafkrankheit geforscht.[98] Heute ist die Klinik auf Krebsbehandlungen spezialisiert.[99]

Im August 1914 begann der Erste Weltkrieg, und Kudicke wurde wieder Sanitätsoffizier in der Schutztruppe. Das Kommando der deutschen Kolonialarmee in Ostafrika hatte Paul von Lettow-Vorbeck unter dem letzten Gouverneur Heinrich Schnee (1871–1949), der den Posten seit 1912 inne hatte.[100] Ab Herbst 1914 führte Lettow-Vorbeck den erbitterten Kampf gegen England als Teil des Ersten Weltkriegs in Ostafrika. Er setzte eine Guerilla-Taktik ein. Kinobesucher können bis heute sehen, wie der Haudegen Humphrey Bogart in »African Queen« Katharine Hepburn in seinem klapprigen, löchrigen Boot über Stromschnellen des Nils hinweg aus der Gefahrenzone der Deutschen rettet. Dafür bekam er 1952 einen Oscar. Lettow-Vorbeck aber, der einen »Feldzug äußerster Skupellosigkeit« führte, ritt im Triumph und

[97] Institut für Stadtgeschichte (ISG), Frankfurt am Main, Sign. 17.571, Personalakte (PA) Kudicke, Bl. 4, Patent von Wilhelm II. vom 15.6.1907.

[98] Grill 2021, S. 47f.

[99] Masebo, O.: Epistemologische Leerstellen in den verflochtenen Geschichten Tansanias und Deutschlands, in: Zimmerer/Todzi 2021, S. 549–565.

[100] Rösser, M.: Die Firma Wilkins & Wiese in Neu-Hornow, in: Bechhaus-Gerst u.a. 2022, S. 128–147.

von den Berlinern bejubelt durchs Brandenburger Tor, als hätte er gesiegt.[101] Robert Kudicke geriet von 1918 bis 1920 in Kriegsgefangenschaft in Britisch Indien.[102] Er kehrte nach seiner Entlassung nach Frankfurt am Main zurück.

Sein ärztlicher Kollege aus dem früheren Deutsch-Ostafrika, das es jetzt nicht mehr gab, August Hauer, unterhielt seine Leser 1934 mit seinen Erlebnissen als Arzt bei Lettow-Vorbeck. Sein Bericht erschien 1942 in 6. Auflage.[103] Seiner Ansicht nach hätten Sanitäsoffiziere zunächst die kolonialen ärztlichen Aufgaben zu erledigen. Er sah den Vorrang alles Militärischen vor der zivilen Organisation.

Die Machtergreifung der Nazis 1933 ließ Revisionsforderungen der deutschen Tropenmedizin entstehen. Generalarzt a. D.[104] Prof. Emil Steudel, ebenfalls ein vorbehaltloser Bewunderer von Lettow-Vorbeck, bemühte sich um eine »Umsetzung des kaiserlichen Kolonialmilieus in die nationalsozialistische Revisions- und Militärideologie«. Steudel, der schon 1887 approbiert wurde, war 1914 der letzte Medizinalreferent für die Schutzgebiete im Reichskolonialamt. Dieses Referat verfügte nie über mehr als fünf Ärzte.[105] Steudel schien von Nutzen, »dass die große Mehrheit der ehemals in Deutsch-Ostafrika tätigen Ärzte Militärärzte gewesen seien, die gehorchten und sich für ein gemeinsames großes Ziel einzusetzen gelernt hätten«. Er schrieb 1934, da lebte er als Pensionär in Berlin-Dahlem: »Die streng moralischen und rassenhygienischen Grundsätze, auf denen sich das Dritte Reich aufbaue, seien auch für die Entwicklung von afrikanischen Kolonien die besten. Ein rassestolzes Volk, das sich nicht mische mit niedrigeren Rassen, sei ein vorzüglicher Lehrmeister für primitive Völker.«[106]

Die deutschen Ärzte nahmen Schädel mit nach Hause. Mehrere Tausend werden in Berlin von der Stiftung Preußischer Kulturbesitz aufbewahrt. Von 1.200 Schädeln sei die Herkunft bekannt. Sie stammten überwiegend aus dem ehemaligen Gebiet Deutsch-Ostafrika.[107] Der Vermessung der Schädel lag die pseudowissenschaftliche Annahme zu Grunde, man könne »das Ausmaß der geistigen Fähigkeiten einer Person durch das Messen der Schä-

---

[101] Schumann 2021, S. 159-170.

[102] ISG, PA Kudicke, Bl. 2 , Lebenslauf.

[103] Eckart 1989 (Tropenmedizin), S. 172–175; Eckart 1997, S. 516–518.

[104] Der Generalarzt war vergleichbar einem Generalmajor.

[105] Eckart 1997, S. 115.

[106] Eckart, W.U.: Tropenhygiene und Militarismus in Deutschland 1933–1939, in: Fahrenbach, S./Thom, A.: Der Arzt als »Gesundheitsführer«, Mabuse-Verlag, Frankfurt am Main 1991 S. 25–38; ders. 1997, S. 517; Verz. 1937, S. 223.

[107] Beier, L.-O.: Ohne Kompass in die Wüste, in: Der Spiegel Nr. 12: 2023, S. 104–108.

delform bestimmen«.[108] Vielleicht ist der Schädel von Songea Mbano dabei. Er war ein wichtiger Anführer im Maji-Maji-Aufstand. Er wurde an einem 27. Februar hingerichtet, und dieser Termin dient alljährlich seiner Erinnerung. Den Kopf des Toten nahmen die Deutschen mit. Sie verschickten ihn in einer Holzkiste nach Deutschland. Der Tote kann solange nach Ansicht der Afrikaner nicht betrauert werden, »wie sein Kopf abwesend ist«. Wahrscheinlich befindet sich der Kopf unter den tausend Schädeln, »die in Pappkartons in den Kellern von deutschen Instituten und Museen liegen«.[109] Ein Drittel Jahrhundert später plante der Straßburger Anatom August Hirt eine Schädelsammlung mit jüdischen Opfern, um Größe und Form der Gehirne bestimmen zu können.

Kamerun

Kamerun und Togo wurden vom Deutschen Reich erworben.[110] 1913 lebten in Kamerun 1.871 Deutsche und 2.648.720 Afrikaner. In dem westlich von Kamerun liegenden kleinen Land Togo lebten 368 Deutsche und 1.031.978 Einheimische.[111]

Am Kamerunberg entstand die größte Plantage Westafrikas. Angebaut wurden Kakao, Kaffee, Kautschuk, Ölpalmen und Bananen. Es gab brutale Niederwerfungskampagnen im Norden Kameruns.[112] »Die Bevölkerung war zuvor enteignet worden: Dörfer wurden verwüstet, die überlebenden Einheimischen in Reservate getrieben oder zur Plantagenarbeit gezwungen. Kinder wurden zwangsverpflichtet. Regte sich Widerstand, dann wurden ›Exempel‹ statuiert.«[113]

Der Kolonialarzt Dr. Wilhelm Vallentin notierte in sein Tagebuch, wie die aussahen: »Die Gefangenen sind tagelang in der glühendsten Hitze auf dem Schiff an die Reelings derartig festgeschnürt worden, dass in die blutigen und aufgeschwollenen Glieder Würmer sich eingenistet haben [...] Als dann die armen Gefangenen dem Verschmachten nahe waren, wurden sie einfach wie wilde Tiere niedergeschossen. Die amtlichen Berichte rühmen dann einen

[108] Faloyin 2023, S. 260.
[109] Wiedemann 2022, S. 150 u. 158.
[110] Grill 2021, S. 120.
[111] Günther-Arndt/Kocka 1992, S. 192.
[112] Theilhaber, A.: Glokales Lippe, in: Bechhaus-Gerst u.a. 2022, S. 168–188.
[113] Schumann 2021, S. 154.

solchen Feldzug als eine der größten Heldentaten des Jahrhunderts.« Valentin berichtete von Verurteilungen zu Auspeitschungen mit der Rhinozerospeitsche – eingesetzt ohne Beweise und trotz Unschuldsbeteuerungen.[114]

Robert Frentzel-Beyme (1862–1923) war preußischer Marine-Stabsarzt.[115] Am 14. Juni 1891 schrieb er aus Kamerun an seine Eltern in Ostpreußen – Gutsbesitzer:[116]

»Wir haben hier vor acht Tagen auch eine recht nette, erhebende Einweihungsfeier gehabt; es wurde ein Denkmal für die Offiziere, Beamten und Gelehrten, die im Dienste der Kolonisation des Kamerungebiets gefallen bzw. dem Klima erlegen sind, enthüllt. Der Gouverneur[117] hielt eine feierliche Ansprache mit einem Hoch auf den Kaiser, wozu unsere Mannschaften präsentierten und die Musik spielte; darauf wurden drei Salven abgefeuert; unsere Musik spielte, und unter den Klängen derselben tummelten wir uns bei einem Glas Wein auf der Veranda des Gouverneurshauses.«

Eine knappe Woche später war Robert Frentzel-Beyme auf Sao Tomé, einer afrikanischen Insel südwestlich von Kamerun im Atlantik. Sie wurde von einem Portugiesen entdeckt, die Insel war im 16. Jahrhundert ein Sklavenmarkt, von wo aus verkaufte Afrikaner nach Nordamerika eingeschifft wurden.[118] Es gibt jetzt noch versteckte Reste eines riesigen Sklavenfriedhofs – und auf dem zentralen Platz der Inselhauptstadt die Statuen der drei größten

---

[114] Ebenda, S. 155.

[115] Der Stabsarzt entsprach in der Marine einem Kapitänleutnant.

[116] Herzlichen Dank an Prof. Dr. Rainer Frentzel-Beyme, dass ich die Briefe seines Großvaters Dr. Robert Frentzel-Beyme zitieren darf. Dieser promovierte 1885 mit einer Arbeit über »Die Kapselexstirpation am Kniegelenk« in Berlin unter dem Rektorat des Juristen Heinrich Dernburg (1829–1907), einem Onkel des zuvor bereits erwähnten Kolonialpolitikers Bernhard Dernburg, und unter dem Dekanat des Internisten Ernst Viktor von Leyden (1832–1910), Ordinarius der I. Medizinischen Klinik der Charité, der vom Zaren einen Orden bekam und vom Kaiser den Titel Exzellenz (Brugsch 1986, S. 101–104).

[117] Ab 1892 war Eugen von Zimmerer Gouverneur in Kamerun. Sein Stellvertreter Heinrich Leist ordnete brutale Prügelstrafen an. Ab 1895 war der pommersche Adlige Jesko von Puttkamer Gouverneur. Er regierte wie ein Despot, »ein leidenschaftlicher Verfechter der Vergewaltigungspolitik mit unverhohlen genozidalen Gelüsten« (Grill 2021, S. 131–133). Die gewaltsamen Enteignungen brachten den massiven Widerstand und sozialdemokratisch getragene Proteste im Reichstag hervor, die dazu führten, dass Puttkamer abberufen und in den Ruhestand versetzt wurde (Schumann 2021, S. 157). Wesentlich für Puttkamers Abberufung waren aber wohl private Skandale (Gunkel, Chr.: Der Prozess, in: Spiegel Geschichte Nr.2: 2021, S. 98–102). Ab 1907 war Theodor Seitz (1863–1949) Gouverneur in Kamerun. Er reagierte aber ebenfalls mit Härte auf die Aufstände. Die Anzahl der Bestrafungen durch körperliche Züchtigungen verdoppelte sich während seiner Amtszeit. Ab 1910 war Seitz Gouverneur in Deutsch-Südwestafrika. Wikipedia (26.6.2023).

[118] Konzelmann 1979, S. 92.

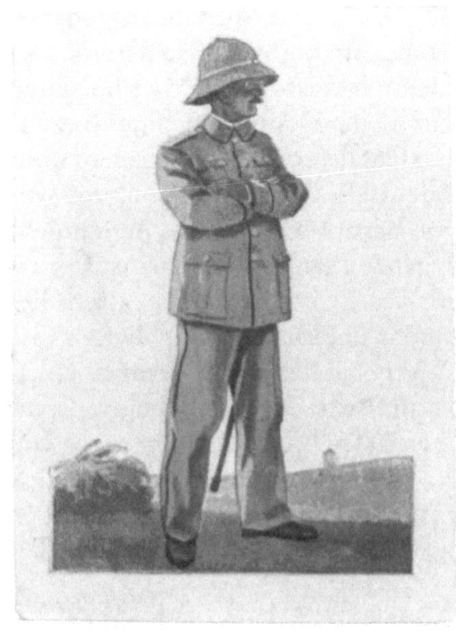

Uniform in den kaiserlichen Kolonien: Stabsarzt der Schutztruppen in Deutsch-Ostafrika und Kamerun in Tropenuniform.

Sklavenhändler ihrer Zeit. Die Insel ist heute ein selbstständiger Staat. Robert Frentzel-Beyme schrieb am 20. Juni 1891 an seine Eltern:

»Vor etwa drei Stunden komme ich von Monte Café; so heißt die Plantage des Herrn Spengler; am Mittwoch kamen wir nach einer zweitägigen, nichts Besonderes bietenden Fahrt hier an, und am 18. machten wir uns auf zu einer Reise nach der Plantage, zu der wir sofort per Telefon eingeladen wurden. Mein Kommandant, der durch einen sehr heftigen fieberhaften Magenkatarrh sehr schwach und elend war, sollte für mehrere Tage zur Erholung dorthin; wir zwei anderen setzten uns stolz zu Pferde und kamen dann auch glücklich, allerdings etwas steif nach vierstündigem Ritt in der 750 m hoch gelegene Besitzung an, wurden sehr liebenswürdig und freundlich empfangen und richteten uns für zwei Tage in einem sehr schönen, großen Zimmer fürstlich ein.

Die Plantage umfasst ein sehr großes, viele Quadratmeilen umfassendes Gebiet der sehr bewaldeten und bergigen Insel; auf derselben wird in erster Linie Kaffee gebaut, daneben Kakao, Vanille, Zimt, Muskatnuss, Chinarinde. Das Gebiet wird mehr und mehr urbar gemacht und bepflanzt. Es werden 700 Schwarze unter Aufsicht von 30 Weißen beschäftigt, 80 Personen werden für den Transport der Produkte auf dem Verschiffungsplatz gehalten. Die Plantage gehört einer portugiesischen Gesellschaft, deren Hauptaktionär ein Portugiese, der Schwiegervater von Herrn Spengler, ist, so dass er wohl sehr stark beteiligt am Gewinn ist, der ein kolossaler sein muss. Der Betrieb ist ein großartiger, der Kaffee wird durch Wassermühlen enthülst und geliert, an anderer Stelle sogar bereits durch eine Dampfmaschine. In zwei Tagen konnten wir nicht viel sehen, aber jedenfalls soviel, um sagen zu können, dass hier durch deutschen Fleiss und deutsche Arbeitskraft ein großartiges Werk geschaffen ist. Herr Spengler, von Beruf Ingenieur, hat in nunmehr sieben Jahren hier sehr viel geleistet, die ganze Plantage ist eine Musteranstalt, wo für alles in gleicher Weise gesorgt ist. Er ist ein einfacher, sehr liebenswürdiger Herr; sie eine tätige, dabei sehr unterhaltende, lebhafte Frau; beide waren uns sehr liebe, freundliche Wirte, bei denen wir gerne noch einige Wochen zugebracht hätten. Die Besitzung, ein sehr großer Häuserkomplex, liegt sehr hübsch im Grünen, auf einer 700 m hohen Anhöhe, nahe von einem rauschenden Gebirgsbach, und gewährt einen sehr netten Ausblick über den größten Teil der Insel, die sehr anmutig ist. Nachdem wir heute in zwei Stunden herunter geritten waren, bin ich etwas müde und schließe diesen Brief mit den herzlichsten Grüßen.«

In Kamerun kam es zu Widerstandsaktionen. Die deutsche Kolonialverwaltung hatte im Sommer 1891 370 Sklaven gekauft, 320 Reichsmark für jeden Mann und 280 für jede Frau. Diesen Betrag, ihren eigenen Kaufpreis, sollten die Betroffenen dann auf den Regierungsplantagen in fünf Jahren – ohne Bezahlung – abarbeiten. Der stellvertretende Gouverneur Heinrich Leist und der Richter ließen sich nachts afrikanische Frauen kommen (»Pfandweiber«). Am 15. Dezember 1893 kam es zu einer Rebellion. Als Reaktion darauf beschossen die Deutschen von den Schiffen aus den Strand. Dem hatten die Afrikaner nichts entgegen zu setzen. Etliche afrikanische Männer wurden gefangen genommen und erhängt, die Frauen zur Zwangsarbeit verurteilt.[119]

Auch in Kamerun gab es eine Lagerunterbringung für »Schlafkranke«. Sie bezweckte die Isolierung der Kranken und eine leichtere Behandlung, wenn die Patienten an einem Ort konzentriert wurden. Den Ärzten war die Gefährlichkeit des Präparats Atoxyl bekannt, sie setzten die Behandlung dennoch fort. Es gab ein auffallendes Fluchtverhalten der Kasernierten.[120]

Der Kameruner Regierungsarzt Ludwig Külz brachte 1903 die Privilegien der Weißen auf die Formel: »Es lässt sich keine größere Freiheit für den Eu-

---

[119] Schumann 2021, S. 155–157.
[120] Eckart 1997, S. 206f.

ropäer denken als die afrikanische.«[121] In seinen Aufzeichnungn machte er folgende Rechnung auf: »Den Eingeborenen, unseren kolonialen Hauptwert, in seiner vollen Leistungsfähigkeit zu erhalten, ist die vornehmste Aufgabe der Kolonialhygiene. Ihre berufenen Hüter sind die Kolonialärzte. [...] Man nehme an, dass in Deutsch-Ostafrika die Schlafkrankheit nur 10.000 Menschenleben fordert, die ohne diese Seuche durchschnittlich noch 10 Jahre gelebt hätten, so haben wir einen Verlust von einer Million nur für diese Seuche.«[122]

Külz bewertete 1911 die ärztliche Rolle im »Prozess des Kulturexports« durch die Deutschen. Er sah, dass die Deutschen den Afrikanern als »Morgengabe« Lues, Tuberkulose und Alkoholismus mitgebracht hätten. Er fand allerdings dennoch, dass der Krieg für die »Naturvölker« auch einen »hygienischen Vorteil« habe. Die Deutschen versuchten die »Aufpfropfung eines fremden Edelreises auf einen Wildstamm«, und man könne darüber streiten, ob es nicht vielleicht richtiger gewesen wäre, »den Wildling als solchen wachsen zu lassen, ihn nur zu beschneiden und in eine uns angenehme Form zu bringen, anstatt den Versuch wirklicher Veredelung zu machen, mit anderen Worten, dem Neger nicht Kultur, sondern Dressur zu bringen«. Es käme nicht darauf an, dass unsere Kultur ihnen möglichst rasch und möglichst viel gibt, sondern »das Richtige«. Der Arzt Ludwig Külz ordnete alles der Kolonialökonomie unter, also »deutschen Interessen«. Die Eingeborenen, so der Kolonialarzt, seien als wertvollster Besitz der Kolonie zu betrachten. Deshalb sei es Aufgabe der Ärzte, diese in ihrer vollen Leistungsfähigkeit zu erhalten. Külz war auch in Togo tätig, als Regierungsarzt von 1902 bis 1905.[123]

Togo

Togoland, die kleinste der deutschen Kolonien, wurde 1884 dem »wilhelminischen Imperium« einverleibt. Bismarck schickte im Mai den Arzt und Saharaforscher Gustav Nachtigal (1834–1885) an die Küste von Togo. »Dort annektierte Nachtigal in aller Eile ein gutes Dutzend Stammesgebiete. Es gelingt ihm, um fünf Tage schneller zu sein als der englische Konsul.«[124] Gouverneur von Togo wurde ein für »damalige Verhältnisse freisinniger Katholik«,

[121] Spiegel Geschichte Nr. 2: 2021, S. 45 u. 114.
[122] Eckart 1997, S. 163f.
[123] Ebenda.
[124] Konzelmann 1979, S. 326; Brockhaus, 13. Bd., 1971, S. 160.

Julius von Zech, ein Graf aus Niederbayern. Der letzte Gouverneur ab 1912 war Adolf Friedrich zu Mecklenburg (1873–1969), der zahlreiche Kinder mit einheimischen Frauen hatte. Theodor Heuss verlieh ihm 1953 das große Verdienstkreuz der Bundesrepublik.[125]

Nach der Niederschlagung des Nama-Aufstands 1905 in Deutsch-Südwestafrika wurden Kriegsgefangene von dort nach Togo verbracht. In einem Bericht des Berliner Reichskolonialamts hieß es dazu:[126]

»Die kriegsgefangenen Hottentotten trafen Ende November hier ein [...] Die Darmerkrankungen sowie die der Sandflöhe sind zurückzuführen auf die unglaubliche Unsauberkeit, Faulheit und Gleichgültigkeit der Witbois [...] Obwohl sie Tee erhalten, sind sie zu träge, denselben zuzubereiten. Die Fäkalien entleeren sie neben sich und decken sie mit Sand zu [...] [Sie] waschen sich nur, wenn der eingeborene Heilgehilfe sie beaufsichtigt [...] Ihre Beschäftigung ist kaum Arbeit zu nennen.«

Lager für Schlafkranke wurden auf Empfehlung von Robert Koch nicht nur in Kamerun, sondern auch in Togo eingerichtet. Dr. Werner Alborus von Raven hatte sich als Tropenmediziner an der Charité Meriten erworben und war seit 1908 als Regierungsarzt in Togo im Einsatz. Er war Leiter der Schlafkrankheitskommission und machte in einem Lager für Schlafkranke in Klouto medizinische Experimente.[127] Er schrieb in einem Bericht des Reichs-Kolonialamts für das Jahr 1909/10 über seine Versuche an 243 Personen mit der Schlafkrankheit.[128] Er experimentierte mit verschiedenen arsenhaltigen Arzneimitteln und notierte die Anzahl der Versuchspersonen und die Anzahl derer, deren Beschwerden durch die Mittel gebessert wurden:

1. 80 Personen mit Atoxyl behandelt, davon 76, 25% gebessert
2. 106 Personen mit Arsenophenylglycin behandelt, davon 84,9% gebessert
3. 35 mit Arsacetin behandelt, davon 80% gebessert
4. 4 mit Arsenophenylglycin + Atoxyl behandelt, davon 100% gebessert
5. 18 mit Kombination mehrerer Arzneien behandelt, davon 61, 11% gebessert.

Werner von Raven schrieb, dass es nur »auf dem Wege des Experimentierens« der einzelnen Medikamente möglich war, die Frage des Therapieerfolgs zu lösen. Ein abschließendes Urteil werde sich erst nach lange fortgesetzten Versuchen und eingehenden klinischen Beobachtungen, »wie sie hier

[125] Grill 2021, S. 91.
[126] Reichskolonialamt 1907, S. 124f.
[127] Grill 2021, S. 116.
[128] Reichs-Kolonialamt 1911, S. 422–443.

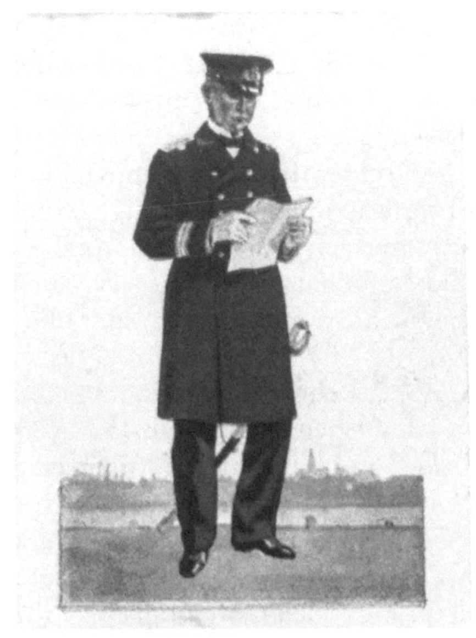

Uniform in den kaiserlichen Kolonien: Marine-Stabsarzt im Tagesanzug an Land.

durch einen Lagerbetrieb gewährleistet sind«, fällen lassen. Bisher seien endgültige Aussagen verfrüht. Andererseits könne man die Kranken auch nicht zeitlebens im Lager halten.

In Togo waren die angewandten Disziplinierungsmaßnahmen besonders brutal – jedenfalls brutaler als in Deutsch-Ostafrika.[129] Es gab die Prügelstrafe. Der zuständige Arzt ordnete diese als Lagerrichter nicht nur an, er vollzog sie mit dem harten Ende des Taus auch zugleich selbst. Die Prügelstrafe war in einem »Prügelerlass« des Staatssekretärs Bernhard Dernburg geregelt. Die Verfügung des Reichskanzlers galt in Ostafrika, Kamerun und Togo. Die Prügelstrafe sollte nur unter Beobachtung eines Arztes vollzogen werden. »Prügelstrafen von mehr als 15 und Rutenstrafen von mehr als 10 Schlägen mussten […] dem Referenten für Medizinalangelegenheiten vorgelegt werden.«[130] Der Reisebegleiter von Staatssekretär Bernhard Dernburg und 1908 sein Reiseberichterstatter sagte, die Eingeborenen seien in vielen Charakterzügen wie die Kinder, und wie das unartige Kind müsse deshalb auch der Eingeborene, der sich vergangen habe, gezüchtigt werden.[131]

---

[129] Grill 2021, S. 348.

[130] Grothe, S.: Geistig gereifte Europäer? In: Spiegel Geschichte Nr.2: 2021, S. 72f.

[131] Bongard 1909, S. 67.

Dr. Hermann Kersting hat »Studien über den Körperbau der Negerin betrieben und zwecks rassenbiologischer Untersuchungen den Kopf seines Kochs präpariert; es hielt sich das Gerücht, dass der arme Mann nicht eines natürlichen Todes gestorben, sondern von Kersting umgebracht worden sei.«[132]

Claus Schilling unterhielt in Togo bis 1905, als er den Posten im RKI bekam, eine Praxis für Einheimische und »führte an ihnen fragwürdige Experimente durch«.[133] Überliefert ist, dass Schilling sich auch in Togo mit Trypanosomen, den Erregern der Schlafkrankheit, beschäftigte, und zwar auch hier mit solchen, die Tiere befallen. Schilling suchte weiterhin nach einer Impfung gegen die Tierseuche.[134]

Es gab in Togo wie auch in Deutsch-Ostafrika ein Impfprogramm gegen Pocken. Daran beteiligt war in Togo Dr. Alex Haenicke. Er gab 1937 verklausuliert zu, dass die Afrikaner mit Tinnef und billigem Tand überredet worden waren, ihr Land herzugeben. Es war das Eingeständnis eines großen Betrugs. Aber dennoch schrieb Haenicke ein propagandistisches Werk der Kolonialrevisionisten.[135]

In Deutsch-Ostafrika war die Pockenimpfung in den Jahren 1903 bis 1909 ganz gut gelaufen. Allmählich schwand dort der Widerstand der Bevölkerung gegen eine systematische Durchimpfung. Die Lymphe wurde vor Ort gewonnen, um von den Lymphelieferungen aus der »Heimat« unabhängig zu sein. Letztlich waren 32% der fast acht Mio. Einwohner geimpft.[136]

In Togo impfte Ernst Rodenwaldt (1878–1965) gegen Pocken. Er hatte als Angehöriger der militärmäßigen Kaiser-Wilhelms-Akademie in Berlin Medizin studiert. Als Sanitätsarzt wurde er 1907 bis 1910 ans Hamburger Tropeninstitut kommandiert. Im Februar 1910 verließ er dieses, um bis 1913 als Regierungsarzt nach Togo zu gehen. Rodenwaldt führte in Togo die Pockenmassenimpfungen allerdings »schlampig« durch. Sie wurden mit »unwirksamer Lymphe« vorgenommen, die durch »lange Kälberpassagen« ihre Wirkung verloren hatte. Eine Wirksamkeitsüberprüfung der Vakzine fand – anders als in Europa – nicht statt.[137] »Hunderte von Menschen, rund fünf bis zehn Prozent aller Ge-

[132] Grothe 2021, S. 72f.

[133] Amberger, J.: Menschenexperimente. Robert Koch und die Verbrechen von Ärzten in Afrika, Deutschlandfunk vom 26.12.2020.

[134] Laukötter, A.: Die Beteiligung von Mitarbeitern des Robert-Koch-Instituts an Verbrechen gegen die Menschlichkeit – tropenmedizinische Menschenversuche im Nationalsozialismus, in: Hulverscheidt/Laukötter 2009, S. 147–168.

[135] Ebenda, S. 33 u. 100.

[136] Reichs-Kolonialamt 1915, S. 76f.

[137] Eckart 1997, S. 150f.

impften, starben 1911 beim nächsten Ausbruch der Pocken, da der Erreger im Lebendimpfstoff oft nicht wirksam war.« Das habe Rodenwaldt »einen relativ schlechten Ruf in der kolonialen Peripherie eingebracht«, so Wolfgang U. Eckart, »und für eine Impfmüdigkeit, ja, für eine Impffeindlichkeit in der afrikanischen Bevölkerung gesorgt«. Man hielt die westliche Medizin eher für eine »feindliche Medizin« und nicht als »hilfreiche Medizin«.[138]

Rodenwaldt interessierten neben Pocken auch Wurmkrankheiten[139], Malaria und Beriberi.[140] Diese Krankheit war zum ersten Mal bei Afrikanern während des Kriegs in Südwestafrika aufgetreten. »Weiße« erkrankten nicht an Beriberi. Die Ärzte kannten die Ursache zunächst nicht.[141] Rodenwaldt wurde 1912 zu Rate gezogen und meinte, die Krankheit entstünde »durch die verschiedensten ursächlichen Faktoren«. Aber dann fiel einigen Ärzten auf, dass die »Endemie« in einem Eingeborenengefängnis »bald erlosch, nachdem der schlechte Reis durch besseren ersetzt war und Fleisch sowie Gemüse (Kürbisse) als Beikost gegeben wurden«.[142]

Für Rodenwaldt war die Tropenmedizin eine »ausschließlich rassenbiologisch orientierte Medizin«, wobei der »kolonisierende« Europäer vor allem ein Problem zu lösen hätte: nämlich »eine klare Entscheidung über die Regelung der biologischen Beziehungen zwischen der kolonisierenden europäischen Rasse und den Rassen der Eingeborenen« zu treffen.[143]

Im Ersten Weltkrieg diente Rodenwaldt als Beratender Hygieniker in Kleinasien für die 5. Türkische Armee des verbündeten Osmanischen Reichs. 1919 habilitierte er sich. Zwischen 1921 und 1934 war er für Niederländisch-Ostindien tätig und befasste sich wieder mit Malaria. 1932 trat Rodenwaldt in die NSDAP ein. Er wäre gern Leiter des Hamburger Tropeninstituts geworden, als 1930 ein Nachfolger für Bernhard Nocht (1857–1945), den Gründer des Instituts, gesucht wurde. Er kriegte aber keinen Zuschlag. 1934 bekam er stattdessen einen Lehrstuhl in Kiel, 1935 in Heidelberg.

Er forderte die Anwendung der NS-Rassengesetze auf die Kolonialgebiete Afrikas. Am 7. Oktober 1940 legte das Kolonialpolitische Amt der NSDAP

---

[138] Ebenda.

[139] Im Süden von Deutsch-Ostafrika experimentierte der Regierungsarzt Prof. Dr. Beck an Wurmkranken. »Von den Wurmträgern wurden 60 mit Thymol behandelt, 19 unbehandelt. Nach 6 Wochen hatte keiner der Behandelten Wurmeier im Stuhl, von den Unbehandelten 6.« Reichs-Kolonialamt 1915, S. 125.

[140] Mannweiler 1998, S. 131f.; Wikipedia (20.6.2023).

[141] Beriberi ist eine Krankheit durch Mangel an Vitamin B1.

[142] Reichs-Kolonialamt (Abwicklungsamt) 1920, S. 415–418.

[143] Eckart 1989 (Tropenmedizin), S. 172–175.

allen Ministerien und der Reichskanzlei den Entwurf eines »Kolonialblutschutzgesetzes« vor, der die Handschrift Rodenwaldts vermuten lässt.[144] Der Gesetzentwurf sah (gemäß § 1) die Anwendung des »Gesetzes zum Schutze des deutschen Blutes und der deutschen Ehre« in den – zurück zu gewinnenden – deutschen Kolonien vor. Er verbot (§ 2) jede Eheschließung Deutscher oder »weißrassischer« Fremder mit Eingeborenen oder Angehörigen der farbigen bodenständigen Bevölkerung. Der außereheliche Geschlechtsverkehr zwischen Weißen und den genannten eingeborenen Bevölkerungsschichten war (§ 4) untersagt und konnte (§ 5) mit der Todesstrafe geahndet werden.

Niemand vertrat diese »rassenbiologischen Prinzipien nachdrücklicher« als Rodenwaldt. Aber der Gesetzentwurf verschwand nach der Niederlage in Stalingrad in der Schublade.

Seit 1940 war Rodenwaldt Leiter des Instituts für Tropenmedizin und Tropenhygiene der Militärärztlichen Akademie in der Berliner Scharnhorststraße. Er war Beratender Tropenmediziner des Heeressanitätsinspekteurs. Im November 1942 hielt er auf der Zweiten Arbeitstagung Ost der Beratenden Ärzte einen Vortrag über »Geomorphologie und Seuchenbekämpfung«.[145] Das Wortkürzel »geo« ersetzte jetzt das Wort »kolonial«. 1943 wurde Rodenwaldt Generalarzt. Noch am Neujahrstag 1945 schrieb er einen Bericht über die Behandlungsdauer der malariakranken Soldaten. Er bemängelte, dass die Kranken zu lange in den Lazaretten lägen. So werde dem Feldheer ein nicht unwesentlicher Teil seines Bestands »fahrlässig und unnötig entzogen«.[146]

Kurze Zeit später Entlassung Rodenwaldts und Inhaftierung durch die Amerikaner. Im Gefängnis gab er im April 1945 in einem Verhör zu, im Jahr 1940 im besetzten Frankreich bei seiner Tätigkeit in einem »Neger-Gefangenenlager« in Bordeaux serologische Experimente durchgeführt zu haben. Wahrscheinlich ging es darum herauszufinden, ob sich verschiedene »Rassen« serologisch unterscheiden ließen. Ihm unterstand dort ein »kolonialmedizinisches Sonderlazarett«.[147] Er diente sich der Militärbesatzung an. 1948 bis 1954 war Rodenwaldt bereits wieder Professor in Heidelberg.[148]

---

[144] Eckart 2012, S. 97f.

[145] Bundesarchiv-Militärarchiv Freiburg (BA-MA), RH 12-23/810, Tagungsverlauf 2. Arbeitstagung Ost der Beratenden Ärzte vom 30.11.–3.12.1942 in der Militärärztlichen Akademie Berlin.

[146] Ebenda, RH 12-23/230, Rodenwaldt an Heeressanitäsinspekteur vom 1.1.1945.

[147] Cottebrune, A.: Vom Ideal der serologischen Rassendifferenzierung zum Humanexperiment im Zweiten Weltkrieg, in: Eckart, W. U./Neumann, A. (Hrsg.), Medizin im Zweiten Weltkrieg, Ferdinand Schöningh, Paderborn 2006, S. 43–67.

[148] Eckart 1997, S. 519–527 u. 539.

China: Tsingtau

Weite Kreise der deutschen Wirtschaft aus Handel und Industrie wollten Ende des 19. Jahrhunderts einen Stützpunkt in China. Er sollte ein Standort sein, der »ökonomisch Tore öffnete« und den deutschen Unternehmen die Ausbeutung an Bodenschätzen ermöglichte. Die Tötung zweier Missionare lieferte den »willkommenen« Anlass.[149] Am 14. November 1897 wurde die Kiautschou- Bucht mit der Stadt Tsingtau (chinesisch Qingdao), auf der Halbinsel Shantung (Shandong) im Nordosten Chinas gelegen, von deutschen Truppen annektiert.

Die Regierung in Peking war schwach. Sie stimmte einem Pachtvertrag für die Region Kiautschou für die Dauer von 99 Jahren zu. Der Hafen Tsingtau war von strategischer Bedeutung. Am 27. April 1898 ging das Gebiet in deutschen Pachtbesitz über. Bis 1901 bauten einheimische Arbeiter ein Lazarett sowie Kasernen für eine »Schutztruppe« von bis zu 2.300 Mann. 1909 eröffnete eine Deutsch-Chinesische Hochschule. Deutsche Subventionen flossen in die Kolonie, Tsingtau war das deutsche Schaufenster in Ostasien. Die ärztliche Versorgung war mit einer sehr hohen Arztdichte vorbildlich.[150] Von 1898 bis 1914 taten 84 Marineärzte Dienst in Kiautschou bei einer Truppenstärke von durchschnittlich 2.665 Soldaten. Die Kommandierung der Marineärzte nach China war freiwillig. Bei den Marineärzten handelte es sich zumeist um Angehörige des gehobenen Bildungsbürgertums des wilhelminischen Deutschland. 70% der Marineärzte stammten von östlich der Elbe (»Ost-Elbier«) [151]– wie Robert Frentzel-Beyme, der auf dem Weg nach Tsingtau war.

Allerdings hatten die Chinesen keinen Zugang zu dieser vorbildlichen ärztlichen Behandlung. Sowohl das Marinelazarett als auch das Genesungsheim »Mecklenburghaus« im Lauschangebirge waren nur für Europäer.[152] Hinsichtlich einer medizinischen Versorgung waren die Chinesen auf das Missionshospital des allgemeinen evangelisch-protestantischen Missionsvereins angewiesen.[153]

---

[149] Schumann 2021, S. 124–129.

[150] Eckart 1997, S. 472.

[151] Ebenda, S. 473.

[152] Schumann 2021, S. 199.

[153] Eckart, W.U.: Deutsche Ärzte in China 1897–1914. Medizin als Kulturmission im Zweiten Deutschen Kaiserreich, Stuttgart/New York 1989, S. 201.

Der Gouverneur lebte in einer Prachtvilla. Seine Residenz wurde 1907 in historisierendem Stil gebaut und ist heute das mit Abstand bekannteste deutsche Gebäude in Tsingtau, eine »protzige Preußenfestung«.[154]

Während es in Tsingtau eine zentrale Wasserversorgung und sauberes Trinkwasser in den Haushalten gab mit Leitungswasser, war die hygienische Situation in den Wohnstätten der Chinesen miserabel. Es fanden sich auf den Straßen der chinesischen Quartiere »Wasserverkaufsstellen«. In Tsingtau, im deutschen Viertel, wurde eine »Schmutzwasserkanalisation« gebaut, und die Anzahl der Haushalte, die an dieses Kanalisationssystem angeschlossen waren, nahm ständig zu. In dem Deutschenviertel gab es Spülklosetts. In dem Chinesenviertel wurden die Fäkalien von den Bewohnern in Kübeln, Tonnen, gesammelt. Es gab öffentliche »Wasserhockklosetts« mit je 12 Sitzen.[155] Die Chinesendörfer in der Nähe Tsingtaus wurden aufgekauft und eingeebnet, weil sie eine ständige Gesundheitsgefahr für die Europäer bedeuteten.[156] Die Chinesen lebten in der Chinesensiedlung (ein »Drecksnest«) in Tapantau in zumeist elenden Behausungen.

Im Alltag setzten die Kolonialherren schikanöse Verbote gegenüber der einheimischen Bevölkerung durch. »Quietschende Lastkarren durften nicht in der Stadt bewegt werden; Rikschafahrer durften nicht nach Knoblauch riechen; zwischen neun Uhr abends und dem Morgengrauen durfte kein Chinese die Straße betreten, es sei denn mit einer brennenden Laterne.«[157] Es gab eine scharfe »Rassentrennung«. Bestrafungen in der chinesischen Exklave waren härter als in den afrikanischen »Schutzgebieten«. In Kiautschou wurden bis zu 100 Stockschläge ausgeteilt.[158]

Bereits ab Mai 1900 begannen landesweit Attacken gegen Ausländer. Die »Boxer« formierten sich zu einer sozialen Bewegung gegen die Einflussnahme anderer Staaten. Die Aufständischen nannten sich »Fäuste der Gerechtigkeit und Harmonie«, wovon sich der Name Boxer ableitete.[159] Den Tod des deutschen Gesandten Freiherr Klemens von Ketteler im Juni 1900 nutzte Kaiser Wilhelm II. zur Intervention. In seiner berühmten »Hunnenrede« vom 27. Juli 1900 in Bremerhaven sagte er, Pardon werde nicht gegeben: »Gefan-

---

[154] Grill 2021, S. 220.

[155] Weimann, Y.: Medizin und Kolonialismus, Walter de Gruyter, Berlin/Boston 2021, S. 74.

[156] Eckart 1997, S. 462f.

[157] Schumann 2021, S. 126.

[158] Grill 2021, S. 218.

[159] Klußmann, U.: Von der Musterkolonie zum Massaker, in: Spiegel Geschichte Nr. 2: 2021, S. 83–92.

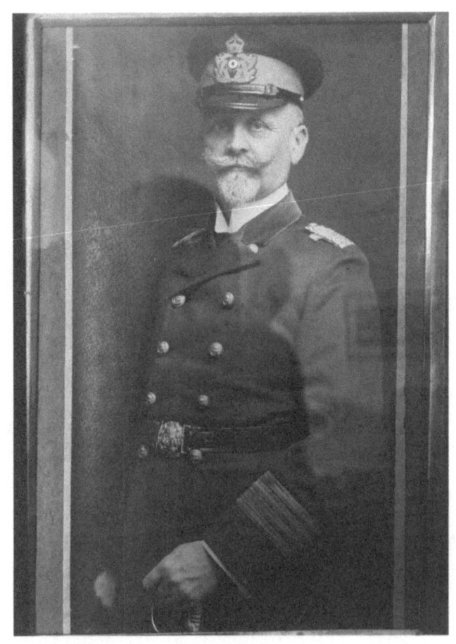

Generaloberarzt der Kaiserlichen Marine Dr. Robert Frentzel-Beyme (Gemälde im Besitz von Prof. Dr. Rainer Frentzel-Beyme).

gene werden nicht gemacht. Wie vor tausend Jahren die Hunnen […] sich einen Namen gemacht, so möge der Name Deutschland […] in einer solchen Weise bekannt werden […]«.

Die Deutschen stellten das größte Kontingent einer europäischen Kriegsallianz. Generalfeldmarschall Graf Alfred von Waldersee[160] kommandierte die Interventionsarmee, und »der Erzpreuße tat, wie ihm vom Kaiser befohlen«.[161] Er ließ, als er im September in China eintraf, unzählige Aufständische hinrichten, Zivilisten töten, Dörfer plündern und niederbrennen. Er befahl 35 Strafexpeditionen, die mit großer Brutalität durchgeführt wurden. In der Provinz Shandong, in der Tsingtau lag, töteten die deutschen kaiserlichen Truppen mehr als 200 Bewohner. Waldersee zog am 12. November 1900 in seinem Tagebuch Bilanz: »Wenn man bei uns zu Hause so harmlos

[160] Graf Alfred von Waldersee (1832–1904) war seit 1889 als Nachfolger Helmuth von Moltkes (1800–1891) Chef des Großen Generalstabs. »Er hatte die besten Aussichten, Kanzler zu werden, da er das Vertrauen des Kaisers genoss. Sicher ist, dass er am Sturz Bismarcks mitwirkte.« Er plädierte 1897 für eine »bewaffnete Auseinandersetzung mit den Sozialdemokraten«. Lü, Y.: Generalfeldmarschall Alfred Graf von Waldersee, in: Zimmerer/Todzi 2021, S. 129–143.

[161] Grill 2021, S. 216.

ist zu glauben, es würde hier für christliche Kultur und Sitte Propaganda gemacht, so gibt das einmal arge Enttäuschung.« Denn seit dem Dreißigjährigen Krieg sei Ähnliches an Verwüstungen nicht vorgekommen.[162] Er konstatierte, »dass viele Chinesen erschossen worden sind [...]; sie hatten es aber immer verdient [...]«.[163] Er nahm zur Kenntnis, dass die Sozialdemokraten gegen seine Kriegsführung waren.

Peter Mühlens, Marinearzt, ein Drittel Jahrhundert später Direktor des Hamburger Tropeninstituts, war 1900/01 aus Anlass des Boxeraufstands mit seinem Schiff auf dem Weg nach China. Man sprach von einer »Expeditionsfahrt«.[164]

Das Schiff von Robert Frentzel-Beyme fuhr Anfang 1901 ebenfalls nach China. Er schrieb am 27. Februar 1901 in einem Brief an seine Mutter in Ostpreußen, dass er zwischen Hongkong und Amoy [=Xiamen] abwechselnd unterwegs sei. Über Amoy meinte er:

»Amoy ist ein chinesischer, richtiger Handelsplatz, besonders für Tee; auf einer kleine Insel liegt die europäische Niederlassung, etwa von 300 Europäern, darunter 20 Deutschen, bewohnt; wir hatten gemütlichen Verkehr bei unserem Konsul, der eine sehr nette Frau hatte und ein hübsches Haus bewohnte, wo wir viel ein und aus gegangen sind; im Übrigen war es ziemlich langweilig; die Chinesenstadt, eine der größten, war derart schmutzig und übelriechend, dass wir nach einem kurzen Weg genug hatten.«

Dann ging es weiter nach Wootung, der Reede von Shanghai. Er schrieb: »Vom Krieg merken wir hier gar nichts, mit den Chinesen verkehren wir wie gewöhnlich; sie freuen sich, mit uns Geschäfte machen zu können, und wir sind froh, dass sie es tun, da wir ohne sie hier ziemlich schlecht dran wären! Ob Aussichten für baldige Friedensverhandlungen sind, darüber wissen wir nichts; augenblicklich scheinen die Verhandlungen in Peking allerdings überhaupt zu stocken. Wie es noch werden wird, das ahnt wohl niemand.

Sehr traurig war ich über die Nachricht vom Tod des Gouverneurs Jaeschke,[165] der wohl mit durch seine übergroße Pflichttreue bedingt gewesen; er

---

[162] Klußmann 2021 (Musterkolonie), S. 88; Schumann 2021, S. 127–129.

[163] Lü 2021, S. 141.

[164] Mannweiler 1998, S. 272.

[165] Das »Pachtgebiet Kiautschou« wurde nicht von der Kolonialabteilung des Auswärtigen Amts verwaltet, sondern vom Reichsmarineamt. Das Marineamt stellte den Gouverneur, der gleichzeitg Zivil- wie Militärgouverneur war. Die Organisation des Gesundheitssystems lag ganz in der Hand der Reichsmarine. Eckart 1989 (China), S. 3. Kapitän zur See Paul Jaeschke war von Februar 1899 bis 27. Januar 1901 Gouverneur von Kiautschou. Ihm folgte Oskar von Truppel (1854–1931) vom 20. Februar 1901–17. August 1911, seit 1907 war er

hat sich zu wenig Erholung gegönnt; jetzt wollte er nach seiner Genesung nach Europa zur Wiederherstellung. Er hatte Typhus, der sich komplizierte und ziemlich schnell zum Tode führte. Die Kolonie Tsingtau, auch die Marine, hat mit ihm sehr viel verloren! Die junge Frau und Witwe von 20 Jahren ist schon auf der Heimreise; sie hat auch kein angenehmes Leben vor sich.«

Dann war Robert Frentzel-Beyme in Tsingtau-Kiautschou. Von dort schrieb er seiner Mutter zu ihrem Geburtstag am 22. März 1901 einen weiteren Brief:

»Wir haben jetzt etwa acht Tage den Generalfeldmarschall und Oberbefehlshaber Graf von Waldersee bei uns an Bord gehabt, ihn nach Tsingtau gebracht, das er sich ansehen wollte, und von dort wieder zurück; er ist jetzt wieder in Peking, und wir warten hier weitere Order für uns ab. Graf Waldersee ist ein alter Mann, der zwar noch rüstig und frisch ist und auch seiner schweren Aufgabe gewachsen bleibt, er war hier sehr freundlich und liebenswürdig, erzählt sehr interessant und gibt anregende Unterhaltung; ich hatte zwei mal das Vergnügen, bei der Tafel neben ihm zu sitzen, und hatte so dieses direkt aus seinem Munde. […] Wie es mit den Unruhen, viel mehr mit deren Ende steht, darüber lässt sich immer noch nichts sagen; die Chinesen treiben eben ihre altbewährte Verzögerungspolitik!«

Im Juli war der Krieg immer noch nicht vorbei. Robert Frentzel-Beyme schrieb am 6. Juli erneut an seine Mutter:

»Ich kann nicht sagen, wir führen Krieg gegen China, aber wir befinden uns jedenfalls auf dem Kriegspfade, und dieser Zustand bringt so viel an Unruhe und Unordnung, und nichts geht seinen gewohnten Gang. Über die Vorgeschichte und die sogenannten Boxer habt Ihr wohl jetzt schon in den Zeitungen gelesen; nun haben sich fast alle europäischen Großmächte, Amerika und Japan zusammen getan, machen eine Flottendemonstration vor Tientsin, dem Hafen von Peking, und beabsichtigen, nach Peking zu marschieren; bisher hat es wohl [ein] Gefecht gegeben, aber so recht in Gang wird die Sache wohl kommen, wenn mehr Verstärkungen angekommen sind; einstweilen liegen wir nun hier [an] der Reede von Taku, einträchtiglich mit etwa 40 Schiffen aller Nationen zusammen; die ›Kaiserin Augusta‹[166] als schnellstes Schiff wird viel umher gehetzt als Depeschenträger, jetzt befinden wir uns

---

Vizedmiral. Er galt als eitel und verschwenderisch. Letzter Gouverneur war Alfred Meyer-Waldeck vom 18. August 1911 bis zur Übergabe des Pachtgebiets an die Japaner am 7. November 1914. (Ebenda, S. 37; Anonymus: Kiautschou, in: Spiegel Geschichte Nr. 2: 2021, S. 141).

[166] Das Schiff, S.M.S. »Kaiserin Augusta«, wurde 1892 erbaut. Es war »zuletzt« mit wechselnder Bewaffnung unterwegs, mit einer Besatzungsstärke von 436 Personen. Wal-

auf dem Wege nach Tsingtau, wo wir morgen ankommen. Zwar haben wir schon Offiziere und Mannschaften verloren, auch eine Reihe Verwundeter zu pflegen, aber das Gefährlichste ist vorüber, der erste Feuereifer der als Soldaten nicht zu unterschätzenden Chinesen ist verflogen, und das Weitere wird wohl diplomatisch erledigt werden. Also, zu beunruhigen braucht Ihr Euch nicht, nur nicht böse sein, wenn die Briefe spärlich eintreffen; denn ich bin allein auf meinem Schiff und habe etwas mehr zu tun [als] unter gewöhnlichen Verhältnissen. Immerhin ist es sehr interessant, solche Zeit mitzuerleben; es gibt einen kleinen Vorgeschmack, wie es in einem modernen Krieg wohl zugehen würde.«

Im September 1991 endete der Boxer-Aufstand.[167]

Ein gutes Jahrzehnt später kam Karl Genzken nach Tsingtau. Genzken wurde bereits im Kapitel 3 bei den KZ-Ärzten genannt. Denn er war einer der obersten SS-Ärzte in Nazi-Deutschland. Er trat als frisch approbierter Arzt im August 1912 als Sanitätsoffizier der Marine bei. Eigentlich hatte er schon als Medizinalpraktikant seine Schwester in Deutsch-Südwestafrika besuchen wollen, um sich dort als Arzt niederzulassen. Aber dann zog seine Schwester weg, und der Plan zerplatzte. Da beschloss er, zur Marine zu gehen. Im November 1913 wurde Genzken als Marineassistenzarzt nach Kiautschou kommandiert. Eine Kommandierung erfolgte wie gesagt nur nach freiwilliger Meldung. Ab Februar 1914 gehörte er dem Gouvernementslazarett in Tsingtau an. Ein halbes Jahr später begann der Erste Weltkrieg. China hatte sich 1914 als neutral erklärt. Im Juli 1915 konnte Genzken die Heimreise nach Deutschland antreten.[168]

Aber 1917 erklärte China Deutschland dann schließlich den Krieg. Die Briten besetzten Tsingtau. Ab dem Frühjahr 1917 rekrutierten sie chinesische Männer für den europäischen Krieg und schifften sie zu den Schlachtfeldern Europas ein. Im Winter 1917 trat in der Provinz eine influenzaähnliche Krankheit auf. »Die Zahl der Männer, die in Tsingtau auf den Abtransport wartete, nahm im Laufe des Winters 1917/18 stark zu, und im Januar 1918 klagten viele von ihnen über Halsschmerzen. Irgendein grippeähnlicher In-

dorf Astoria Zigarettenfabrik: Uniformen der Marine und Schutztruppen, München o.J. [Stand Mai 1914].

167 Robert Frentzel-Beyme hatte 1918 den Rang eines Generaloberarztes der Kaiserl. Marine. Er wurde in den Ruhestand versetzt. Er leitete danach ein Sanatorium für Militärwitwen in Bad Soden/Taunus. Er starb mit fast 61 Jahren 1923 in Darmstadt (E-Mail von Rainer Frentzel-Beyme vom 17.9.2023).

168 Hahn 2008, S. 44–48.

fekt lag in der Luft.« Ein bis zwei Millionen von ihnen wurden durch die Influenza getötet.[169] Wahrscheinlich handelte es sich aber nicht um die »Spanische Grippe«, von der das einzige, was wirklich bekannt ist, ist, dass sie nicht in Spanien ausbrach.

Während des Pariser Friedensprozesses kämpfte China darum, die Provinz Shandong zurück zu bekommen. Shandong wurde allerdings zunächst den Japanern – im Austausch für die Zusage, dem Völkerbund beizutreten – zugesprochen, was China sehr erzürnte.[170]

Bereits im August 1919 kehrten die ersten deutschen Dozenten nach China zurück. »Weitere Professoren wurden 1920 von der chinesischen Regierung berufen.« Bei der großen chinesichen Reichsuniversität in Südchina, der Sun-Yat-Sen-Universität in Kanton, ging die Inititative, deutsche Professoren an die medizinische Fakultät zu berufen, von vornherein von der chinesichen Seite aus. 1927 wurde eine deutsche Fakultät unter dem Dekanat von Robert Kudicke eingerichtet. Alle Lehrstühle waren ausschließlich mit Deutschen besetzt. Unterrichtet wurde zunächst in deutscher Sprache mit Dolmetschern. Robert Kudicke blieb bis 1933. Seit 1935 gab es sogar eine Landesgruppe China des NSD-Ärztebunds.[171] 1937 beendete allerdings die japanische Invasion den deutschen Unterricht.[172]

Durch Vermittlung von Kudicke wurde Gerhard Rose (1896–1992) in China als Direktor des Landesgesundheitsamts und später als beratender Hygieniker der Provinz Chekiang ernannt.[173] Er wurde zu spät geboren. Er konnte nicht mehr in der kaiserlichen Kolonialtruppe dienen. Aber er beriet die chinesiche Regierung von 1929 bis 1931 in der Provinz südlich von Shanghai. Er war Regierungsbeamter und nahm auch an Kabinettssitzungen der Provinzregierung von Chekiang teil. Daneben leitete Rose bis zu seiner Abreise aus China 1931 die Abteilung für Schistosomiasis, einer Wurmerkrankung. Die Abteilung war bei der nationalen Gesundheitsverwaltung Chinas angesiedelt.[174] Gerhard Rose wurde 1936 als Nachfolger des pensionier-

---

[169] Spinney 2022, S. 186–189.

[170] Ebenda, S. 292 u. 294.

[171] Ebenda; Otto, J. H.: Brief aus China, in: Münchener Medizinische Wochenschrift 84: 1937, S. 974f; Verzeichnis der deutschen und deutschsprachigen Ärzte, Zahnärzte, Tierärzte und Apotheker im Ausland, Georg Thieme Verlag, Leipzig 1933, S. 79. In dem Verzeichnis ist Kudicke aufgelistet und J.H. Otto als Internist, Deutsche Poliklinik (German Dispensary), Deutsche Ärztevereinigung.

[172] Eckart 1989 (China), S. 193.

[173] Rose 1938.

[174] Eckart 1989 (China), S. 195; Rose 1938.

ten Claus Schilling ans RKI berufen. Im Nürnberger Ärzteprozess wurde er zu lebenslanger Haft verurteilt, allerdings vorzeitig entlassen.

Es gab eine zweite Universität in China, an der Deutsche lehrten. An der Tung-Chi-Universität in Shanghai hielten nach dem Ersten Weltkrieg 39 deutsche Ärzte als Professoren Vorlesungen. Darunter war Ernst Georg Nauck,[175] später ein linientreuer Nazi und Tropenmediziner am Hamburger Tropeninstitut [siehe Kapitel 4]. Seiner Ansicht nach war die tropische Siedlungsraumforschung eine wesentliche Aufgabe der Tropenmedizin. Er sah in der Tropenmedizin den Zweck, für Rohstoffquellen in den Kolonien zu sorgen, lehnte allerdings eine Ansiedlung »wertvoller deutscher Volkselemente« in solchen Gebieten ab. Nauck ging 1939 ans Warschauer Hygieneinstitut und wurde »Ghettohygieniker«.[176] Statt Tropenkrankheiten nun also osteuropäische Seuchen.

Die pazifischen Schutzgebiete

Die deutschen »Schutzgebiete« in der pazifischen Südsee umfassten einen Raum von 245.100 Quadratkilometern mit etwa 600.000 Einwohnern.[177] 1884/85 entstand das deutsche »Schutzgebiet« in Deutsch-Neuguinea. 1898 entsandte die Kolonialabteilung des Auswärtigen Amts eine Expedition dorthin zur Erforschung der Malaria. Führer der Unternehmung war Robert Koch.[178]

Es gab weitere ärztlich geleitete Expeditionen. So die große Hamburger Südsee-Expedition 1908 und 1910, die u.a. von Friedrich Fülleborn, der zuvor in Deutsch-Ostafrika war, geführt wurde.[179] Bei dieser Hamburger Südsee-Expedition sollen 12.000 Objekte gesammelt und ins ehemalige Hamburger Völkerkundemuseum geschafft worden sein.[180] Die 1912/13 erfolgte Südsee-Expedition wurde von Luwig Külz geleitet, der auch schon in Afrika mit dabei war. Dieser war als Medizinalreferent für Deutsch-Neuguinea eingeplant. Im August 1914 floh er inkognito, als Holländer verkleidet, nach Europa und schlug nach dem Ersten Weltkrieg kolonialrevisionistische Töne an.[181]

---

175 Rose 1938, S. 1318.

176 Eckart 1989 (China), S. 173; Elsner 2023, S. 58–60.

177 Eckart 1997, S. 389.

178 Ebenda, S. 403f.

179 Ebenda, S. 454.

180 dpa/skw: Objekte aus dem Südsee-Raum im Fokus, in: Cuxhavener Nachrichten vom 11.8.2023.

181 Eckart 1997, S. 454 u. 457.

Deutsch-Samoa wurde 1899 in das deutsche Kolonialreich integriert.[182] Bei der ärztlichen Versorgung der Südsee-Bewohner wurde auf strikte »Rassentrennung« geachtet. So stand seit dem 9. Dezember 1903 ein Krankenhaus auf Samoa zur Verfügung, dessen Haupttrakt für Europäer gedacht war, während die kranke einheimische Bevölkerung in zwei großen »Samoahäusern« lag.[183] Als die Einwohnerzahl Samoas abnahm, wurde der Bevölkerungsrückgang von Seiten der Deutschen als »Schreckgespenst« angesehen, weil er der »wirtschaftlichen Zukunft« der Kolonien abträglich war.[184]

Ansonsten übten die Samoanerinnen, die barbusig gekleidet waren, sicher einen gewissen Reiz auf die männlichen Kolonialbesatzer aus. Aber auch die Beschreibung der einheimischen Frauen vonseiten eines deutschen Mannes kam nicht ohne diffamierende Worte aus, worin sich eine gewisse Ambivalenz ausdrückte. So war den Samoanerinnen zwar »nach der Reife eine gewisse Üppigkeit aller Formen eigen«, hieß es.[185] Die Mädchen trügen die tiefschwarzen Haare lang offen. Aber die Gesichtsbildung sei nur teilweise schön. »Die breitflügelige Nase und der aufgeworfene Mund sind fleischig und dick. Die Lippen [...] haben oft eine Färbung ins Bläuliche, was ihnen für unser Gefühl etwas Abstoßendes gibt. Die übrigen Formen aber, abgesehen vielleicht noch von den oft hervorstehenden Backenknochen oder einem allzu ausgeprägten Unterkiefer, sind edel. So die Stirne und besonders die großen, dunkelbraunen, oft bernsteinfarbenen Augen, die lange, dunkle Wimpern umsäumen [...] Die Samoanerin ist am schönsten im Jungfrauenalter [...] Ist sie zu dieser Zeit zumeist auch schon voll entwickelt, so hat ihr Körper doch noch die feine Schlankheit der Jugend und schöne ausgeglichene Formen. Diese Schönheit verblüht schnell; [...] der Unterkörper wirkt zu massig und kurz, die Füße sind platt und groß und zu dick in der Fessel [...]«.

1908/1909 kam es zum Aufstand der einheimischen Bevölkerung in Samoa.[186] »Um den Kanakern einen fühlbaren Denkzettel zu verpassen«, brannten die Deutschen Dörfer nieder.

Bei einer Strafexpedition – wahrscheinlich in Deutsch-Neuguinea – wurden einige einheimische Männer hingerichtet. Die Erschossenen sollten nach

---

[182] Todzi, K.S./Zimmerer, J.: Bismarck in Hamburg. Deutschlands höchstes Kolonialdenkmal, in: Zimmerer/Todzi 2021, S. 445–461, hier S. 458.

[183] Ebenda, S. 449.

[184] Ebenda, S. 417.

[185] Scheurmann, E. (Hrsg.): Samoa. Ein Bilderwerk, Selbstverlag, Horn in Baden o.J. [1926], S. 10f.

[186] Spiegel Geschichte Nr.2: 2021, S. 117.

Ansicht der Deutschen wenigstens der »Wissenschaft einen Dienst« leisten, so gibt Götz Aly die damalige Sitution wieder. Der Medizinalrat Dr. Wilhelm Wendland, zuvor Regierungsarzt in Togo, nun der ranghöchste Regierungsarzt in den pazifischen Schutzgebieten, ließ sogleich die Köpfe der Hingerichteten abschneiden und schickte sie, gut verpackt, nach Deutschland. Sie gelangten zur Universität nach Freiburg zu Eugen Fischer, der von 1900 bis 1913 als Privatdozent bzw. als Professor an der Freiburger Anatomie beschäftigt war. Von Eugen Fischers Interesse an den »Mischlingen« von Rehoboth in Deutsch-Südwestafrika wurde schon berichtet. Eugen Fischer hatte darum gebeten, dass man ihm zu »Studienzwecken« Köpfe von Eingeborenen, in Spititus konserviert, übersende. Er bedankte sich dafür, »dass der Kaiserliche Gouverneur ihm zwei Papuaköpfe, die sofort nach der Hinrichtung in Alkohol bzw. Formol konserviert wurden«, zugeschickt habe. Als wissenschaftliches Resultat teilte Fischer der Fachwelt mit, dass die »Papua eine Wangenmuskulatur hätten, wie [sie] bei Halbaffen und gewissen Affen die Regel« sei.[187] Die Papua sind Eingeborene von Neuguinea.

Marineoberstabsarzt Börnstein schrieb 1934 einen dreiteiligen Bericht aus der »Deutschen Südsee bis zum [Ersten] Weltkrieg« für die Deutsche Medizinische Wochenschrift, den er mit der Versicherung abschloss: »Wir kommen wieder!«[188]

Im August 2023 war die grüne Außenministerin Annalena Baerbock auf dem Weg nach Australien, Neuseeland und Fidschi. Sie hatte »ein Holzschwert, einen Speer, ein Fischernetz und eine Keule« im Gepäck, Kulturgüter, die zurückgegeben werden sollten. Ihr Flugzeug strandete in Abu Dhabi, weil Landeklappen nach dem Auftanken nicht eingefahren werden konnten. Die Reise musste abgebrochen werden.[189]

Tropenmedizin in der Weimarer Republik und in der NS-Zeit

Dr. jur. Heinrich Schnee, Stellvertretender Gouverneur von 1898 bis 1904 im Pazifik und letzter Gouverneur von Deutsch-Ostafrika, wurde in der Weimarer Republik Reichstagsabgeordneter der Deutschen Volkspartei (DVP),

[187] Aly, G.: Das Prachtboot. Wie Deutsche die Kunstschätze der Südsee raubten, S. Fischer Verlag, Frankfurt am Main 2021, S. 88 u. 168–170.

[188] Eckart 1989 (Tropenmedizin), S. 172.

[189] Schmoll, H.: Besonders sichtbare Pannen, in: FAZ vom 15.8.2023; Blank, J.: Zwangspause für Außenministerin, in: Cuxhavener Nachrichten vom 15.8.2023.

dem nationalen Arm der Liberalen. 1933–1945 war er NSDAP-Mitglied. Er träumte von einer Rückkehr nach Afrika.[190]

Von 1930 bis 1936 war Heinrich Schnee Präsident der Deutschen Kolonialgesellschaft. Diese war aus dem 1882 gegründeten Deutschen Kolonialverein hervorgegangen.[191] An die Stelle der Deutschen Kolonialgesellschaft trat 1936 schließlich der Reichskolonialbund mit seinem Bundesführer Franz Ritter von Epp.[192] Er war die »Schlüsselfigur« für Hitlers Kolonialpropaganda. Ritter von Epp, der Generalleutnant, hatte in Deutsch-Südwestafrika gegen die Hereros gekämpft, und er war auch in China im Einsatz.[193]

Der gebürtige Afrikaner Abdulrazak Gurnah klärt uns auf:[194] »Der Reichskolonialbund [wurde] 1933 gegründet und 1936 in die NSDAP eingegliedert. Der Bund hat die Gleichschaltung der Rekolonisierungsbewegung organisiert. Es gab damals Bestrebungen, die nach Versaille verlorenenen Kolonien zurück zu holen. Der Reichskolonialbund hat alle Kolonialverbände zusammengeführt und der Partei unterstellt.« Es gab eine Zeitschrift »Kolonie und Heimat«, die 1937 neu aufgelegt wurde. Abgebildet waren Fotos von Veranstaltungen des Reichskolonialbunds, »auf denen für die Rückgabe der Kolonien geworben wurde«. Es gab eine eigens entworfene Flagge des Reichskolonialbunds. Die braune SA-Uniform mit ihrer typischen Kopfbedeckung erinnerte deutlich an die Montur der tropischen Schutztruppen.

Lettow-Vorbeck, der sich beim »Boxeraufstand« 1900/1901 in China an der Erschießung von Partisanen beteiligte[195] und der als ehemaliger Schutztruppen-General die deutschen Militärs in Afrika befehligte, kämpfte ab 1919 als Generalmajor der deutschen Regierungstruppen wieder gegen Aufständische, diesmal gegen Kommunisten. 1920 schloss sich Lettow-Vorbeck allerdings im Kapp-Putsch den Putschisten an, Gegner war nun die Republik.[196] Paul von Lettow-Vorbeck rückte mit einer Division von Mecklenburg her auf Hamburg zu. Er gelangte in die Hansestadt, aber da war der Putsch in Berlin schon infolge eines Generalstreiks zusammen gebrochen.[197]

---

[190] Aly 2021, S. 201; Wikipedia (25.6.2023).

[191] Sunderbrink, B.: Kolonialbewegung lokal, in: Bechhaus-Gerst u.a. 2022, S. 220–239.

[192] Knaurs Lexikon, Th. Knaur Nachf. Verlag, Berlin 1939, S. 1306.

[193] Klußmann, U.: Rasse und Raum, in: Spiegel Geschichte Nr.2: 2021, S. 122–127.

[194] Gurnah 2022, S. 373–375.

[195] Zimmerer, J./Lage, J. zur: Kolonialkriegerverehrung in (post-)kolonialen Zeiten, in: Zimmerer/Todzi 2021, S. 531–546, hier S. 537.

[196] Pomplun 2023, S. 148 u. 181.

[197] Schult 2023, S. 201.

In Cuxhaven ist immer noch eine Straße nach Lettow-Vorbeck benannt. 2016 initiierten Bündnis 90/Die Grünen im Cuxhavener Stadtrat den Versuch einer Namensänderung. Die Cuxhavener Bevölkerung diskutierte darüber in den »Cuxhavener Nachrichten«. Ein Leser schrieb: »Aus Sicht des Jahrs 1904 war der Aufstand der Herero gegen die Kolonialmacht, der mit der Ermordung von 140 Siedlern begann, nicht hinnehmbar.« Ein anderer Leser: »Ich finde es falsch, mit heutiger Sicht die Moralkeule zu schwingen [...] Wer einmal in Namibia war, sieht, was Deutsche damals an Aufbauarbeit geleistet haben.« Es gab weitere acht Leserbriefe.[198] Der Straßenname blieb – ergänzt um ein kleines Schild mit ein paar erklärenden Worten.

Die Medizinstudenten lernten schon während der Weimarer Republik »rassenpolitische« Inhalte von Professoren wie Philalethes Kuhn, Eugen Fischer oder Theodor Mollison, die ihre »Rassentheorien« zu großen Teilen in den deutschen Kolonien gewonnen hatten. Kuhn wurde 1926 Professor für Hygiene in Gießen. Eugen Fischer lehrte in Berlin und war der Mentor von Otmar v. Verschuer. Theodor Mollison betreute in München die anthropologische Doktorarbeit von Josef Mengele.

Mollison hatte 1904 eine mehrmonatige Studienreise nach Deutsch-Ostafrika unternommen, die seine Ansicht über die Unterschiede zwischen den »Rassen« bestätigte. Er lehnte die Weimarer Republik ab mit dem Argument: »Die unwahre Behauptung von der Gleichwertigkeit der Menschen [...] gab den Vorwand dafür ab, das Minderwertige zu stützen.«[199] Mollison erklärte auf einer Tagung der »Deutschen Gesellschaft für Rassenforschung«, die »Hauptaufgabe der Anthropologie sei es, mitzuarbeiten an der Schaffung unseres Weltbildes, unserer Weltanschauung«.[200] Er »erhielt seine Konditionierung durch den abgrundtiefen Rassismus der deutschen Kolonialherren und der ultranationalistischen Ärzte der damaligen Kolonialverwaltung«.[201]

Mit Beginn der Nazizeit rückte die Verwirklichung des Traums von der Rückgewinnung der Kolonien näher. Peter Mühlens, Leiter des Hamburger Institus für Schiffs- und Tropenkrankheiten,[202] war »in stiller, fast ununter-

[198] Cuxhavener Nachrichten vom 5.7.2019.

[199] Klee 2001, S. 164.

[200] Vogel, Chr.: Rassenhygiene – Rassenideologie – Sozialdarwinismus: die Wurzeln des Holocaust, in: Friedrich/Matzow 1992, S. 11–31.

[201] Kater 2000, S. 373.

[202] Eckart, W. U.: Die Anfänge der deutschen Tropenmedizin. Die Gründung des Hamburger Instituts für Schiffs- und Tropenkrankheiten, in: Schott, H. (Hrsg.), Meilensteine der Medizin, Harenberg Verlag, Dortmund 1996, S. 411–418.

brochener Tag- und Nachtarbeit mit der ärztlichen Vorbereitung der Wiederinbesitznahme deutscher Kolonialgebiete in Afrika beschäftigt«.[203] Es dürfe und könne in unseren Kolonien nur einen Arzttyp geben, schrieb er, »den deutschen Kolonialarzt. Und den müssen wir jetzt formen.« Dabei komme es darauf an, dass er »bis auf die Knochen ein guter deutscher Nationalsozialist ist«. Peter Mühlens reiste im März und Mai 1938 in das englische und französische Mandatsgebiet nach Kamerun, wo er sich über eine Möglichkeit für die Errichtung einer Außenstelle des Instituts für Schiffs- und Tropenkrankheiten informierte.[204]

Zuvor hatte 1937 ein Mitarbeiter des Instituts, Walter Menk (1892–1980), vorbereitende Arbeiten für die Errichtung einer »Feldstation des Instituts in Afrika« erledigt.[205] Walter Menk reiste erneut zum Jahreswechsel 1938/1939 nach Kamerun, um das neue Malaria-Prophylaxemittel Sontochin zu erproben. Er war schon 1930 in die NSDAP eingetreten. 1941 wurde er klinischer Abteilungsleiter im Tropeninstitut. Inzwischen war Krieg. Im Herbst 1941 führte Menk die Malaria-Experimente an psychiatrischen Patienten der Klinik Ochsenzoll in Hamburg-Langenhorn fort.[206] Denn Patienten mit einer progressiven Paralyse, einer Spätform der Syphilis, die mit Wahnvorstellungen einhergeht, wurden zu damaliger Zeit mit einer künstlichen Malariainfektion therapiert, die sich günstig auf das Krankheitsgeschehen auswirken sollte. So hatte Menk für seine Versuche Malaria-Infizierte in Hamburg zur Verfügung – und war nicht auf die verlorenen Kolonien angewiesen. Auf der Tagung der Beratenden Wehrmachtsärzte referierte Menk im Dezember 1942 über seine Malariaprophylaxe und ging dabei wohl auch auf seine Kameruner Erfahrungen ein.[207]

Sein Kollege Fred Marschall, der seit Mitte 1937 eine Assistenstelle im Tropeninstitut hatte, fuhr im Juli 1939 nach Kamerun, um die Einrichtung der Filiale des Tropeninstituts voran zu bringen. Er wurde dort vom Krieg überrascht, in ein Internierungslager nach Jamaika überführt, wo er starb.[208]

Nach Kriegsbeginn, im März 1940, gab Hitler den Auftrag zu »vorbereitenden Arbeiten für eine künftige Kolonialverwaltung«. So entwickelte das 1934 gegründete Kolonialpolitische Amt der NSDAP[209] Konzepte für die

---

[203] Eckart 1989 (Tropenmedizin), S. 172–175.
[204] Mannweiler 1998, S. 98.
[205] Ebenda, S. 227.
[206] Roth 1984, S. 124–130 u. 205; Hedrich 2021, S. 206.
[207] Ebenda, S. 210.
[208] Mannweiler 1998, S. 99 u. 170.
[209] Roth 1984, S. 125.

Übernahme der früheren Kolonie Kamerun. »Doch die Planungen für Afrika blieben Gedankenspiele.«[210]

Bemühungen gab es auch, im ehemaligen Deutsch-Südwestafrika, im heutigen Namibia, Fuß zu fassen. Curt Sonnenschein war seit 1930 wissenschaftlicher Mitarbeiter der Abteilung Bakteriologie des Tropeninstituts. 1935 bereiste er erstmals wieder die ehemaligen deutschen Kolonien in Afrika.[211] 1937/38 war er in Windhoek und befasste sich mit dem Maltafieber. Er hatte einen wirksamen Impfstoff gegen diese bakteriell bedingte Infektionskrankheit entwickelt. Dazu hatte er ab März 1938 einen mobilen Laboratoriums-Stützpunkt eingerichtet, der ab September eine feste Einrichtung in Windhoek werden sollte, aber kurz vor Beginn des Zweiten Weltkriegs aufgegeben werden musste.[212]

Karl Heinz Roth hat die Chronologie der Nazibemühungen um eine Revitalisierung der deutschen Kolonialpolitik aufgeschrieben.[213] Besonderen Aufschwung bekam demnach die medizinische Kolonialpolitik, als Ferdinand Sauerbruch 1937 berichtete, dass der Reichsforschungsrat Mittel bereit gestellt habe für die Förderung der deutschen tropenmedizinischen Forschung. Als am 30. Januar 1939 die Verlängerung des Ermächtigungsgesetzes anstand, sagte Hitler in der Kroll-Oper:[214]

Deutschland müsse seine nach dem Ersten Weltkrieg verlorenen Kolonien zurück erhalten. Kein Zuhörer ging aber ernsthaft davon aus, dass die anderen Kolonialnationen dem zustimmen und womöglich eigenen Besitz in Übersee freiwillig an Deutschland abtreten würden. Dem Publikum in der Kroll-Oper sowie an den Radiogeräten war klar, dass die offizielle Forderung nach Rückgabe alter Kolonien mit der Drohung eines Kriegs einherging. »Die Ausweitung des Lebensraums unseres Volkes«, von der Hitler erneut sprach, wirkte gerade auf Polen, das seit dem Ersten Weltkrieg über ehemalige deutsche Gebiete verfügte, wie eine permanente Bedrohung.

Als die Schlacht um England 1940 verloren ging, zerstoben endgültig die Träume, den Briten die einstmals deutschen Kolonien wieder abzunehmen. Die Politik verlagerte sich auf den Osten. Manch einer malte sich eine neue Weltordnung mit Kolonien im Osten aus.[215]

---

[210] Klußmann 2021 (Rasse und Raum), S. 125.
[211] Roth 1984, S. 125.
[212] Mannweiler 1998, S. 99 u.149; Hedrich 2021, S. 206.
[213] Roth 1984, S. 123–129.
[214] Bendikowski, T.: Hitlerwetter, C. Bertelsmann Verlag, München 2022, S. 65.
[215] Schley 2023, S. 136.

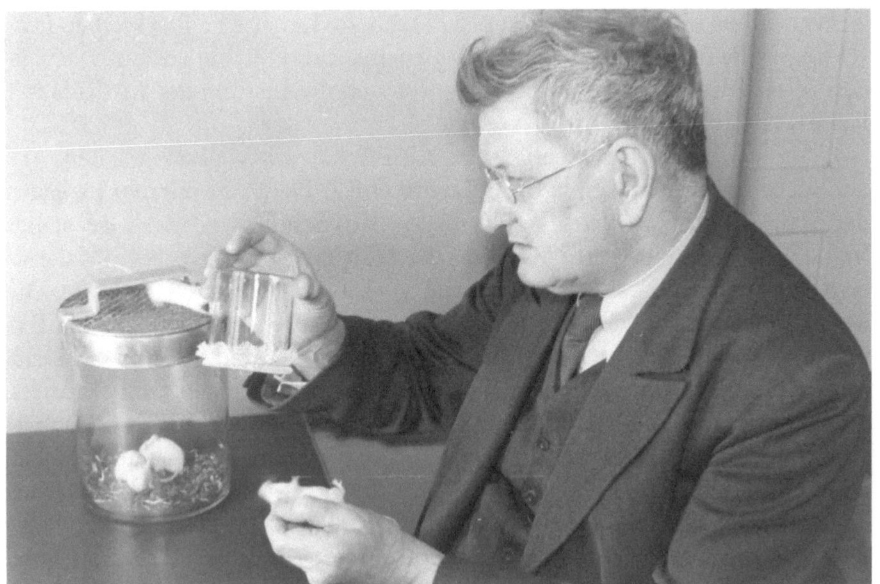

Claus Schilling vom Robert-Koch-Institut bei Forschungen im Kampf gegen die Tsetse-Fliege, Deutschland 1930er-Jahre.

Robert Kudicke war beim Überfall auf Polen am 1. September 1939 mit dabei, obwohl er bereits 62 Jahre alt war. Er gehörte weder der NSDAP noch der SS an. Er übernahm das Warschauer Hygieneinstitut, nachdem der jüdische Leiter ins Ghetto verbannt wurde. Die Ärzte kümmerten sich sodann statt um afrikanische Tropenkrankheiten um osteuropäische Seuchen. Das größte Problem war das Fleckfieber. Kudicke probierte Ende 1941 einen Fleckfieber-Impfstoff der Behringwerke an den Warschauer Ghetto-Bewohnern aus.[216] Er war anschließend bei einer Besprechung im Reichsinnenministerium am 29. Dezember 1941 mit dabei, als entschieden wurde, verschiedene Fleckfieberimpfstoffe und -arzneimittel an KZ-Häftlingen zu testen. Diese Experimente erinnern in bedrückender Weise an die Versuche, die Ärzte – einschließlich Kudicke – ein Drittel Jahrhundert früher an Afrikanern mit Medikamenten gegen die Schlafkrankheit durchführten.

Peter Mühlens, der Leiter des Hamburger Tropeninstituts, kümmerte sich ebenfalls ums Fleckfieber, das im KZ Neuengamme ausgebrochen war. Mit Genehmigung der SS experimentierte er an Häftlingen des Konzentrations-

[216] Klee 1997, S. 290; Elsner 2023, S. 84.

lagers mit Fleckfieberpräparaten.[217] Er etablierte ferner eine Fleckfieber-Forschungsstelle in dem Warschauer Hygieneinstitut. Dorthin entsandte er seinen Mitarbeiter Ernst Georg Nauck, der sich die Leitung des Instituts mit Robert Kudicke teilte.

Claus Schilling experimentierte im KZ Dachau mit Malariaparasiten. Auf der Suche nach einem Impfstoff infizierte er KZ-Häftlinge mit den Erregern der Malaria.[218] Es gab Tote. Dafür wurde Claus Schilling gehenkt. Bei seiner Versuchsanordnung setzte Schilling die Häftlinge immer wieder Malariaerregern aus, gab ihnen chininähnliche Mittel und infizierte sie wieder. Die Versuchsanordnung entbehrt jeglicher Logik – aber sie erinnert an die Experimente, die Claus Schilling in Deutsch-Ostafrika und in Togo ein Drittel Jahrhundert früher durchführte, als er Tiere immer wieder mit Parasiten der Tsetsekrankheit infizierte, um durch diese Tierpassagen eine Abschwächung der Krankheitserreger zu erreichen. Er knüpfte in Dachau durchaus an seine früheren Experimente an.[219]

Karl Genzken, einer der ärztlichen Oberen des SS-Sanitätsdienstes, billigte die Experimente an KZ-Häftlingen. »Die um ihre afrikanischen Ambitionen betrogenen Kolonialärzte verstrickten sich tief in die medizinischen Massenverbrechen der späten NS-Zeit.«[220] Von den zuvor namentlich genannten Kolonialärzten outeten sich später etliche als Anhänger des Nationalsozialismus. Ein Großteill der Kolonialärzte war allerdings schon vor Beginn der NS-Zeit gestorben.

Wenngleich das eine Ereignis Folge des anderen war – der Naziterror Folge des brutalen Kolonialismus –, liefert die historische Abfolge der Ereignisse noch keine ursächliche Erklärung für Holocaust und Euthanasie. Andere europäische Staaten hatten den Globus bereits als Kolonialmächte unter sich aufgeteilt, als Deutschland spät auf die Agenda trat: Nur wenige Gebiete waren noch übrig. Das britische Empire, die Kolonialmacht Frankreich, Spanien und Portugal und Belgien und die Niederlande – sie hatten sich die Welt bereits untereinander aufgeteilt, als das Deutsche Reich einen Platz an der

---

[217] Bracher, J.: Konzentrationslager Neuengamme 1938–1945, Heft 16, Museum für Hamburgische Geschichte, Hamburg o.J.

[218] The Medical Case, Vol. I, S. 278–314.

[219] Ein Unterschied in der rechtlichen Bewertung zwischen den Experimenten zur Kolonialzeit und denen zur Nazizeit besteht darin, dass Humanversuche zu Beginn des 20. Jahrhunderts nicht verboten waren wie seit 1931. Die Nazi-Ärzte setzten sich über das Verbot, Humanexperimente an Unfreiwilligen zu machen, hinweg.

[220] Roth 1984, S. 130.

Sonne haben wollte. Auch die anderen europäischen Kolonialmächte gingen nicht zimperlich mit den kolonisierten Völkern um. Aber nirgends sonst – außer in Deutschland – entstanden Vergasungsanstalten für Behinderte und Vernichtungslager für Juden und Sinti und Roma und andere Unerwünschte. Der Kolonialismus allein war keine Ursache für den eliminatorischen Nationalsozialismus. Sahra Ehlers formulierte es so: »Das synthetische Potential des NS-Regimes wusste, die koloniale Expertise zu integrieren.«[221]

[221] Ehlers, S.: Europa und die Schlafkrankheit, Vandenhoeck & Ruprecht, Göttingen 2019, S. 16.

7. Schluss

»Wir sind selbstverständlich der Meinung, dass in Deutschland deutsche Kinder unsere Zukunft sind.« Björn Höcke (AfD)

»Deutschland hat sein koloniales Erbe entdeckt«, heißt es am 26. Juli 2023 in der FAZ.[1] Einer breiteren Öffentlichkeit werde nun deutlich, in welchem Maße die Kulturnation Deutschland sich lange vor der Zeit des Nationalsozialismus an anderen Weltreligionen bereichert habe und Mord und Totschlag, Ausbeutung und Zwangsarbeit offenbar für legitim hielt. Dabei könne aber die Aufarbeitung nicht ohne die Opfer geschehen. Man überlasse es ja auch nicht einem Mörder allein, den Mord aufzuklären.

Es ist der Afrikaner Abdulrazak Gurnah, der uns an die zeitliche Verbindung zwischen deutscher Kolonialpolitik und Naziterror erinnert. In seinem 2020 auf Englisch erschienenen Roman schreibt der 1948 Geborene von seinem Protagonisten, einem Askari, einem ostafrikanischen Söldner.[2] Als die Deutschen am Ende des Ersten Weltkriegs in Ostafrika den Briten unterlagen, wusste dieser romanhafte afrikanische Söldner nicht, wohin. Ihn verschlug es nach Deutschland. Und unter dem Naziregime wurde er aus »rassistischen« Gründen als Schwarz-Afrikaner ins KZ Sachsenhausen deportiert, wo er umkam.[3]

Der Autor nennt sein Buch zwar einen Roman, das Buch enthält aber Wahrheiten wie jeder Roman. Denn es gibt ein wirkliches Vorbild für diesen Afrikaner: Bayume (1904–1944), Sohn eines Askari, der selbst als jugendlicher Kriegsteilnehmer aufseiten der Schutztruppen kämpfte, war 1929 nach Deutschland gekommen, um den ausstehenden Sold für seine Familie einzufordern. Er blieb in Deutschland, gründete eine Familie, wurde 1941 ins KZ Sachsenhausen eingeliefert, wo er 1944 an den Haftbedingungen starb.[4]

Erstaunlich, dass das Buch von Abdulrazak Gurnah nicht gleich nach seinem Erscheinen 2020 ins Deutsche übertragen wurde, denn es beschreibt ein Stück deutscher Geschichte, die ein halbes Jahrhundert, vom Beginn der

---

[1] Duve, Th.: Die Eroberer sind wieder da, in: FAZ vom 26.7.2023.

[2] Für die Deutschen waren die Askari »Kompagnieträger, Arbeiter und Europäerboys« (Reichs-Kolonialamt 1915, S. 102).

[3] Gurnah 2022, S. 368–379.

[4] Zimmerer/Lage 2021, S. 544f.

Kolonialzeit bis zur Naziära, umfasst. Erst die Verleihung des Literatur-Nobelpreises an den Schriftsteller, der in Großbritannien lebt, motivierte einen deutschen Verlag, den Text übersetzen zu lassen.

Der Roman gibt einen zeitlichen Zusammenhang zwischen Kolonial- und Nazi-Politik wieder. Er weist aber auch auf die Unterschiede hin. Denn erstens brachten die deutschen Kolonialbesatzer ihre afrikanischen Arbeitssklaven nicht um, sie brauchten sie auf den großen Plantagen. Wer sonst hätte die Arbeit machen sollen? Zum anderen wurden die Brutalitäten der deutschen Gouverneure und Militärs in Afrika im Reichstag zur Kenntnis genommen und diskutiert. Und die Sozialdemokraten unter ihrem Vorsitzenden August Bebel sorgten öfter für die Abberufung allzu grausamer Führer in den Kolonien.

In der Nazizeit aber wurden Menschen aus »rassistischen« Gründen umgebracht. Im Holocaust wurden Juden vernichtet allein deshalb, weil sie Juden waren. Sie wurden – anfangs jedenfalls – von den Deutschen nicht einmal als Arbeitssklaven herangezogen, obwohl es in Deutschland einen Mangel an Arbeitskräften gab. Auch wurde während des NS-Regimes nicht öffentlich über den Holocaust diskutiert, auch nicht über die Vernichtung von Slawen oder »Zigeunern«, auch nicht über die Euthanasie. Diese fehlende Öffentlichkeit unterscheidet den diktatorischen Naziterror von den kolonialen Brutalitäten: Jener agierte im Verborgenen, während in dem autoritären wilhelminischen Kaiserreich manches an die Öffentlichkeit drang und zu parlamentarischen Debatten führte. Aber es lässt sich sicher formulieren, dass die ärztlichen Grausamkeiten in den deutschen Kolonien die moralische Hemmschwelle verschoben. Es fand eine Entgrenzung der ärztlichen Handhabungen statt. Die Grenze zwischen dem, was ärztlicherseits erlaubt war, und dem, was ärztlicherseits nicht statthaft war, wurde neu definiert. Althergebrachte ärztliche Regeln wie etwa »Nil nocere« (Nicht schaden!) verloren an Bedeutung.

Daniel Jonah Goldhagen sprach in seinem 1996 erschienenen Buch von dem »eliminatorischen Antisemitismus«, der sich in Deutschland seit alters her herausgebildet hätte.[5] Er löste damit eine heftige Diskussion in der Bundesrepublik aus, denn er unterstellte allen Deutschen diesen »eliminatorischen« Antisemitismus und attestierte ihnen eine quasi genetische Veranlagung zum Antisemitismus. Er schrieb, dass es im Deutschland der

[5] Goldhagen 1996, S. 71ff.

1930er-Jahre zwar auch Kritik an den »eliminatorischen Verfahrensweisen« gegeben habe:[6]

»Viele haben in dieser Kritik der Deutschen einen Beleg dafür gesehen, dass ein erheblicher Teil nicht antisemitisch gewesen sei oder dass viele Deutsche die Verfolgung der Juden grundsätzlich mißbilligt hätten. Diese Ansicht ist falsch.« Die Deutschen hätten sich lediglich gesorgt, »finanzielle Nachteile in Kauf zu nehmen, wenn sie ihre geschäftlichen Beziehungen zu Juden lösen sollten«.

Fast möchte man Goldhagen im Herbst 2023 zustimmen angesichts einer antisemitischen Welle, die das Land überrollt und die durch den Nahostkonflikt ausgelöst wurde. Christopher Browning widersprach Goldhagen allerdings damals, vor mehr als einem Vierteljahrhundert.

Browning meinte zwar auch, dass alle Männer in Deutschland zu Tätern hätten werden können. Er sprach von »ganz gewöhnlichen Männern«. Als Voraussetzung dafür, dass ein Mann zu einem Täter wurde, sah Browning jedoch bestimmte »psychologisch-situative« Bedingungen wie Kameradschaft oder Gruppendruck.[7]

Die meisten Untersuchungen über nationalsozialistische Täter orientieren auf nicht-akademische Männer. Es sind Männer in militärischen Formationen wie Wehrmacht oder Polizei, wo Befehlsstrukturen eine Rolle spielen. Adorno fand bei den Deutschen eine »autoritäre Persönlichkeit«, die sich Anordnungen nicht widersetze. Gruppendruck, Kameradschaft, die Angst, ein Außenseiter zu sein, nicht dazu zu gehören, außerhalb zu stehen – diese »psychologisch-situativen« Phänomene werden postuliert, wenn die Motive von Nazitätern erörtert werden.[8]

Die Gruppe der *ärztlichen* NS-Täter ist mit diesen Beschreibungen nicht adäquat abbildbar. Zwar gehörten SS-Ärzte in den KZ als Angehörige der Waffen-SS zu einer militärischen Formation, wo Befehlsstrukturen galten. Doch es war einhellige Meinung von Leuten, die dabei waren: Jeder KZ-Arzt konnte sich durch einen Antrag zur Truppe an die Front versetzen lassen. Jegliches ärztliches Handeln weist darüber hinaus auf eine Besonderheit hin: Ein Arzt war und ist in seinem ärztlichen Tun weisungsungebunden. Schon

---

[6] Ebenda, S. 152f.

[7] Browning, Chr. R.: Ganz normale Männer, Rowohlt Taschenbuch Verlag, Hamburg 2020; Bajohr 2016, S. 19.

[8] Kühl, St.: Ganz normale Organisationen. Zur Soziologie des Holocaust, Suhrkamp Verlag, Berlin 2014.

gar nicht konnte einem Arzt befohlen werden, Zivilisten zu töten oder ein bestimmtes Humanexperiment durchzuführen.

Wenngleich die SS-Ärzte in den KZ als Angehörige der Waffen-SS zwar grundsätzlich einer militärischen Formation angehörten – so galt dies für die Euthanasieärzte nicht. Für diese gab es überhaupt keine Befehle. Jeder Arzt konnte ohne Schwierigkeiten die Euthanasie verweigern – und einige Ärzte taten dies auch. Es gab NSDAP-Mitglieder oder Ärzte der allgemeinen SS, die das Naziregime als Ganzes befürworteten und unterstützten, die sich aber weigerten, Menschen durch Euthanasiemaßnahmen zu töten.

Andere Erklärungsversuche für das Handeln der Nazi-Ärzte blieben bei der Psychologie. Der Arzt und Psychoanalytiker Robert Jay Lifton sprach von der faustischen Verdopplung: »Zwei Seelen wohnen ach! in meiner Brust.«[9] Er konstatierte aber auch, dass es sich dabei um ein universelles Phänomen handle, nicht um ein deutsches, und so fand er letztlich auch keine Ursache für das ärztliche Handeln bei Holocaust & Euthanasie.

Alice Gräfin von Platen-Hallermund wurde erst nach dem Zweiten Weltkrieg Psychoanalytikerin. Zuvor versuchte sie aber, die Psyche von sieben Euthanasie-Ärzten einzufangen und zu analysieren.[10] Zusammenfassend handelte es sich ihrer Meinung nach bei diesen Ärzten – was eigentlich auch nicht verwunderlich ist – um eher ängstliche, wenig gefestigte Charaktere. Der eine hatte »Angst, erschossen zu werden«, wenn er sich widersetzte. Der nächste sah eine Weigerung als unmöglich an aufgrund seines »soldatischen Empfindens«, der dritte (der nicht promoviert war, obwohl er eine Doktorarbeit angefangen hatte) hatte »Angst vorm KZ«, ein vierter Arzt wurde als »unentbehrliche Puppe« beschrieben, bei der einzigen Frau unter den sieben Ärzten (der fünften Person) sah Alice von Platen-Hallermund eine »Lebensunsicherheit«, einem sechsten Arzt attestierte sie, »wenig begabt« und »intrigant« gewesen zu sein; in der Psyche des siebten fand sie etwas »Soldatisches«. Das waren aber nur sieben Ärzte von Hunderten, die an der Euthanasie beteiligt waren. Und: Alice Platen-Hallermund sah diese sieben Ärzte als angeklagte Personen vor Gerichten – wo jeder Angeklagte bestrebt war zu dokumentieren, dass er nur ein kleines Rädchen in einem großen Ganzen war, in dem angeblich unentrinnbare Befehlsstrukturen herrschten. Vieles wusste die Gerichtsreporterin damals auch noch nicht: dass nämlich der siebte Arzt, Friedrich Berner, die Verbrennung des

[9] Lifton 1988, S. 506.
[10] Platen-Hallermund 2023, S. 91–106.

10.000sten Behinderten in Hadamar wie ein bierseliges Betriebsfest feiern ließ, was sicher nicht für eine unsichere oder zögerliche Psyche sprach.

In die hiesige Untersuchung wurden insgesamt 345 Ärzte, die während der NS-Zeit tätig waren, einbezogen. Davon waren 148 Euthanasie-Ärzte, 96 KZ-Ärzte, 39 ärztliche NS-Wissenschaftler (die in KZ Experimente durchführten) und 63 ärztliche Widerständler. Insgesamt wurden 33 Frauen erwähnt, also knapp 10%. Der Anteil der Ärztinnen war 16% (n = 24) bei den Euthanasie-Ärzten, keine Frau war unter dem ärztlichen Personal in KZ,[11] keine Ärztin war unter den NS-Wissenschaftlern, und unter den genannten ärztlichen Widerständlern gab es 15% Frauen (n = 9).

Von insgesamt 202 der hier untersuchten Ärzten und Ärztinnen (also von 59% des Ausgangssamples) liegen biografische Merkmale über ihr Leben vor Beginn der Nazizeit vor. Davon waren 73 Euthanasie-Ärzte (davon 16 Frauen), 50 KZ-Ärzte, 26 NS-Wissenschaftler und 53 ärztliche Widerständler (davon neun Frauen).

Wenn junge Assistenzärzt*innen* in den Kinderfachabteilungen töteten – vielleicht galten dann dort doch zumindest symbolische Befehlsstrukturen! Die Chefärzte, die sich selbst nicht die Finger schmutzig machten, wiesen die jungen Ärztinnen an, den behinderten Kindern die tödlichen Spritzen zu geben. Sie sagten, die Maßnahmen basierten auf einer gesetzlichen Regelung, was nicht stimmte. Die jungen Ärztinnen glaubten ihren männlichen Chefs. Da die Kinderkliniken bevorzugte Arbeitsplätze von Ärztinnen waren, galten hier geschlechtsbedingte Abhängigkeitsverhältnisse. In dieser Konstellation gab es besonders wirksame Hierarchien. Aber auch hier galt – wie zu zeigen war –, dass manch eine junge Ärztin sich ihrem Chef widersetzte, ohne dass ihr irgendetwas Nachteiliges geschah.

Ärzte gehören der gesellschaftlichen Elite an. Keine Regierung – egal, ob eine demokratische oder eine autoritäre – legt sich jemals gern mit den Ärzten an. Denn Ärzte werden von jeglichem Regime gebraucht. Keine Bevölkerung würde es jemals goutieren, wenn die Herrschenden die Ärzte zu sehr drangsalierten. Auch die Nazis gingen sehr vorsichtig mit den Ärzten um und reprimierten sie höchst selten. Von daher wies die Profession der Ärzte einige Besonderheiten auf, die sie von anderen Berufsgruppen unterschied. Zwar gab es auch in Ärztekreisen einen Druck zu politischer Konformität. Aber eine Weige-

---

[11] Es sind überhaupt nur zwei Ärztinnen bekannt, die in KZ tätig waren: die genannten KZ-Ärztinnen Herta Oberheuser und Gerda Sonntag. Die beiden Frauen stellen eine solche Rarität dar, dass sie hier außer Acht gelassen wurden. Unter Berücksichtigung von 221 KZ-Ärzten insgesamt machen sie 1% aus.

rung, an unethischen oder unärztlichen Handlungen teilzunehmen, wurde niemals mit einer Bedrohung von Leib oder Leben des Arztes geahndet. Gefährlich war es allerdings auch für Ärzte, sich *politisch* den Nazis zu widersetzen.

Waren nun die hier untersuchten NS-Ärzte, die über ein gehöriges Maß an Aggressivität, wenn nicht Sadismus, verfügen mussten, häufiger Angehörige von Freikorps oder einer anderen paramilitärischen Einheit als das Gros der Bevölkerung? Folgende Rechnung ist aufzumachen. Die Anzahl der Freikorps-Mitglieder insgesamt wird für das Jahr 1919 mit 200.000 bis 250.000 angegeben.[12] Die Anzahl der deutschen Männer, die mindestens 20 Jahre alt, aber noch keine Rentner waren, kann für diese Zeit mit rund 10.000.000 geschätzt werden.[13] Demnach waren geschätzte 2,5% der deutschen Männer im erwerbsfähigen Alter insgesamt in Freikorps. Von den späteren KZ-Ärzten und Euthanasie-Ärzten war aufgrund der hiesigen Untersuchung jeweils jeder siebte Mann in einem Freikorps oder einem ähnlichen Verband, von den NS-Wissenschaftlern gut jeder vierte. Rechnet man die Freikorps-Mitgliedschaften des NS-Ärzte-Samples insgesamt aus, dann hatten 22 männliche NS-Ärzte (von 133) paramilitärische-Erfahrungen, das waren 17%. Pomplun weist auf eine enge Verbindung zwischen Paramilitärs und Nationalsozialismus hin.[14]

Die Gründung der Freikorps wurde ursprünglich von einer schwachen Regierung gefördert, um den Frieden aufrechtzuerhalten und die drohende kommunistische Revolution zu unterdrücken.[15] Die Beschränkung der Armee durch den Versailler Vertrag auf hunderttausend Mann machte viele Berufssoldaten arbeitslos. Die freiwilligen Verbände der Freikorps waren die Antwort darauf.

Norbert Elias (1897–1990) sprach von dem »eigentümlichen Doppelbinderprozess« zwischen jungen bürgerlichen Offizieren und Studentengruppen und Arbeitergruppen.[16] Das Gros der Studentenschaft stand damals auf der Seite derer, »die im Verein mit den Freikorps und anderen militärischen Organisati-

---

[12] Pomplun 2023, S. 34.

[13] Die Schätzung basiert darauf, dass die Männer rund die Hälfte der Bevölkerung ausmachten und die Zahl der mindestens 20 Jahre alten Männer, die noch nicht im Rentenalter waren, ein Drittel davon. Einwohnerzahl (EW) fürs Deutsche Reich für 1939 (in den Grenzen von 1937) siehe bei Pomplun 2023, S. 234. Einwohnerzahl für 1910 (ohne Elsass/Lothringen) siehe Brockhaus, 4. Bd., 1968, S. 605. Daraus geschätzte EW für 1919 = 64.541.000. Davon geschätzt Männer über 20, aber unter 60 Jahren = 10.000.000.

[14] Pomplun 2023, S. 285.

[15] Lifton 1988, S. 150–153.

[16] Elias, N.: Zivilisation und Gewalt, in: Matthes, J. (Hrsg.), Lebenswelt und soziale Probleme. Verhandl. d. 20. Deutschen Soziologentages 1980, Campus Verlag, Frankfurt/New York 1981, S. 98–122.

onen der jungen parlamentarischen Republik zugunsten einer stark militärisch durchsetzten Diktatur ein wenn nötig gewaltsames Ende zu machen suchten«. Dabei kam die Mehrheit der »Terroristen der Weimarer Republik aus bürgerlichem Haus, eine Minderheit gehörte dem Adel an«. Die wahre Bedeutung dieser Bewegung lag »in der geistigen Brutalität und in der Verherrlichung der Gewalt, die die Männer der Freikorps dem Dritten Reich vermachten«.[17]

Von den Paramilitärs zu den studentischen Korporationen war der Weg auch kurz. 22 von 133 hier untersuchten männlichen NS-Ärzten waren in einer Verbindung, das waren ebenfalls 17%. Die nationalen und »völkischen« Ideale der 1920er-Jahre kamen in vielen politisch rechtslastigen Vereinigungen zum Ausdruck, besonders in den reaktionären Studentenverbindungen, den Corps, den Burschenschaften, Landsmannschaften, Turnerschaften und Sängerschaften.[18] Die Mitgliedschaften in den Korporationen setzten die Aktivitäten in den paramilitärischen Einheiten fort. »Wer vorher Meldegänger war oder Zugführer, MG-Schütze oder Fahrer, war nun Erster Chargierter oder Fuchsmajor, die ganze Hierarchie hatte sich verschoben und umgekehrt – der Kompanieführer war plötzlich der jüngere Fuchs seiner Verbindung.« So Ernst von Salomon (1902–1972), der wusste, wovon er sprach, denn er war Angehöriger der Brigade Ehrhardt und am Mord des Reichsaußenministers Walther Rathenau beteiligt.[19]

Wenn man nun denkt, die reaktionären Burschenschaft gehörten der Vergangenheit an, so irrt man sich gewaltig. Am 3. November 2023 informierte die FAZ über den Fall des bayerischen Landtagsabgeordneten der AfD, des 22-jährigen Daniel Halemba. Er ist Mitglied der Burschenschaft Teutonia Prag, die 1876 in Prag gegründet wurde und eine »Blut- und Boden«-Ideologie verfolgt und eine »nationalsozialistisch-revisionistische« Position vertritt. Gegen Halemba wird wegen Volksverhetzung ermittelt.

Die Euthanasie-Ärzte gehörten zu älteren Geburtsjahrgängen als die KZ-Ärzte. Das war zum einen dadurch bedingt, dass bei den Angehörigen der Waffen-SS (das waren KZ-Ärzte) eine Altersgrenze bis 45 Jahren galt. Zum anderen manifestierte sich darin eine konsekutive Abfolge der NS-Morde.[20]

---

[17] Lifton 1988, S. 150.

[18] Bajohr 2016, S. 19–31.

[19] Salomon, E. von: Der Fragebogen, Rowohlt Verlag, Reinbek bei Hamburg 1961, S. 158. Walther Rathenau (1867–1922) war jüdischer Abstammung, Sohn des AEG-Gründers und Industrieller, als Reichsaußenminister seit 1.2.1922 mit der Reparationsfrage befasst, wurde am 24.6.1922 von nationalistischen und antisemitischen Kreisen erschossen.

[20] Schmuhl, H.-W.: Die Patientenmorde, in: Ebbinghaus/Dörner 2001, S. 295–357.

Das industrielle Morden begann in den Euthanasie-Vergasungsanstalten Anfang 1940 und wurde im August 1941 u.a. durch die Predigt des Münsteraner Bischofs von Galen gestoppt. Bis zu diesem Zeitpunkt waren innerhalb von gut anderthalb Jahren bereits 70.000 Tote zu beklagen. Zuvor, noch vor der Predigt Galens, Ende Juli 1941, reiste eine Ärztekommission unter Leitung von Horst Schumann, der seit 1940 in der Vergasungsanstalt Sonnenstein/Pirna tätig war, nach Auschwitz. »Die Kommission bestimmte 573 Häftlinge, meist Kranke, Krüppel und Invalide, zum Transport nach Sonnenstein, wo sie in einem angeblichen Duschraum durch Kohlenmonoxyd vergiftet wurden.«[21] Die ersten Tötungen durch Gas in Auschwitz selbst, im Stammlager, gab es im Herbst 1941,[22] also zeitlich unmittelbar nach dem Stopp der Euthanasie-Vergasungen. Ärztliches Personal wie Irmfried Eberl oder Horst Schumann wurde von den Euthanasie-Vergasungsanstalten abgezogen für die Holocaust-Vernichtungslager. Irmfried Eberl, Direktor der Vergasungsanstalten Brandenburg und Bernburg, gelangte nach Treblinka. Horst Schumann blieb bis August 1941 in Sonnenstein bei Pirna und kam dann 1942 nach Auschwitz.[23]

Nun gab es immer auch einige ärztliche Widerständler. Sie verweigerten entweder dem Naziregime jegliche politische Gefolgschaft, oder sie widersetzen sich unärztlichen oder unethischen Maßnahmen, die ihrer Meinung nach mit dem Arztberuf nicht zu vereinen waren. Diese Widerständler waren älter als die NS-Ärzte. Werden die mittleren Geburtsjahre der Widerständler mit den Geburtsjahren der *KZ-Lagerärzte* verglichen, dann ergibt sich, dass die Widerständler zehn Jahre älter waren als die SS-Ärzte in den KZ. Der große Altersunterschied ist eklatant: Beide Arztgruppen gehörten verschiedenen Generationen an. Fast 60% der Widerständler wurden vor 1900 geboren, aber von den KZ-Ärzten nur 3%.

Es erstaunt nicht, dass die ärztlichen Widerständler altersmäßig den NS-»Wissenschaftlern« ähnelten. Die NS-»Wissenschaftler« gehörten annähernd zur selben Generation wie jene. Sie kamen von außen aus den Forschungseinrichtungen in die KZ, um Versuche zu machen, und waren im Mittel ebenfalls zehn Jahre älter als die KZ-Lagerärzte. Unter den NS-Wissenschaftlern waren schließlich etliche Professoren an Universitäten, die somit schon viele Jahre ihres Berufslebens hinter sich hatten.

---

[21] Völklein 2006, S. 107f.

[22] Czech, D.: Kalendarium der Ereignisse im Konzentrationslager Auschwitz-Birkenau, Rowohlt Verlag, Reinbek bei Hamburg 1989, S. 174f.; Wachsmann 2016, S. 817f.

[23] Klee 2003, S. 571.

Tab. 18: Soziale Schicht und Berufe der Väter von NS-Ärzten (n = 97) und Widerständlern (n = 33) Zahlen absolut (Prozente in Klammern)

	NS-Ärzte (n = 97)	Widerständler (n = 33)
Väter:		
Akademiker	47 (49%)	12 (38%)
Ärzte	19 (20%)	6 (19%)
Oberschicht /obere Mittelschicht	63 (67%)	21 (64%)

Wenngleich Widerständler und NS-Wissenschaftler sich hinsichtlich ihrer Geburtsjahre ähnelten, so gab es aber einige biografische Unterschiede zwischen ihnen. Die Herkunft allerdings war nicht unterschiedlich. Fast zwei Drittel (64%) der Widerständler kamen aus den oberen sozialen Schichten (Tab. 18). Von den NS-Ärzten *insgesamt* stammten sogar 67% aus diesem oberen sozialen Milieu, also gut zwei Drittel.

Nahezu die Hälfte der Väter (49%) von den NS-Ärzten *insgesamt* hatte einen akademischen Beruf.[24] Von den Widerständlern waren 38% der Väter Akademiker. Jeweils ein Fünftel der Väter waren Ärzte (20% bzw. 19%). Zusammenfassend zeigt sich, dass es nur geringe Unterschiede im Herkunftsmilieu der Ärzte gab. Die Väter der Nazi-Ärzte waren öfter Akademiker. Aber: Sowohl die NS-Ärzte (das waren Euthanasie-Ärzte, KZ-Ärzte und NS-Wissenschaftler) als auch die ärztlichen Widerständler kamen mehrheitlich aus wohlsituierten Familien.[25]

Dass manche Ärzte zu Nazigegnern wurden, muss also an anderen Gründen liegen, jedenfalls nicht an dem objektiven familiären Status der Herkunft. Unterschiede zeigen sich bei den Mitgliedschaften in politischen Organisationen *vor* der Nazizeit. Von den ärztlichen Widerständlern, von denen Kurzbiografien vorliegen, waren 14 Personen (28%) vor der Nazizeit in linken Parteien wie SPD, USPD, SPÖ oder KPD *oder* in Organisationen, die der Linken zuzurechnen waren wie SAJ oder VsÄ, *oder* in der pazifistischen Liga für Menschenrechte. Keiner der NS-Ärzte war in einer der genannten

[24] Dieser hohe Anteil der akademisch ausgebildeten Väter der NS-Ärzte verblüfft angesichts der Tatsache, dass noch in den 1930er-Jahren nur drei bis vier Prozent der entlassenen Schüler in Deutschland Abitur hatten (Hein 2012, S. 157).

[25] Die soziale Herkunft von Ärzten ist in über 100 Jahren erstaunlich konstant geblieben. In einer Onlinebefragung gaben mehr als 2.000 Medizinstudenten und knapp 1.500 Ärzte und Ärztinnen Auskunft. Demnach hatte ein Fünftel der Medizinstudenten einen Elternteil mit Medizinstudium, und 60% bzw. 70% der Ärzte bzw. der Medizinstudenten kamen aus einem wohlhabenden Elternhaus, das zum obersten Fünftel der Bevölkerung zählte. Gröne, O. R., u.a.: Mehr Vielfalt in der Ärzteschaft, in: Deutsches Ärzteblatt 120: 2023, S. B 1473–1475.

Parteien oder Vereinigungen. Stattdessen waren 57 NS-Ärzte (43%) bereits vor der Nazizeit *entweder* in der NSDAP *oder* in SA/SS *oder* in einer paramilitärischen Einheit wie einem Freikorps oder im Veteranenverband Stahlhelm. Allein ein knappes Drittel (30%) war vor der NS-Ära in der NSDAP.

Nun möchte man gern wissen, wie es dazu kam, dass der eine ein Hitler-Gegner wurde und der *andere* nicht. Das hat man ja nicht in den Genen.

Einige Widerständler gaben an, dass bestimmte Personen oder bestimmte Kontakte zu Personen ihr Denken und Verhalten beeinflussten. Vorbilder jenseits des Elternhauses scheinen eine große Bedeutung in der Sozialisation der Widerständler gehabt zu haben. Das waren entweder Personen wie Ernst Niekisch, dem Betreiber der Münchner Räterepublik, oder wie möglicherweise der Leipziger Professor für Medizingeschichte Henry Ernest Sigerist. Er war ein linker Antifaschist und verließ Deutschland deshalb bereits 1932. Der parteipolitisch links-liberale Berliner Professor für Pharmakologie, Wolfgang Heubner, hatte als Doktorvater »erzieherisch« einen Einfluss auf seine Doktorandin. Der Berliner Psychiatrieprofessor Karl Bonhoeffer, dessen inhaftierte Söhne und Schwiegersöhne hingerichtet wurden, hatte vermutlich aus manchem Assistenten in der Psychiatrie einen Nazigegner gemacht. Oder es waren Kontakte mit nazikritischen Gruppierungen. Literaturkritische Lesekreise wurden zwei Mal genannt, die mit verfemten Autoren und Texten bekannt machten. Oder Kontakte zu einem Kommunisten aus dem Bekannten- oder Patientenkreis: *Ein* Kommunist wurde zwei Mal genannt als Anreger für widerständiges Handeln.

Für einige Widerständler spielte die christliche Religion eine Rolle bei der NS-Gegnerschaft. Von den NS-Ärzten sind demgegenüber kaum religiöse Bekenntnisse bekannt (Ausnahme: Verschuer). Die Religion ist eines der wichtigsten Merkmale, die man von seinen Eltern erbt. Von daher spielte das häusliche Milieu bei denen, die aus religiösen Gründen Nazigegner waren, doch eine Rolle. Die religiöse Konfession ist ziemlich stabil (auch wenn Arthur Jores vom Protestantismus zum Katholizismus wechselte). Aber es ist auffallend, dass unter den Widerständlern insgesamt doch nur wenige Ärzte waren, von denen anzunehmen ist, dass sie wegen ihrer christlichen Überzeugung und in Beachtung der zehn Gebote zu Nazigegnern wurden.

Die schlimmsten Brutalitäten durch Ärzte im Nationalsozialismus betrafen den Holocaust, den KZ-Ärzte mit Selektionen in die Gaskammern begingen. Euthanasie-Ärzte wurden in den Anstalten zu Mördern, indem sie Behinderte in Kammern pferchten und den Gashahn aufdrehten. KZ-Häftlinge starben durch unmenschliche ärztliche Experimente. Die Experimente in den KZ dienten unterschiedlichen Zwecken:

1. Die meisten Experimente in den KZ sollten einen Beitrag leisten, den Krieg zu gewinnen. Ein Großteil der Versuche behandelte Probleme der Luftwaffe (Sauerstoffmangel in großen Höhen, Unterkühlung beim Absturz ins Meer, Trinkbarmachung von Meerwasser). Viele Versuche berücksichtigten die Beherrschung von Seuchen in Kriegsgebieten, vor allem im Osten (Experimente mit neuen Impfstoffen). Als Beitrag für die Kriegschirurgie gab es Versuche zu Regenerationen von Knochen oder Sehnen und zu Transplantationen und mit Mitteln für den Blutersatz und für die Blutstillung. Es gab Versuche mit Sulfonamiden zur Beherrschung infizierter Kriegswunden. Experimente mit Kampfstoffen und mit Giftgeschossen wurden durchgeführt; Versuche mit Gegenmitteln gegen Kampfgase sollten das Überleben beim etwaigen Einsatz von chemischen Kampfstoffen durch die alliierten Kriegsgegner garantieren.
2. Viele Versuche in den KZ dienten dazu, die besetzten Völker zu sterilisieren oder zu kastrieren, damit sie sich nicht vermehrten und nur zu Arbeitssklaven bei der Besiedlung der fremden Länder durch Deutsche benutzt werden konnten. Es gab demnach Experimente, die ein möglichst schnelles und effektives Sterilisieren oder Kastrieren von Massen ermöglichten, operativ oder radiologisch. Auch diese Handlungen dienten der nationalen Expansion der Deutschen, allerdings für eine Nachkriegszeit. Zu dieser Kategorie von Versuchen, die die Fortpflanzungsfähigkeit von Menschen berücksichtigten, gehörte andererseits auch Mengeles Zwillingsforschung: Er suchte nach genetischen Faktoren für Zwillingsgeburten, um die Anzahl von Zwillingsgeburten unter deutschen Müttern zu vergrößern, damit das deutsche Volk schneller wüchse. Er wollte das »Geheimnis der Multiplikation der Rasse der Übermenschen (superior beings) lösen«.[26]
3. Es gab anthropologische Experimente zur Differenzierung der »Rassen«. Sie dienten dazu, die »arische Rasse« zu definieren und Unterscheidungsmerkmale zu »nicht-arischen Rassen« aufzufinden. Gesucht wurde nach Unterschieden an Schädeln, im Skelettaufbau oder nach »rassistischen« Einflüssen bei Infektionskrankheiten. Gesucht wurde dazu nach spezifischen Eiweißkörpern im Blut. Auch an Missbildungen und Zwergen sollte die »Degeneration der jüdischen Rasse« dargelegt werden. Die Zwillingsforschung, vor allem die Forschung an jüdischen Zwillingen, diente der Unterscheidung von erblich bedingten Merkmalen und Umweltfaktoren.

[26] Nyiszli, M.: Auschwitz. A Doctor's Eyewitness Account, Penguin Books, London 2012 [Erstausgabe 1960], S. 36.

Die Experimente verfolgten keine medizinisch-wissenschaftlichen Probleme, um die ärztliche Heilkunst zu verbessern, sondern sie dienten nahezu ausschließlich dem Ziel der Expansion Deutschlands: den Krieg zu gewinnen, fremde Länder zu besetzen und zu beherrschen und andere Völker zu unterjochen oder gar zu vernichten. Das Ziel war eine Kolonisierung fremder Gebiete: jetzt nicht mehr afrikanischer, sondern osteuropäischer – und später außereuropäischer.

Auch die Euthanasie war dem Kriegsziel untergeordnet.[27] Hitler datierte die Ermächtigung für die Euthanasie auf den 1. September 1939, den Kriegsbeginn, und dokumentierte damit den Bezug. Die Euthanasie hatte *nicht* den Zweck, Erbkrankheiten »auszumerzen« (wie die Politik der Zwangssterilisationen). Die Ermordung von Behinderten und psychiatrisch Kranken, die in Anstalten lebten, diente dazu, die Anstalten »freizumachen« (so der Nazi-Begriff) für Kriegslazarette, für die Verlagerung zerbombter ziviler Krankenhäuser, für verwundete Soldaten und Ausgebombte und vor allem: um unter Kriegsbedingungen Kosten zu sparen.

Viktor Brack (1904–1948), Diplomökonom in der »Kanzlei des Führers«, sagte als Angeklagter im Nürnberger Ärzteprozess am 14. Oktober 1946, dass es bei der Euthanasie darum ging, »jene Leute auszumerzen«, die in Irrenhäusern verwahrt wurden und »von keinem irgendwelchen Nutzen waren«, sondern »nur als nutzlose Esser angesehen« wurden. Durch deren »Vernichtung« war es möglich, die »Einrichtungen für den Gebrauch der Wehrmacht freizumachen«.[28]

Die Vernichtung der jüdischen Bevölkerung, an der SS-Ärzte wesentlich mitwirkten, hatte das Ziel, das »jüdische Finanzkapital« auszumerzen. Feind der Nazis war nicht der »zigarrenrauchende dickleibige Kapitalist«, sondern der finanzstarke Banker, der mit dem Judentum verbunden war. Das Finanzkapital agiert international, der Internationalität stand die »Rassereinheit« entgegen. Das »internationale Judentum« galt als Gegner der Nazis, die jeglicher internationalen Vernetzung den Kampf ansagten. Die jü-

[27] Hermann Arnold (1912–2005), dessen ärztliche Tätigkeit als »Rassenforscher« während der NS-Zeit ein wenig im Dunkeln bleibt, setzte sich jedenfalls in der Bundesrepublik für »Zigeunerforschung« und für »Eugenik« ein. (Elsner 2022, S. 251–254.) Über die Ursachen von Euthanasie und Holocaust schrieb er: »Die Geisteskranken sind nicht aus eugenischen Gründen ermordet worden, sondern aus brutalen Nützlichkeitserwägungen. Die Hinmordung der Juden ist meines Wissens stets mit den geschichtsnotorischen antisemitischen Vorurteilen begründet worden, niemals mit eugenischen Erwägungen.« (Arnold, H.: Leserbrief, in: Deutsches Ärzteblatt 81: 1984, S. B 1185).

[28] The Medical Case, Vol. I, S. 842 (Original englisch).

dische Seite vertrat angeblich den »internationalen Finanzkapitalismus«, die deutsche Seite stand für »Blut, Boden, Treue«.[29] Hitler drohte dem »internationalen Finanzjudentum« in seiner Rede vor Reichstagsmitgliedern am 30. Januar 1939 in der Kroll-Oper die »Vernichtung der jüdischen Rasse« an.[30]

Die Mitwirkung der Ärzte beim Holocaust und bei der Euthanasie und bei KZ-Experimenten beinhaltete keine medizinischen Fragen der Heilkunde. Es ging allein um »nationalistische« oder »überwertige rassenpolitische« Ziele. Lifton sah, dass die Ärzte eine »zentrale Rolle bei den Völkermord-Programmen« hatten – bei »Programmen, die auf biologischen Visionen beruhten«.[31] Dass sich Ärzte dafür hergaben, wird ein ewiges Rätsel bleiben. Zumal die Ärzteschaft »spätestens seit dem ausgehenden 19. Jahrhundert das Unpolitisch-Sein[Wollen] stolz auf ihre Fahnen geschrieben hatte«.[32]

Arthur Jores, Hamburger Professor, Internist und Psychosomatiker, formulierte es nach dem Zweiten Weltkrieg so: »Der Gedanke von der Minderwertigkeit anderer Rassen, insbesondere der Juden und Polen, von der Hochwertigkeit der eigenen, von dem Existenzkampf unseres Volkes, der nunmehr jedes Mittel heiligte, war wirklich in vielen Hirnen und Herzen auch der Ärzte und Wissenschaftler lebendig. So wurden Rasse und Nation zur überwertigen Idee, und das Gewissen schwieg.«[33]

»Man stelle sich nur einmal vor«, schrieb Fridolf Kudlien,[34] »die große Mehrheit der deutschen Ärzte samt ihren Standesorganisationen […] hätte geschlossen in Massenkundgebungen […] gegen die Ausschaltung rassisch oder politisch unerwünschter Ärzte, gegen die Diskriminierung entsprechend unerwünschter Patienten, gegen das Erbkrankengesetz und seine Maßnahmen protestiert. Gewiss, man hätte einzelne Ärzte verhaften, ihnen womöglich Schlimmes antun können – aber nicht die gesamte Ärzteschaft oder auch nur eine Mehrheit.«

Denn jedes Regime braucht Ärzte. Jedwede Bevölkerung fordert ärztliche Hilfe im Krankheitsfall. Keine Bevölkerung würde es hinnehmen, wenn alle Ärzte inhaftiert würden.

---

[29] Arte France, Die Nazis, die Arbeit und das Geld. Dokureihe 2021 (ausgestrahlt von »Welt«-TV am 29.8.2023).

[30] Bendikowski 2022, S. 75

[31] Lifton 1988, S. XVII.

[32] Kudlien 1991, S. 349–358.

[33] Nissen 2001, S. 167.

[34] Kudlien 1990, S. 63.

Anhang

Abkürzungen

a.D.	außer Dienst
apl.	außerplanmäßiger [Professor]
a.o.	außerordentlicher [Professor]
AStA	Allgemeiner Studentenausschuss
BA-MA	Bundesarchiv-Militärarchiv, Freiburg
BDM	Bund Deutscher Mädel
BGH	Bundesgerichtshof
CDU	Christlich-Demokratische Union
CV	Cartell-Verband
DAF	Deutsche Arbeitsfront
DDP	Deutsche Demokratische Partei
DKP	Deutsche Kommunistische Partei
DNÄ	Die Neue Ärztliche
DNVP	Deutsch-Nationale Volkspartei
dpa	deutsche presseagentur
Dr. rer. pol.	doctor rerum politicum (=Doktor der öffentlichen Sachen)
DVP	Deutsche Volkspartei
Ffm	Frankfurt am Main
FMSS	Förderndes Mitglied der SS
FU	Freie Universität, West-Berlin
h.c.	honoris causa (=ehrenhalber)
HPA	Heil- und Pflegeanstalt
HJ	Hitlerjugend
IG	Interessengemeinschaft
IPPNW	International Physicians for the Prevention of Nuclear War
Kgl.	Königlich
KPD	Kommunistische Partei Deutschlands
KWI	Kaiser-Wilhelm-Institut
KV	Kartell-Verband bzw. Kassenärztliche Vereinigung
KVD	Kassenärztliche Vereinigung Deutschlands
KZ	Konzentrationslager
LÄKH	Landesärztekammer Hessen
LMU	Ludwig-Maximilians-Universität, München
LVA	Landesversicherungsanstalt
Masch	Marxisitische Arbeiterschulung
MdL	Mitglied des Landtags

MG	Maschinengewehr
MSB	Marxistischer Studentenbund Spartakus
MTA	Medizinisch-Technische Assistentin
NS	Nationalsozialismus/nationalsozialistisch
NSDAP	Nationalsozialistische Deutsche Arbeiterpartei
NSDÄB	Nationalsozialistischer Deutscher Ärztebund
NSDStB	Nationalsozialistischer Deutscher Studentenbund
NSFK	Nationalsozialistisches Fliegerkorps
ntv	Nachrichtensender der RTL-group
o.	ordentlicher [Professor]
o.J.	ohne Jahr
OKH	Oberkommando des Heers
OP	Operation
PA	Personalakten
PDS	Partei des Demokratischen Sozialismus
RCDS	Ring Christlich-Demokratischer Studenten
RKI	Robert-Koch-Institut
RP.	Regierungspräsidium
SA	Saalschutz
SAJ	Sozialistische Arbeiterjugend
SBZ	Sowjetisch-Besetzte Zone
SDS	Sozialistischer Deutscher Studentenbund
SED	Sozialistische Einheitspartei Deutschlands
SHB	Sozialdemokratischer Hochschulbund (später: Sozialistischer)
S.M.S.	Seiner Majestät Schiff
SPD	Sozialdemokratische Partei Deutschlands
SS	Schutzstaffel
T4	Tiergartenstr. Nr. 4
TV	Television
U-Bahn	Untergrundbahn
U.k.	Unabkömmlichkeit [vom Zivilberuf]
u.k.	unabkömmlich [vom Zivilberuf]
UKE	Universitätkrankenhaus Eppendorf, Hamburg
USPD	Unabhängige Sozialdemokratische Partei Deutschlands
VsÄ	Verein sozialistischer Ärzte
WVHA	Wirtschafts- und Verwaltungshauptamt [der SS]
WS	Wintersemester
z. b. V.	zur besonderen Verwendung

Glossar: Medizinische Begriffe

Arsenik	Arsentrioxyd
Beriberi	Krankheit durch Mangel an Vitamin B1
bipolare Störung	psychiatrische Krankheit mit manischen und depressiven Phasen
Chinin	Substanz aus der Chinabaumrinde
Cholera	Durchfallerkrankung durch Bakterien (=Vibrionen)
Chorea Huntington	Veitstanz; erblich bedingte Bewegungsstörung
Cyankali	Kaliumsalz der Blausäure, die zur inneren Erstickung führt
Endokrinologe	internistischer Spezialist für Hormone
Fleckfieber	Infektionskrankheit durch Bakterien (=»Rickettsien«)
Formol	Formalin = Konservierungsmittel; Desinfektionsmittel
Gasbrand	Infektion von Wunden durch Gasbrandbazillen, die vor der Antibiotikaära häufig zu Amputationen oder zum Tod führte
Gastro-Enterologe	Arztspezialist für Magen-Darm-Krankheiten
Hämatologie	Lehre von den Blutkrankheiten
Haftpsychose	psychische Erkrankung durch Haftbedingungen
Hepatitis	virusbedingte Leberentzündung (»Gelbsucht«)
Hysterie	psychische Ursache, die sich körperlich äußert (Freud)
Katarrh	Entzündung der Schleimhäute (z.B. »Magenkatarrh«)
Lues	Synonym: Syphilis; Geschlechtskrankheit
Luftembolie	Luft in den Adern; führt zur Erstickung
Malaria	Tropenkrankheit durch einzellige Parasiten
Maltafieber	Infektionskrankheit durch Bakterien (=Brucellen)
medizinische Klinik	innere Klinik
Multiple Sklerose	Krankheit des Gehirns mit zunehmenden Bewegungsstörungen
Orbitaltumor	Geschwulst in der Augenhöhle
Parasiten	Organismen, die nur in einem Wirt existieren können
Pest	Infektionskrankheit durch Bakterien (Erreger=Pasteurella pestis)
Pharmakologe	Facharzt für Arzneimittelkunde
Pharmakologie	Lehre von den Arzneimitteln

Pharmazeut	Apotheker
Pharmazie	Apothekerwesen
Phenol	Ausgangsstoff für z.B. Desinfektionsmittel
Phlegmone	Entzündung im Unterhautgewebe (oft durch Gasbrandbazillen)
Phosgen	chlorhaltiges Kampfgas, das Atemwege und Lunge reizt
pyknischer Körperbau	gedrungener Körperbau (Kretschmers Lehre; obsolet)
Pocken	Viruserkrankung mit Hauterscheinungen (»Pockennarben«)
Prosektur	Krankenhausabteilung, in der Sektionen durchgeführt werden
Pseudarthrose	»falsches Gelenk« (nach einem Knochenbruch)
Schistosomiasis	Wurmkrankheit
Schizophrenie	psychiatrische Krankheit mit Wahnvorstellungen
serologisch	Adjektiv von Serologie = Lehre von den Eiweißkörpern im Blut
Skorbut	Vitamin-C-Mangel-Krankheit
Spirochäten	bakterielle Erreger der Syphilis
Sulfonamide	antibakteriell wirkende Substanzen (vor der Antibiotikaära)
Stupor	psychiatrisches Symptom völliger Kontaktunfähigkeit
Thrombose	Gefässverschluss durch ein Blutgerinnsel
Thymol	Desinfektionsmittel, Mittel gegen Würmer
Trypanosomen	parasitäre Erreger der Schlafkrankheit
trypanozid	Trypanosomen abtötend
Tsetsefliege	Überträgerin der Trypanosomen
Typhus	Durchfallerkrankung durch Bakterien (=Salmonellen)
ulcus, ulcera	das Geschwür, die Geschwüre
uterus	Gebärmutter

Literaturverzeichnis

Abendroth, W.: Ein Leben in der Arbeiterbewegung, edition suhrkamp, Frankfurt am Main 1977.

Abmayr, H. G.: Stuttgarter Kindermord, in: Kontext Wochenzeitung (Beilage zur Sonn-taz) vom 7.4.2013.

Ärztekammer Berlin (Hrsg.): Der Wert des Menschen, Edition Hentrich, Berlin (West) 1989.

Altweg, J.: Zu Besuch beim düstersten Schwarzseher der Gegenwart, in: FAZ vom 22.3.2023.

Aly, G.: Der Mord an behinderten Kindern zwischen 1939 und 1945, in: Ebbinghaus u.a. 1984, S. 147–155.

Aly, G.: Medizin gegen Unbrauchbare, in: Beiträge zur Nationalsozialistischen Gesundheits- und Sozialpolitik Nr. 1, Rotbuch Verlag, Berlin (West) 1985, S. 9–74.

Aly, G.: Hirnforschung im Dritten Reich, in: Die Tageszeitung (taz) vom 21.10. 1989.

Aly, G.:Die Belasteten. »Euthanasie« 1939–1945. Eine Gesellschaftsgechichte, Fischer Taschenbuch, Frankfurt am Main 2021 (2. Aufl.).

Aly, G.: Das Prachtboot. Wie Deutsche die Kunstschätze der Südsee raubten, S. Fischer Verlag, Frankfurt am Main 2021.

Anonymus: Eingeborenen-Aufstand 1905/06 in Deutsch-Ostafrika, in: Einzelschriften Afrika X, Berlin o.J. [Beiheft zur Marine-Rundschau 1907, Mai-Heft], S. 1–54.

Anonymus: Die Tragödie Wilhelm Trendelenburgs, in: Internationales Ärztliches Bulletin 3: 1936, S. 53–56.

Anonymus: Sewering. Saubere Weste, in: Der Spiegel vom 22.5.1978.

Anonymus (lhe): Angeklagter Arzt schildert seine Kindheitserlebnisse, in: Ärzte-Zeitung vom 28.11.1986.

Anonymus (ric): Die Ärzte waren nur zur Tarnung anwesend, in: Ärzte-Zeitung vom 17.2.1986.

Anonymus: Zeuge: Psychiater mußten nicht mitmachen, in: Frankfurter Rundschau (FR) vom 3.4.1986.

Anonymus (rws): Die »innere Emigration« ist meist nur eine Ausrede, in: Ärzte-Zeitung vom 7.12.1987.

Anonymus: »Euthanasie«-Prozess in Hildesheim, in: taz vom 4.11.1989.

Anonymus: Die beiden verurteilten »Euthanasie«-Ärzte haben Haft angetreten, in: Ärzte-Zeitung vom 17.4.1989.

Anonymus: Höchste Ethik, in: Der Spiegel Nr. 4:1993, S. 195f.

Anonymus: Ärztin wegen NS-Euthanasie vor Gericht, in: Spiegel online vom 27.1.2004

Anonymus: Alice Ricciardi-von-Platen ist tot, in: Dr. med. Mabuse Nr. 172: 2008, S. 15.

Anonymus: Clarita Freifrau von Trott zu Solz gestorben, in: FAZ vom 6.4.2013.
Anonymus (jjo): »Das mit den Russenweibern ist erledigt«, in: FAZ vom 27.3.2015.
Anonymus [h.r.]: Nicht abendländische Kultur, sondern Hinkehr zum Nächsten, in: FAZ vom 20.7.2017.
Anonymus (hhm): Die letzte Zeugin, in: FAZ vom 11.3.2023.
Anonymus: Nachruf Traute Lafrenz, 103, in: Der Spiegel Nr. 11: 2023 (vom 11.3.2023).
Arndt, I.: Das Frauenkonzentrationslager Ravensbrück, in: Dachauer Hefte 3: 1987, H. 3, S. 125–157.
Arnold, H.: Leserbrief, in: Deutsches Ärzteblatt 81: 1984, S. B 1185.
Baader, G.: Versuch – Tierversuch – Menschenversuch, in: Osnowski, R. (Hrsg.), Menschenversuche. Wahnsinn und Wirklichkeit, Kölner Volksblatt Verlag, Köln 1988, S. 14–45.
Baader, G.: Auftraggeber und Nutznießer der verbrecherischen Humanexperimente in den Konzentrationslagern, in: Thom/Rapoport 1989, S. 72–73.
Baader, G.: Sozialhygiene im Nationalsozialismus – ihre Tradition und ihre Herausforderung, in: Bussche 1990 (Anfälligkeit), S. 1–22.
Baader, G. / Schultz, U. (Hrsg.): Medizin und Nationalsozialismus, Verlagsgesellschaft Gesundheit, Berlin (West) 1980.
Babel, A.: Kindermord im Krankenhaus, Edition Falkenberg, Bremen 2015.
Bajohr, F.: Neuere Täterforschung, in: Wrochem 2016, S. 19–31
Bamm, P.: Die unsichtbare Flagge, Kösel-Verlag/Random House, München 2007, 17. Aufl.
Bar-On, D.: Die Last des Schweigens, Rowohlt Taschenbuch Verlag, Reinbek bei Hamburg 1996.
Bar-On, D.: Verstehen Sie? In: taz vom 20.3.1990.
Bartel, W./Trostorff, K. (Hrsg.): Buchenwald, VEB Deutscher Verlag der Wissenschaften, Berlin (DDR) 1983.
Bastian, T.: Zum »Fall Sewering«, in: IPPNW forum Nr. 19:1993, S. 38.
Baumgärtner, M./Höfner, R./Müller, A.-K.: JA zum Rechtsextremismus, in: Der Spiegel Nr. 19: 2023, S. 36–39.
Bebenburg, P. von: Tödliche Arzneitests an Kindern, in: FR vom 21.2.2018.
Bechhaus-Gerst, M. / Fechner, F. / Michels, St. (Hrsg.): Nordrhein-Westfalen und der Imperialismus, Metropol Verlag, Berlin 2022.
Beddies, Th.: Besetzung pädiatrischer Lehrstühle in den westlichen Besatzungszonen und in der Bundesrepublik nach dem Zweiten Weltkrieg, in: Monatsschrift Kinderheilkunde 164: 2016 (Suppl. 1), S. 21–26.
Beese, M.: Leben und Werk des Orthopäden Dr. Rudolf Elle (1911–1952), Dissertation der Medizinischen Fakultät der Friedrich-Schiller-Universität, Jena 2017.
Beier, L.-O.: Ohne Kompass in die Wüste, in: Der Spiegel Nr. 12: 2023, S. 104–108.
Bendikowski, T.: Hitlerwetter, C. Bertelsmann Verlag, München 2022.
Benzenhöfer, U.: Die Auswahl der Angeklagten, in: Deutsches Ärzteblatt 93: 1996, S. B-2289–2291
Benzenhöfer, U.: Der Arztphilosoph Viktor von Weizsäcker, Vandenhoeck &

Ruprecht, Göttingen 2007.
Benzenhöfer, U. (Hrsg.): Ehrlich, Edinger, Goldstein et al.: Erinnerungswürdige Frankfurter Universitätsmediziner, Klemm + Oelschläger, Münster/Ulm 2012.
Benzenhöfer, U.: Bemerkungen zum Lebenslauf von Josef Mengele unter besonderer Berücksichtigung seiner Frankfurter Zeit, in : Hessisches Ärzteblatt Nr. 4: 2011, S. 228–240.
Bergmann, A./Czarnowski, G./Ehmann, A.: Menschen als Objekte humangenetischer Forschung und Politik im 20. Jahrhundert, in: Ärztekammer Berlin 1989, S. 121–142.
Bergmann, H.-J.: Max Hodann (1894–1946) – Sexualreformer und Antimilitarist, in: Ruprecht/Jenssen 1991, S. 233–245.
Berndt, H./Gietzelt, F./Gummel, H., et al.: Leitsätze zur Verhütung, Erkennung und Behandlung des Krebses, in: Deutsches Gesundheitswesen 20: 1965, S. 2093–2102.
Bessmann, A./Toussaint, J.: Weibliche und männliche Täterschaft im Familiengedächtnis, in: Wrochem 2016, S. 232–236.
Bialówna, I.: Aus der Geschichte des Reviers im Frauenlager in Birkenau, in: Hamburger Institut für Sozialforschung (Hrsg.), Die Auschwitz-Hefte, Bd. 1, Beltz Verlag, Weinheim/Basel 1987, S. 173-184.
Blank, J.: Zwangspause für Außenministerin, in: Cuxhavener Nachrichten vom 15.8.2023.
Boentert, M./ Teller, Chr.: »Hier brennt doch die Welt«, in: Deutsches Ärzteblatt 100: 2003, S. B 1122f.
Boieck, M./Kirey, R.E.: »Kolonialheroen« in deutscher, tansanischer und britischer Erinnerungskultur, in: Zimmerer/Todzi 2021, S. 517–530.
Bongard, O.: Staatssekretär Dernburg in Britisch- und Deutsch-Süd-Afrika, Verlagsbuchhandlung Wilhelm Süsserott, Berlin 1909.
Bösch, F./Wirsching, A. (Hrsg.): Hüter der Ordnung, Wallstein Verlag, Göttingen 2018.
Bracher, J.: Konzentrationslager Neuengamme 1938–1945, Heft 16, Museum für Hamburgische Geschichte, Hamburg o.J.
Brockhaus Enzyklopädie, Wiesbaden 1968–1972.
Bröll, C.: Ewiges Ringen um die Aussöhnung, in: FAZ vom 6.6.2023.
Bromberger, B./Mausbach, H.: Ärzte im Widerstand, in: Bromberger u.a. 1985, S. 263–340.
Bromberger, B./Mausbach, H./Thomann, K.-D.: Medizin, Faschismus und Widerstand, Pahl-Rugenstein Verlag, Köln 1985.
Bromberger, B./ Mausbach, H.: Die Tätigkeit von Ärzten in der SS und in den Konzentrationslagern, in: Bromberger, B./Mausbach, H./Thomann, K.-D.: Medizin, Faschismus und Widerstand, Pahl-Rugenstein Verlag, Köln 1985, S.186–262.
Browning, Chr. R.: Ganz normale Männer, Rowohlt Taschenbuch Verlag, Hamburg 2020.
Brugsch, Th.: Arzt seit fünf Jahrzehnten, Verlag der Nation, Berlin (DDR) 1986.

Bruns, F.: Die institutionalisierte Medizingeschichte und der Nationalsozialismus, in: Krischel, M./Schmidt, M./Groß, D. (Hrsg.), Medizinische Fachgesellschaften im Nationalsozialismus, LIT Verlag, Berlin/Münster 2016, S. 53–67.
Bruns, F.: Medizinethik im Nationalsozialismus, Franz Steiner Verlag, Stuttgart 2009.
Burlon, M.: Die »Euthanasie« an Kindern während des Nationalsozialismus in den zwei Hamburger Kinderfachabteilungen, Dissertation Medizinische Fakultät Universität Hamburg (Betreuer: van den Bussche), Hamburg 2009.
Bussche, H. van den: Die akademische Seite der »Kindereuthanasie« während des Zweiten Weltkriegs und in der Nachkriegszeit, in: Beiträge zur Geschichte der nationalsozialistischen Verfolgung in Norddeutschland Nr. 17, Edition Temmen, Bremen 2016, S. 41–55.
Bussche, H. van den: Im Dienste der »Volksgemeinschaft«, Dietrich Reimer Verlag, Berlin/Hamburg 1989.
Bussche, H. van den: Verfolgung und Opposition an der Hamburger Medizinischen Fakultät im »Dritten Reich«, in: Bussche 1990, S. 101–113.
Bussche, H. van den (Hrsg.): Anfälligkeit und Resistenz. Medizinische Wissenschaft und politische Opposition im »Dritten Reich«, Dietrich Reimer Verlag, Berlin/Hamburg 1990.
Bussiek, D.: »Politisch einwandfreie Person«, in: Monatsschrift Kinderheilkunde 164: 2016 (Suppl. 1), S. 27–33.
Chroust, P.: Friedrich Mennecke. Innenansichten eines medizinischen Täters im Nationalsozialismus, in: Beiträge zur Nationalsozialistischen Gesundheits- und Sozialpolitik Nr. 4, Rotbuch Verlag, Berlin (West) 1987, S. 67–122.
Conti, N.: »Die Haifischinsel war ein Schritt auf dem Weg nach Auschwitz«, in: taz vom 20.9.2023.
Cottebrune, A.: Vom Ideal der serologischen Rassendifferenzierung zum Humanexperiment im Zweiten Weltkrieg, in: Eckart, W.U. / Neumann, A. (Hrsg.), Medizin im Zweiten Weltkrieg, Ferdinand Schöningh, Paderborn 2006, S. 43–67.
Czech, D.: Kalendarium der Ereignisse im Konzentrationslager Auschwitz-Birkenau, Rowohlt Verlag, Reinbek bei Hamburg 1989.
Delius, F. Chr.: Mein Jahr als Mörder, Rowohlt Taschenbuch Verlag, Reinbek bei Hamburg 2013.
Dennig, H. (Hrsg.): Lehrbuch der Inneren Medizin, Erster Band, Georg Thieme Verlag, Stuttgart 1964.
Doetz, S./Kopke, Chr.: »und dürfen das Krankenhaus nicht mehr betreten«, Hentrich & Hentrich Verlag, Berlin 2018.
Doetz, S.: Alltag und Praxis der Zwangssterilisation. Die Berliner Universitätsfrauenklinik unter Walter Stoeckel 1942–1944, Medizinische Dissertation, Charité – Universitätsmedizin Berlin, Berlin 2019.
Donay, A. W.: Die »Westdeutsche Handels- und Plantagengesellschaft zu Düsseldorf« und ihre kolonialwirtschaftlichen Aktivitäten, in: Bechhausen-Gerst u.a. 2022, S. 110-127.

Dörner, K.: Euthanasie gestern – Sterbehilfe heute? In: Deutsches Ärzteblatt 84: 1987, S. B-2282–2287.
dpa: Bismarck-Denkmal. Idee zum Denkmal im Museum, in: Cuxhavener Nachrichten vom 26.7.2023.
dpa/skw: Objekte aus dem Südsee-Raum im Fokus, in: Cuxhavener Nachrichten vom 11.8.2023.
Drexler, S./Kalinski, S./Mausbach, H.: Ärztliches Schicksal unter der Verfolgung 1933–1945. Eine Denkschrift, Frankfurt am Main 1990.
Drobisch, K.: Frauenkonzentrationslager Schloß Lichtenburg, in: Dachauer Hefte 3: 1987, H. 3, S. 101–115.
Drobisch, K.: Mediziner in frühen Konzentrationslagern 1933 bis 1936, in: Thom/Spaar 1983, S. 232–239.
Duve, Th.: Die Eroberer sind wieder da, in: FAZ vom 26.7.2023.
Ebbinghaus, A.: Sterbehilfe – Tötung auf wessen Verlangen? In: Mitteilungen der Dokumentationsstelle zur NS-Sozialpolitik 1: 1985, H. 7/8, S. 3–22.
Ebbinghaus, A./Dörner, K. (Hrsg.): Vernichten und Heilen, Aufbau-Verlag, Berlin 2001.
Ebbinghaus, A. / Kaupen-Haas, H. / Roth, K.H. (Hrsg.): Heilen und Vernichten im Mustergau Hamburg, Konkret Literatur Verlag, Hamburg 1984.
Eckart, W.U.: Die Anfänge der deutschen Tropenmedizin. Die Gründung des Hambuger Instituts für Schiffs- und Tropenkrankheiten, in: Schott, H. (Hrsg.), Meilensteine der Medizin, Harenberg Verlag, Dortmund 1996, S. 411–418.
Eckart, W.U.: Deutsche Ärzte in China 1897-1914. Medizin als Kulturmission im Zweiten Deutschen Kaiserreich, Stuttgart/New York 1989.
Eckart, W.U.: Tropenmedizin und Kolonialrevisionismus, 1933–1945, in: Thom/Rapoport 1989, S. 173.
Eckart, W.U.: Tropenhygiene und Militarismus in Deutschland 1933–1939, in: Fahrenbach, S./Thom, A.: Der Arzt als »Gesundheitsführer«, Mabuse-Verlag, Frankfurt am Main 1991, S. 25–38.
Eckart, W.U.: Medizin und kolonialer Krieg: Die Niederschlagung der Herero-Nama-Erhebung im Schutzgebiet Deutsch-Südwest-Afrika, 1904–1907, in: Winau, R./Müller-Dietz, H. (Hrsg.), »Medizin für den Staat – Medizin für den Krieg«. Aspekte zwischen 1914 und 1945, Matthiesen Verlag, Husum 1994, S. 4–17.
Eckart, W.U.: Medizin und Kolonialimperialismus Deutschland 1884–1945, Ferdinand Schöningh, Paderborn u.a. 1997.
Eckart, W.U.: Medizin in der NS-Diktatur, Böhlau Verlag, Wien u.a. 2012.
Ehlers, S.: Europa und die Schlafkrankheit, Vandenhoeck & Ruprecht, Göttingen 2019.
Elias, N.: Zivilisation und Gewalt, in: Matthes, J. (Hrsg.), Lebenswelt und soziale Probleme. Verhandl. d. 20. Deutschen Soziologentages 1980, Campus Verlag, Frankfurt/New York 1981, S. 98–122.
Elling, H.: Frauen im deutschen Widerstand 1933–45, Röderberg-Verlag, Frankfurt am Main 1981.

Elsner, G.: Heilkräuter, »Volksernährung«, Menschenversuche. Ernst Günther Schenck (1904–1998): Eine deutsche Arztkarriere, VSA: Verlag, Hamburg 2010.
Elsner, G.: Als Betriebsarzt bei Adler, Opel oder Hoechst, VSA: Verlag, Hamburg 2016.
Elsner, G.: Vom Abseits in die Mitte, VSA: Verlag, Hamburg 2022.
Elsner, G.: Impfen für das Dritte Reich, VSA: Verlag, Hamburg 2023.
Endres, S.: Zwangssterilisation in Köln 1934–1945, Hermann-Josef Emons Verlag, Köln 2010.
Fahrenbach, S.: Georg Groscurth und die »Europäische Union« – Motive und Bedingungen ihres antifaschistischen Denkens, in: Thom/Rapoport 1989, S. 297–304.
Faloyin, D.: Afrika ist kein Land, suhrkamp taschenbuch, Berlin 2023, 2. Aufl.
Fechner, F.: Der ferne Krieg im Denkmal vor Ort, in: Bechhaus-Gerst, M./Fechner, F./Michels, St. (Hrsg.), Nordrhein-Westfalen und der Imperialismus, Metropol Verlag, Berlin 2022, S. 458–479.
Fetscher, R.: Über die Erblichkeit des angeborenen Klumpfußes, in: Archiv für Rassen- und Gesellschaftsbiologie einschließlich Rassen- und Gesellschaftshygiene 14: 1922, S. 39–52.
Fischer, E./Rohland, L./Tutzke, D.: Für das Wohl des Menschen. 30 Jahre Gesundheitswesen der Deutschen Demokratischen Republik, VEB Verlag Volk und Gesundheit, Berlin (DDR) 1979.
Fittkau, L.: Forderungen an die Ärzteschaft, in: FAZ vom 24.11.2008.
Forsbach, R./Hofer, H.-G.: Die Deutsche Gesellschaft für Innere Medizin, Katalog, Selbstdruck, Wiesbaden 2015.
Forsbach, R./Hofer, H.-G.: Internisten in Diktatur und junger Demokratie, Medizinisch Wissenschaftliche Verlagsgesellschaft, Berlin 2018.
Frank, N.: Da spricht ja mein Vater, in: Der Spiegel Nr. 37: 2019, S. 32.
Fresenius, H.: Eugenik bereitete den Boden für Ärzte-Unmenschlichkeit [Leserbrief], in: FAZ vom 3.2.1997.
Frewer, A.: Werner Leibbrand: Leben – Weiterleben – Überleben, Franz Steiner Verlag, Stuttgart 2021.
Friedrich, H./Matzow, W. (Hrsg.): Dienstbare Medizin, Vandenhoeck & Ruprecht, Göttingen 1992.
Fritz Bauer Institut (Hrsg.): Auschwitz-Prozeß 4 Ks 2/63 Frankfurt am Main, Snoeck Verlagsgesellschaft, Köln 2004.
Gebhardt, K.: Die Erziehung zum Gesundheitswillen, in: Adam, C. (Hrsg.), Beurteilung der Leistungsfähigkeit des Gesunden und Kranken, Johann Ambrosius Barth Verlag, Leipzig 1939, S. 445–448.
Geier, M.: Martin Heidegger, Rowohlt Taschenbuch Verlag, Reinbek bei Hamburg 2005.
Graf, F.W.: Klassiker ist eine gefährliche Existenzform, in: FAZ vom 9.12.2016.
Grill, B.: Wir Herrenmenschen, Pantheon-Verlag, München 2021.
Grolle, J.: Menschenversuche im Paradies, in: Spiegel Geschichte Nr. 2: 2021, S. 113–116.

Gröne, O. R., u.a.: Mehr Vielfalt in der Ärzteschaft, in: Deutsches Ärzteblatt 120: 2023, S. B 1473–1475.
Grothe, S.: Geistig gereifte Europäer? In: Spiegel Geschichte Nr.2: 2021, S. 72f.
Grundmann, E.: Der Nestor der deutschen Pathologie wurde 95 Jahre, in: Die Neue Ärztliche (DNÄ) vom 30.1.1990.
Gumbel, E.J.: Vom Fememord zur Reichskanzlei, Verlag Lambert Schneider, Heidelberg 1962.
Gumpert, M.: Der Geburtstag, Fischer Taschenbuch Verlag, Frankfurt am Main 1985.
Gunkel, Chr.: Der Prozess, in: Spiegel Geschichte Nr. 2: 2021, S. 98–102.
Günther-Arndt, H./Kocka, J.: Geschichtsbuch 3, Cornelsen Verlagsgesellschaft, Bielefeld 1992.
Gurnah, A.: Nachleben, Penguin Random House Verlagsgruppe, München 2022.
Haag, A.: Medizin ohne Menschlichkeit – »Wiedergutmachung« nach 40 Jahren, in: Thom/Rapoport 1989, S. 289–292.
Hachmeister, L.: Heideggers Testament, Ullstein Taschenbuch, Berlin 2015.
Hackethal, J.: Auf Messers Schneide, Rowohlt Verlag, Reinbek bei Hamburg 1976.
Hagen, W.: Auftrag und Wirklichkeit. Sozialarzt im 20. Jahrhundert, Werk-Verlag Dr. Edmund Banaschewski, München-Gräfelfing 1978.
Hahn, J.: Grawitz, Genzken, Gebhardt. Drei Karrieren im Sanitätsdienst der SS, Klemm & Oelschläger, Münster 2008.
Hall Kelly, M.: Und am Ende werden wir frei sein, Limes/Random House, München 2016.
Hamann, M.: Die Morde an polnischen und sowjetischen Zwangsarbeitern in deutschen Anstalten, in: Beiträge zur Nationalsozialistischen Gesundheits- und Sozialpolitik Nr. 1, Rotbuch Verlag, Berlin (West) 1985, S. 121–187.
Hanauske-Abel, H.: Begriffshülsen und windige Worte wie »Frieden« und »Humanismus«, in: FR vom 10.12.1988.
Harding, Th.: Hanns und Rudolf. Der deutsche Jude und die Jagd nach dem Kommandanten von Auschwitz, Deutscher Taschenbuch Verlag, München 2014.
Härtling, P.: Leben lernen. Erinnerungen, Kiepenheuer & Witsch, Köln 2003.
Hedrich, M.: Medizin und Kolonialismus, in: Zimmerer/Todzi 2021, S. 197–212.
Hein, B.: Elite für Volk und Führer? Oldenbourg Verlag, München 2002.
Hilberg, R.: Die Vernichtung der europäischen Juden, Fischer Taschenbuch Verlag, Frankfurt am Main 1999.
Hillenbrand, K.: Anatomie eines Leichenschänders, in: taz vom 13.5.2019.
Hinz-Wessels, A.: Das RKI unter der NS-Diktatur, in: Hulverscheidt/Laukötter 2009, S. 67–88.
Hinz-Wessels, A.: Tiergartenstraße 4. Schaltzentrale der nationalsozialistischen »Euthanasie«-Morde, Ch. Links Verlag, Berlin 2015.
Hinz-Wessels, A.: Das Robert-Koch-Institut im Nationalsozialismus, Kulturverlag Kadmos, Berlin 2021.
Hinz-Wessels, A.: Das Robert-Koch-Institut im Nationalsozialismus, in: RKI (Hrsg.), Erinnerungszeichen, Museum im RKI, Berlin 2022.

Hirt, O.: Lebensbild. Generaloberstabsarzt a.D. Prof. Dr. Handloser gestorben, in: Münchener Medizinische Wochenschrift 96: 1954, S. 1260f.
Historische Kommission bei der Bayerischen Akademie der Wissenschaften (Hrsg.): Neue deutsche Biographie, Duncker & Humblot, Berlin (West) 1982.
Hoff, F.: Erlebnis und Besinnung, Verlag Ullstein, Berlin (West) u.a. 1971.
Hoffmann, H.: Erinnerungen, Suhrkamp Verlag, Frankfurt am Main 2003.
Hoffmann, R.: »Friede ist zugleich mein Tod«, in: Spiegel Geschichte (Der deutsche Kolonialismus) Nr. 2: 2021, S. 75–79.
Hoffmann, U.: »Das ist wohl ein Stück verdrängt worden ...«, in: Leo/Reif-Spirek 2001, S. 51–66.
Holdorff, B.: Neurologie und Rassismus unter dem Nationalsozialismus, in: Thom/Rapoport 1989, S. 131–133.
Holl, Th.: Höckes Losung, in: FAZ vom 14.9.2023.
Hommel, A./Thom, A.: Verbrecherische Experimente in den Konzentrationslagern, in: Thom, A./Caregorodcev, G.I. (Hrsg.), Medizin unterm Hakenkreuz, VEB Verlag Volk und Gesundheit, Berlin (DDR) 1989, S. 383–400.
Honnigfort, B.: »Verdienter Arzt des Volkes« unter Verdacht oder: Eine Stadt windet sich, in: FR vom 16.3.2000.
Honnigfort, B.: Eine »Verdiente Ärztin des Volkes« und viele tote Patientinnen, in FR vom 16.4.2003.
Horsinga-Renno, M.: Der Arzt von Hartheim, Rowohlt Taschenbuch Verlag, Reinbek bei Hamburg 2008.
Huber, W.: Dem Rad in die Speichen greifen, in: chrismon Nr. 4: 2020, S. 24.
Huebschmann, H.: Geschichtliche Bedingungen medizinischer Verbrechen in Deutschland und Ansätze, wie dem zu begegnenn wäre, in: Baader/Schultz 1980, S. 202–208.
Huhnke, B.: Der Alp, der Ms. Miller heimsucht: Blauspritze, Vergewaltigung, Angst vorm Ertrinken, in: FR vom 2.1.2002.
Hulverscheidt, H./Laukötter, A. (Hrsg.): Infektion und Institution, Wallstein Verlag, Göttingen 2009.
Husen, M.: Ärzte der Waffen-SS. GRIN Publishing, München 2023.
Jachertz, N.: Eine finstere Geschichte, in: Deutsches Ärzteblatt 100: 2003, S. B 2078–2082.
Jachertz, N.: Rosemarie Albrecht. Nachschrift, in: Deutsches Ärzteblatt vom 29.5.2009.
Jachertz, N.: Heroische Therapien, ausgelieferte Patienten, in: Deutsches Ärzteblatt 109: 2012, S. C 1484–1486.
Jachertz, N.: Auf der Suche nach Tätertypen, in: Deutsches Ärzteblatt 116: 2019, S. C 719–721.
Jenssen, A., u.a.: Georg F. Nicolai (1874–1964) – Der Versuch eines »naturwissenschaftlichen Pazifismus«, in: Ruprecht/Jenssen 1991, S. 161–175.
Jütte, R.: Historische Medizin. Zum Tod von Wolfgang U. Eckart, in: FAZ vom 18.8.2021.
Kaiser, St./Paulsen, F./Hildebrandt, S.: Die Anatomische Gesellschaft im Nati-

onalsozialismus und in der Nachkriegszeit, in: Krischel u.a. 2016, S. 85–102.
Kaiser, W./Völker, A.: Die faschistischen Strömungen an der Medizinischen Fakultät der Universität Halle, in: Thom/Spaar 1983, S. 53–67.
Kantorowicz, A.: Der Reichstagsbrand: Auftakt zur Weltbrandstiftung, in: Friedrich, Th. (Hrsg.), 1933. Ein Lesebuch, LitPol Verlagsgesellschaft, Berlin (West) 1980, S. 91–101.
Kater, M. H.: The Burden of the Past: Problems of a Modern Historiography of Physicians and Medicine in Nazi Germany, in: German Studies Review 10: 1987, S. 29–56.
Kater, M.H.: Ärzte als Hitlers Helfer, Europa Verlag, Hamburg/Wien 2000.
Kaul, F. K.: Die Psychiatrie im Strudel der »Euthanasie«, Europäische Verlagsanstalt, Frankfurt am Main 1979.
Kempner, R.M.W.: SS im Kreuzverhör, Franz Greno, Nördlingen 1987.
Kieta, M.: Das Hygiene-Institut der Waffen-SS und Polizei in Auschwitz, in: Die Auschwitz-Hefte (Hrsg. Hamburger Institut für Sozialforschung), Band 1, Beltz Verlag, Weinheim/Basel 1987, S. 213-217.
Kimmel, G.: Das Konzentrationslager Dachau, in: Broszat, M./Fröhlich, E. (Hrsg.), Bayern in der NS-Zeit, II. Teil A; Oldenbourg Verlag, München/Wien 1979, S. 349–413.
Klee, E.: Euthanasie, in: Die Zeit vom 7.3.1986.
Klee, E.: Morden und Heilen, in: Die Zeit vom 18.4.1986.
Klee, E.: Nichts als Nächstenliebe, in: Die Zeit vom 27.3.1987.
Klee, E.: Was sie taten – Was sie wurden, Fischer Taschenbuch Verlag, Frankfurt am Main 1986.
Klee, E.: »Auf geht‘s zum fröhlichen Jagen!« In: Die Zeit vom 4.2.1994.
Klee, E.: Auschwitz, die NS-Medizin und ihre Opfer, S. Fischer Verlag, Frankfurt am Main 1997.
Klee, E.: »Wohltäter der Menschheit«, in: Die Zeit vom 3.2.2000.
Klee, E.: Deutsche Medizin im Dritten Reich. Karrieren vor und nach 1945, S. Fischer Verlag, Frankfurt am Main 2001.
Klee, E.: Goethe wäre zur Zwangssterilisierung verurteilt worden, in: FR vom 18. 12. 2001.
Klee, E.: Das Personenlexikon zum Dritten Reich, S. Fischer Verlag, Frankfurt am Main 2003.
Klee, E.:«Euthanasie« im Dritten Reich, Fischer Taschenbuch Verlag, Frankfurt am Main 2018.
Klemperer, V.: Ich will Zeugnis ablegen bis zum letzten. Tagebücher 1942–1945, Band II, Aufbau-Verlag, Berlin 1995.
Klieme, J.: Die Neuerkeröder Anstalten in der Zeit des Nationalsozialismus, Selbstdruck, Sickte-Neuerkerode 1984.
Klußmann, U.: Rasse und Raum, in: Spiegel Geschichte Nr.2: 2021, S. 122–127.
Klußmann, U.: Von der Musterkolonie zum Massaker, in: Spiegel Geschichte Nr. 2: 2021, S. 83–92.
Knaurs Lexikon, Th. Knaur Nachf. Verlag, Berlin 1939.

Knöfel, U.: Sonnenschirme der Sehnsucht, in: Der Spiegel Nr. 43: 2013, S. 143f.
Koch, G.: Professor Otmar von Verschuer zum Gedächtnis, in: Ärztliche Praxis 100: 1969, S. 5698ff. [Sonderdruck]
Koeppen, W.: Die Last der verlorenen Jahre, in: Treichel, H.-U. (Hrsg.), Wolfgang Koeppen. »Einer schreibt«. Gespräche und Interviews, Suhrkamp Verlag, Frankfurt am Main 1995, S. 208–220.
Kogon, E.: Der SS-Staat, Wilhelm Heyne Verlag, München 1999, 37. Aufl.
Kogon, E./Langbein, H./Rückert, A., u.a.: Nationalsozialistische Massentötungen durch Giftgas, Fischer Taschenbuch Verlag, Frankfurt am Main 1986.
Kohl, W.: »Ich fühle mich nicht schuldig«, Paul Zsolnay Verlag, Wien 2000.
Kolb, U.: Die ethisch qualifizierte Hand am Gashahn, in: FR vom 21.3.1987.
Kolonial-Abteilung des Auswärtigen Amts (Hrsg.): Medizinal-Berichte über die Deutschen Schutzgebiete 1904/05, Ernst Siegfried Mittler u. Sohn, Berlin 1907.
Kolonial-Abteilung des Auswärtigen Amts (Hrsg.): Medizinal-Berichte über die Deutschen Schutzgebiete 1903/04, Ernst Siegfried Mittler u. Sohn, Berlin 1905.
Komenda, J.: Frauen im Revier von Birkenau, in: Auschwitz-Hefte, Bd. 1, S. 185–197.
Konzelmann, G.: Afrika, Deutsche Verlags-Anstalt, Stuttgart 1979.
Köper, C.R.: Das kurze Leben der Sonja Okun, Brandes & Apsel, Frankfurt am Main 2007.
Kretz, H.: Wiedergutmachung geboten [Leserbrief], in: Deutsches Ärzteblatt 108: 2011, S. C 631.
Krischel, M./Schmidt, M./Groß, D. (Hrsg.): Medizinische Fachgesellschaften im Nationalsozialismus, LIT Verlag, Münster 2016.
Kröger, E.: Lauter Fragen, die ihnen keiner beantwortet, in: FAZ vom 7.3.2023.
Kudlien, F.: Ärzte im Nationalsozialismus, Kiepenheuer & Witsch, Köln 1985.
Kudlien, F.: Probleme und Aspekte eines ärztlichen Widerstands gegen das »Dritte Reich«, in: Bussche, H. van den (Hrsg.), Anfälligkeit und Resistenz. Medizinische Wissenschaft und politische Opposition im »Dritten Reich«, Dietrich Reimer Verlag, Berlin/Hamburg 1990, S. 55–77.
Kudlien, F.: Formen ärztlicher Humanität im Dritten Reich, in: Rupprecht, T.M./Jenssen, C. (Hrsg.), Äskulap oder Mars? Donat Verlag, Bremen 1991, S. 349–358.
Kühl, St.: Ganz normale Organisationen. Zur Soziologie des Holocaust, Suhrkamp Verlag, Berlin 2014.
Kühne, Th.: Dämonisierung, Viktimisierung, Diversifizierung, in: Wrochem, O. von (Hrsg.), Nationalsozialistische Täterschaften, Metropol Verlag, Berlin 2016, S. 32–55.
Kühsel-Hussaini, M.: Emil. Roman, Klett-Cotta, Stuttgart 2022.
Kuntz, B./Jenss, H.: Frankfurter Charakterköpfe, Hentrich & Hentrich Verlag, Berlin/Leipzig 2023.
Lang, J. von: Der Adjutant. Karl Wolff: Der Mann zwischen Hitler und Himmler, Ullstein-Verlag, Frankfurt am Main/Berlin (West) 1989.
Lang, H.-J.: Eine Schädelstätte moderner Forschung, in: FAZ vom 20.2.2019.

Laukötter, A.: Die Beteiligung von Mitarbeitern des Robert-Koch-Instituts an Verbrechen gegen die Menschlichkeit – tropenmedizinische Menschenversuche im Nationalsozialismus, in: Hulverscheidt/Laukötter 2009, S. 147–168.
Lehberger, R.: Die Schmidts, Atlantik im Hoffmann und Campe Verlag, Hamburg 2020.
Leidinger, F.: Vom Krankenmord zum Holocaust. Die Ermordung der polnischen Psychiatriepatientinnen und -patienten unter deutscher Besatzung im Zweiten Weltkrieg, in: Beiträge zur Geschichte der nationalsozialistischen Verfolgung in Norddeutschland Nr. 17, Edition Temmen, Bremen 2016, S. 65ff.
Leithäuser, J.: Wilhelm Leuschner, Bund-Verlag, Köln 1962.
Lemmens, F.-J.: Leipziger Ärzte im antifaschistischen Widerstand 1933–1945, In: Ruprecht/Jenssen 1991, S. 380–383.
Leo, A.: Schwieriger Nachlass, in: Leo/Reif-Spirek 2001, S. 259–276.
Leo, A./Reif-Spirek, P. (Hrsg.): Vielstimmiges Schweigen, Metropol Verlag, Berlin 2001.
Lepp: Kein Nachteil für Arzt, der Mitarbeit ablehnte, in: FAZ vom 18.4.1986.
Leppert, N.: Bisher war immer ein Attest zur Hand, in: FR vom 29.1.1986.
Lettow, F.: Arzt in den Höllen, Wilhelm Heyne Verlag, München 2001.
Leven, K.-H.: Geschichte der Medizin, Verlag C.H. Beck, München 2008.
Leven, K.-H.: Wie die NS-«Euthanasie« [Leserbrief], in: FAZ vom 4.10. 2014.
Leyendecker, B./Klapp, B.: Deutsche Hepatitisforschung im Zweiten Weltkrieg, in: Ärztekammer Berlin (Hrsg.), Der Wert des Menschen, Edition Hentrich, Berlin (West) 1989, S. 261–293.
Lichtwarck-Aschoff, M.: Robert Kochs Affe. Der grandiose Irrtum des berühmten Seuchenarztes, Hirzel Verlag, Stuttgart 2021.
Lienert, M./Heidel, C.-P.: Rainer Fetscher (1895–1945), in: Ärzteblatt Sachsen Nr.1: 2010, S. 27–29.
Lifton, J.R.: Ärzte im Dritten Reich, Klett-Cotta, Stuttgart 1988.
Lindner, R., u.a.: Entwicklungen nach der Liberalisierung von Sterbehilfe, in: Deutsches Ärzteblatt 120: 2023, S. 403f.
Lingens-Reiner, E.: Prisoners of Fear, Victor Gollancz Lmt., London 1948.
Locher, T./Saß, H.-M.: Handbuch der Deutschen Burschenschaften, Ludwig Wagner Verlag, Bad Nauheim 1964.
Lohmann, H.-M.: Alexander Mitscherlich, Rowohlt Taschenbuch Verlag, Reinbek bei Hamburg 1987.
Longerich, P.: Heinrich Himmler. Biographie, Siedler Verlag/Random House, München 2010.
Lü, Y.: Generalfeldmarschall Alfred Graf von Waldersee, in: Zimmerer/Todzi 2021, S. 129–143.
Lucke, J.: Zwanzig Jahre lebte er in Paris unter Brücken, in: Ärzte-Zeitung vom 24.10.1990.
Lüth, P.: Die Leiden des Hippokrates oder Medizin als Politik, Luchterhand Verlag, Darmstadt/Neuwied 1975.
Luther, E.: Das Schicksal der Zeitschrift »Ethik« – ein Beispiel für die Unver-

einbarkeit von Humanismus und Kriegsvorbereitung, in: Thom/Rapoport 1989, S. 285–288.
Magnus, G.: Fritz König zum 75. Geburtstag, in: Zentralblatt für Chirurgie 68: 1941, S. 962f.
Maimann, H./Mattl, S.: Die Kälte des Februar. Österreich 1933–1938, Junius Verlag und Verlag der Wiener Volksbuchhandlung, Wien 1984.
Mannweiler, E.: Geschichte des Instituts für Schiffs- und Tropenkrankheiten in Hamburg, 1900–1945, Goecke & Evers, Keltern-Weiler 1998.
Markovic, A.: Kennen Sie eigentlich Otto Krayer? In: Hessisches Ärzteblatt Nr. 10: 2018, S. 603.
Marquart, K.-H.: Karl Lempp. Verantwortlich für Zwangssterilisierungen und »Kindereuthanasie«, in: Abmayr, H.G. (Hrsg.), Stuttgarter NS-Täter, Schmetterling Verlag, Stuttgart 2009, S. 101–107.
Maršálek, H.: Die Geschichte des Konzentrationslagers Mauthausen, edition mauthausen, Wien 2006, 4. Aufl.
Masebo, O.: Epistemologische Leerstellen in den verflochtenen Geschichten Tansanias und Deutschlands, in: Zimmerer/Todzi 2021, S. 549–565.
Masuhr, K.F./Aly, G.: Der diagnostische Blick des Gerhard Kloos, in: Beiträge zur Nationalsozialistischen Gesundheits- und Sozialpolitik Nr. 2, Rotbuch Verlag, Berlin (West) 1985, S. 81–106.
Maxwill, P.: Galerie des Grauens, in: Der Spiegel Nr.4: 2023, S. 39.
Mayr, W.: Vom Hakenkreuz zum Ehrenkreuz, in: Der Spiegel Nr. 12: 2000, S. 181–186.
Meyer, W.: Ein Wutanfall Hitlers ebnete den Weg, in: FAZ vom 20.10.2012.
Meyers Taschenlexikon Geschichte, Band 5, Meyers Lexikonverlag, Mannheim 1982.
Mitscherlich, A./Mielke, F.: Das Diktat der Menschenverachtung, Verlag Lambert Schneider, Heidelberg 1947.
Mitscherlich, A./Mielke, F.: Medizin ohne Menschlichkeit, Fischer Taschenbuch, Frankfurt am Main 1981, 6. Aufl.
Morath, K.: Der einsame Tod des Nazi-Arztes, in: FR vom 15.11.2018.
Müller-Hill, B.: Tödliche Wissenschaft, Rowohlt Taschenbuch Verlag, Reinbek bei Hamburg 1985.
Münz, J.: Die Medizin in den Konzentrationslagern, in: Thom/Rapoport 1989, S. 66–71.
Naumann, B.: Auschwitz, Fischer-Athenäum, Frankfurt am Main 1968 [Nachdruck 1993].
Naumann, B.: »Der Ort ist uns nahegerückt«, in: Fritz Bauer Institut 2004, S. 766–774.
Nees, K.: »Chreutzfeldt, eine Ausnahme unter den Psychiatern des Dritten Reiches« [Rezension], in: Kieler Nachrichten vom 3.4.2021.
Nefeklus, T.: Zum Bonhoeffer-Gutachten im Fall Lubbe, in: Internationales Ärztliches Bulletin Nr. 2: 1934, S. 21–23.
Nicolaysen, R.: Kolonialanspruch und Vehikel für die Universität, in: Zimmerer,

J./Todzi, K.S. (Hrsg.), Hamburg: Tor zur kolonialen Welt, Wallstein Verlag, Göttingen 2021, S. 163–179.
Niedermeyer, A.: Zur Sozialen Hygiene von Schwangerschaft, Geburt und Wochenbett, Verlag Wilhelm Maudrich, Wien 1949.
Niekisch, E.: Das Reich der niederen Dämonen, Rowohlt Verlag, Hamburg 1953.
Nissen, R.: Helle Blätter – dunkle Blätter, ecomed verlagsgesellschaft, Landsberg 2001.
Nuhn, C.: Die psychiatrische Anstalt Eichberg und ihre Direktoren 1938–1945, in: Thom/Rapoport 1989, S. 209–212.
Nyiszli, M.: Auschwitz. A Doctor's Eyewitness Account, Penguin Books, London 2012 [Erstausgabe 1960].
Oberstes Gericht (DDR) vom 25. März 1966, Urteil: Gerechte Strafe für Verbrechen gegen die Menschlichkeit, in: Neue Justiz (DDR) 20: 1966, S. 193–206.
Ohler, N.: Der totale Rausch, Kiepenheuer & Witsch, Köln 2019.
Orth, B. (Hrsg.): Gestapo im OP, Lukas Verlag, Berlin 2013.
Otto, J.H.: Brief aus China, in: Münchener Medizinische Wochenschrift 84: 1937, S. 974f.
Padtberg, C.: Das Schöne im Hässlichen, in: Der Spiegel Nr. 28: 2023, S. 115.
Paech, N./Stuby, G.:Völkerrecht und Machtpolitik in den internationalen Beziehungen, VSA: Verlag, Hamburg 2001.
Paul, E.: Ein Sprechzimmer der Roten Kapelle, Militärverlag der Deutschen Demokratischen Republik, Berlin (DDR) 1987, 3. Aufl.
Pearle, K.M./Leibfried, St.: Frankenthal, K.: Der dreifache Fluch: Jüdin, Intellektuelle, Sozialistin, Campus Verlag, Frankfurt/New York 1981.
Peiffer, J.: Hirnforschung im Zwielicht: Beispiele verführbarer Wissenschaft aus der Zeit des Nationalsozialismus, Matthiesen Verlag, Husum 1997.
Percival, R.V.: Lebendfrisches aus Auschwitz, in: Die Zeit vom 14.4.1989.
Peter, J.: Der Nürnberger Ärzteprozess, LIT Verlag, Münster/Hamburg 1994.
Platen-Hallermund, A.: Die Tötung Geisteskranker in Deutschland, Mabuse-Verlag, Frankfurt am Main 2023 [Erstveröffentlichung 1948].
Pomplun, J.-Ph.: Deutsche Freikorps, Vandenhoeck & Ruprecht, Göttingen 2023.
Popp, M.: »Es ist, als hätten wir nie existiert«, in: Der Spiegel Nr. 45: 2022, S. 102–104.
Posner, G.L./ Ware, J.: Mengele. The Complete Story, McGraw-Hill Book Company, New York u.a. 1986.
Pross, Chr.: Die »Machtergreifung« am Krankenhaus, in: Deutsches Ärzteblatt 86: 1989, S. A 1105–1112 (Sonderdruck).
Pross, Chr.: Georg Groscurth (1904–1944) und Robert Havemann (1910–1982) – Der Traum von einem freiheitlichen Sozialismus und die deutsch-deutsche Geschichtsfälschung nach 1945, in: Ruprecht/Jenssen 1991, S. 385–403.
Przyrembel, A.: Im Bann des Bösen, S. Fischer Verlag, Frankfurt am Main 2023.
Raff, G.: Vater einer Familie von Blutzeugen, in: Stuttgarter Zeitung vom 28.3.2018.
Reichs-Kolonialamt (Abwicklungsamt; Bearbeiter): Sanitäts-Bericht über die Kaiserliche Schutztruppe für Südwestafrika während des Herero- und Hottentot-

tenaufstandes für die Zeit vom 1.1.1904 bis 31.3.1907, Zweiter Band, II. Statistischer Teil, Ernst Siegfried Mittler u. Sohn, Berlin 1920.
Reichs-Kolonialamt (Bearbeiter): Sanitäts-Bericht über die Kaiserliche Schutztruppe für Südwestafrika während des Herero- und Hottentottenaufstandes für die Zeit vom 1.1.1904 bis 31.3.1907, Erster Band, I. Administrativer Teil, Ernst Siegfried Mittler u. Sohn, Berlin 1909.
Reichskolonialamt (Hrsg.): Medizinal-Berichte über die Deutschen Schutzgebiete 1905/06, Ernst Siegfried Mittler u. Sohn, Berlin 1907.
Reichs-Kolonialamt (Hrsg.): Medizinal-Berichte über die Deutschen Schutzgebiete für das Jahr 1908/09, Ernst Siegfried Mittler u. Sohn, Berlin 1010.
Reichs-Kolonialamt (Hrsg.): Medizinal-Berichte üder die Deutschen Schutzgebiete für das Jahr 1909/10, Ernst Siegfried Mittler u. Sohn, Berlin 1911.
Reichs-Kolonialamt (Hrsg.): Medizinal-Berichte über die Deutschen Schutzgebiete für das Jahr 1910/11, Ernst Siegfried Mittler u. Sohn, Berlin 1913.
Reichs-Kolonialamt (Hrsg.): Medizinal-Berichte über die Deutschen Schutzgebiete für das Jahr 1911/12, Ernst Siegfried Mittler u. Sohn, Berlin 1915.
Reif-Spirek, P.: Später Abschied von einem Mythos, in:Leo, A./Reif-Spirek, P. (Hrsg.), Vielstimmiges Schweigen, Metropol Verlag, Berlin 2001, S. 21–50.
Renn, L.: Anstöße in meinem Leben, Aufbau-Verlag, Berlin (DDR)/Weimar 1982.
Richter, M.: Von Seilschaften und Netzwerken: Die Abteilung Gesundheitswesen und die Gesundheitspolitik, in: Bösch/ Wirsching 2018, S. 536–579.
Richter, M.: »Aber ich habe mich nicht entmutigen lassen.« Maria Daelen – Ärztin und Gesundheitspolitikerin im 20. Jahrhundert, Wallstein Verlag, Göttingen 2019.
Richter-Kuhlmann, E.: Gesetzliche Regelung gescheitert, in: Deutsches Ärzteblatt 120: 2023, S. B 1080f.
Riebsamen, H.: Strafsache gegen Mulka in zwei dicken Bänden, in: FAZ vom 7.11.2013.
Riebsamen, H.: Feier mit einer außergewöhnlichen Frau, in: FAZ vom 20.7.2015.
Roelcke, V.: Nicht nur Pflegeanstalten an Tötung Kranker beteiligt [Leserbrief], in: FAZ vom 20.8.1999.
Rose, G.: Deutsche Ärzte in China, in: Die medizinische Welt 12: 1938, S. 1316–1320.
Rösser, M.: Die Firma Wilkins & Wiese in Neu-Hornow, in: Bechhaus-Gerst u.a. 2022, S. 128–147.
Roth, K. H.: Großhungern und Gehorchen, in: Ebbinghaus, A./Kaupen-Haas, H./ Roth, K. H. (Hrsg.), Heilen und Vernichten im Mustergau Hamburg, Konkret Literatur Verlag, Hamburg 1984, S. 109–146.
Roth, K. H.: Filmpropaganda für die Vernichtung der Geisteskranken und Behinderten im »Dritten Reich«, in: Beiträge zur Nationalsozialistischen Gesundheits- und Sozialpolitik Nr. 2, Rotbuch Verlag, Berlin (West) 1985, S. 125–193.
Roth, K. H.: Tödliche Höhen: Die Unterdruckkammer-Experimente im Konzentrationslager Dachau und ihre Bedeutung für die luftfahrtmedizinische Forschung des »Dritten Reichs«, in: Ebbinghaus/Dörner 2001, S. 110–151 u. 621f.

Ruff, S./Strughold, H.: Grundriss der Luftfahrtmedizin (3. Aufl. erweitert von S. Ruff), Johann Ambrosius Barth, München 1957.
Runge, H.: Ein hervorragender Arzt [Leserbrief], in: Deutsches Ärzteblatt 100: 2003, S. B 1660.
Ruprecht, Th. M.: »Denkende Soldaten sind die schlechtesten«, in: taz vom 30.1.1990.
Ruprecht, Th. M./ Jenssen, C. (Hrsg.): Äskulap oder Mars? Donat Verlag, Bremen 1991.
Ruprecht, Th. M.: Ein letztes Aufbäumen der Vernunft – Gaskriegsdebatte, Amsterdam-Bewegung und die Ärztliche Internationale gegen Krieg und Faschismus in den dreißiger Jahren, in: Ruprecht/Jenssen 1991, S. 261–299.
Salomon, E. von: Der Fragebogen, Rowohlt Verlag, Reinbek bei Hamburg 1961.
Sandner, P.: Verwaltung des Krankenmordes, Psychosozial-Verlag, Gießen 2003.
Santos, A. dos: Euthanasie und Rassenhygiene in Bremen, in: taz vom 29.2.1988.
Scheurmann, E. (Hrsg.): Samoa. Ein Bilderwerk, Selbstverlag, Horn in Baden o. J. [1926].
Schleiermacher, S./Schagen, U.: Rekonstruktion und Innovation (1949–1961), in: Bleker, J./Hess, V. (Hrsg.), Die Charité, Akademie Verlag, Berlin 2010.
Schley, F.: Die Verteidigung, dtv Verlagsgesellschaft, München 2023.
Schmidt, U.: Hitlers Arzt Karl Brandt, Aufbau Verlag, Berlin 2009.
Schmiedebach, H.-P.: Der Arzt als omnipotenter Kämpfer – zur Militarisierung in der Medizin vor 1933, in: Thom/Rapoport 1989, S. 160–163.
Schmoll, H.: Besonnene Debatte über den Tod, in: Frankfurter Allgemeine Zeitung (FAZ) vom 7.7.2023.
Schmoll, H.: Besonders sichtbare Pannen, in: FAZ vom 15.8.2023.
Schmuhl, H.-W.: Die Patientenmorde, in: Ebbinghaus/Dörner 2001, S. 295–357.
Schmuhl, H.-W.: »Euthanasie« und Krankenmord, in: Jütte, R., Medizin und Nationalsozialismus, Wallstein Verlag, Göttingen 2011, S. 214–255.
Schneck, P.: Das Schicksal der sozialen Gynäkologie in der Zeit des Faschismus in Deutschland, in: Thom, A./Spaar, H. (Hrsg.): Medizin im Faschismus, Symposium-Protokoll, Berlin (DDR) 1983, S. 148–157.
Schneider, K.: »Ich bin doch keine Massenmörderin«, in: Stern.de vom 28.8.2004.
Schreiber, J.: Ein Maler aus Deutschland, Piper Verlag, München 2020, 5. Aufl.
Schubert, H.: Judasfrauen, Luchterhand Verlag, Frankfurt am Main 1990.
Schult, J.: Bessere Bildung »för lütte Lüüd«, VSA: Verlag, Hamburg 2023.
Schultz, U.: Soziale und biographische Bedingungen medizinischer Verbrechen, in: Baader, G./Schultz,U. (Hrsg.), Medizin und Nationalsozialismus, Verlagsgesellschaft Gesundheit, Berlin (West) 1980, S. 184–201.
Schultz, U.: Dichtkunst, Heilkunst, Forschung: Der Kinderarzt Werner Catel, in: Beiträge zur Nationalsozialistischen Gesundheits- und Sozialpolitik Nr. 2, Rotbuch Verlag, Berlin (West) 1985, S. 107–124.
Schulz, M.: Dr. John Rittmeister – Nervenarzt und Widerstandskämpfer, in : Thom/ Rapoport 1989, S. 293–196.
Schulz, M.: John Rittmeister (1898–1943) – Ein Psychiater und Psychotherapeut

im Widerstand gegen den Nationalsozialismus, in: Ruprecht/Jenssen 1991, S. 361–369.
Schumann, G.: Kaiserstraße. Der deutsche Kolonialismus und seine Geschichte, PapyRossa Verlag, Köln 2021.
Schütz, M.: Vier Ermittlungen und ein Verdienstkreuz, in: Medizin, Gesellschaft, Geschichte Nr. 38, Franz Steiner Verlag, Stuttgart 2020. S. 145–179.
Segev, T.: Simon Wiesenthal. Die Biographie, Siedler Verlag, München 2010.
Seidel, R./Sueße, Th.: Werkzeuge der Vernichtung. Zum Verhalten von den Verwaltungsbeamten und Ärzten bei der »Euthanasie«, in: Frei, N. (Hrsg.), Medizin und Gesundheitspolitik in der NS-Zeit, Oldenbourg Verlag, München 1991, S. 253–264.
Selchow, B. v.: Hundert Tage aus meinem Leben, Koehler & Amelang, Leipzig 1936.
Selg, P.: Heilpädagogik oder »Kindereuthanasie«? Verlag des Ita Wegman Instituts, Tübingen 2021.
Senger, V.: Kaiserhofstraße 12, Deutscher Taschenbuch Verlag, München 1996, 2. Aufl.
Silva, E.: Die Not der deutschen Jungärzte, in: Internationales Ärztliches Bulletin 5: 1938, S. 29f.
Sofsky, W.: Die Ordnung des Terrors: Das Konzentrationslager, Fischer Taschenbuch Verlag, Frankfurt am Main 2004, 4. Aufl.
Sörgel, H.: Ärzte brauchen Grenzen. Memoriam Alice Platen, in: IPPNW forum Nr. 124: 2010, S. 12f.
Speicher, St.: Durchlöcherte Grenzen, in: Süddeutsche Zeitung (SZ) vom 28.4.2009.
Spinney, L.: 1918. Die Welt im Fieber. Wie die Spanische Grippe die Welt veränderte, Piper Verlag, München 2022, 3. Aufl.
Stein, R.: Eine Begegnung mit deutscher Vergangeheit, in: Die Neue Ärztliche (DNÄ) vom 16.8.1988.
Steinbach, P.: Gegen die Verhakenkreuzung des Kreuzes, in: FAZ vom 5.5.2015.
Steiner, F.: Die AfD in Thüringen: Völkischer Nationalismus als Programm, in: Hoff, B.-J. (Hrsg.), Neue Wege gehen. Wie in Thüringen gemeinsam progressiv regiert wird, VSA: Verlag, Hamburg 2023, S. 88–97.
Steude, K.: Leipziger Ärzte im antifaschistischen Widerstandskampf, in: Thom/Spaar 1983, S. 298–307.
Stöckle, Th.: Grafeneck 1940, Silberburg-Verlag, Tübingen 2012.
Ströder, J.: Angeklagt wegen Polenfreundschaft, Verlag Herder, Freiburg 1985.
Sunderbrink, B.: Kolonialbewegung lokal, in: Bechhaus-Gerst u.a. 2022, S. 220–239.
Teller, Chr./ Hamann-Roth, M.: Ärztlicher Widerstand gegen Hitler, in: Deutsches Ärzteblatt 115: 2018, S. C 659.
Thadeusz, F.: »Spaltung der Bauchdecke«, in: Der Spiegel Nr. 6: 2018, S. 102f.
Theilhaber, A.: Glokales Lippe, in: Bechhaus-Gerst u.a. 2022, S. 168–188.
The Lancet Commission on medicine, Nazism, and the Holocaust: historical evidence, implications for today, teaching for tomorrow, published online 8.11.23. www thelancet.com.

Thom, A./ Karbe, K.-H.: Henry Ernest Sigerist (1891–1957). Ausgewählte Texte, Johann Ambrosius Barth, Leipzig 1980.

Thom, A./ Rapoport, S. (Hrsg.): Das Schicksal der Medizin im Faschismus, Internationales wissenschaftliches Symposium europäischer Sektionen der IPPNW 17.–20. November 1988, Erfurt/Weimar DDR, Jungjohann Verlagsgesellschaft, Neckarsulm/ München 1989.

Thom, A./Spaar, H. (Hrsg.): Medizin im Faschismus, Symposium-Protokoll, Berlin (DDR) 1983.

Thomann, K.-D.: Otmar Freiherr von Verschuer – ein Hauptvertreter der faschistischen Rassenhygiene, in: Thom/Spaar 1983, S. 36–52.

Todzi, K.S./Zimmerer, J.: Bismarck in Hamburg. Deutschlands höchstes Kolonialdenkmal, in: Zimmerer/Todzi 2021, S. 445–461.

Topp, S.: Geschichte als Argument in der Nachkriegsmedizin, V & R unipress, Göttingen 2013.

Trials of War Criminals before the Nuernberg Military Tribunals, The Medical Case, Vol. I. u. II, U.S. Government Printing Office, Washington, D.C. [o. J.].

Trials of War Criminals before the Nuernberg Military Tribunals, The Farben Case, Vol. VIII, U.S. Government Printing Office, Washington D.C. 1953.

Verzeichnis der deutschen Ärzte und Heilanstalten – Reichs-Medizinal-Kalender – Georg Thieme Verlag, Leipzig 1937.

Verzeichnis der Ärzte und Heilanstalten, Nachtrag 4: Ärzte im Reichsgau Sudetenland, Georg Thieme Verlag, Leipzig 1940.

Verzeichnis der deutschen und deutschsprachigen Ärzte, Zahnärzte, Tierärzte und Apotheker im Ausland, Georg Thieme Verlag, Leipzig 1933.

Verzeichnis der Ärzte und Heilanstalten der Ostmark, Nachtrag 6 zum Ärzteverzeichnis 1937, Georg Thieme Verlag, Leipzig 1941.

Vogel, Chr.: Rassenhygiene – Rassenideologie – Sozialdarwinismus: die Wurzeln des Holocaust, in: Friedrich/Matzow 1992, S. 11-31.

Völklein, U.: Josef Mengele – Der Arzt von Auschwitz, Steidl Verlag, Göttingen 1999.

Völklein, U.: Der »Märchenprinz«. Eduard Wirths: Vom Mitläufer zum Widerstand. Als SS-Arzt im Vernichtungslager Auschwitz, Haland & Wirth im Psychosozial-Verlag, Gießen 2006.

Vollmer, A./Keil, L.-B.: Stauffenbergs Gefährten, Hanser Verlag, Berlin 2013.

Vossen J.: Gesundheitsämter im Nationalsozialismus. Rassenhygiene und offene Gesundheitsfürsorge in Westfalen 1900–1950, Klartext Verlag, Essen 2001.

Wachsmann, N.: Die Geschichte der nationalsozialistischen Konzentrationslager, Siedler Verlag, München 2016.

Waldorf Astoria Zigarettenfabrik: Uniformen der Marine und Schutztruppen, München o.J. [Stand Mai 1914].

Walter, F.: Sozialistische Akademiker- und Intellektuellenorganisationen in der Weimarer Republik, Verlag J.H.W. Dietz Nachf., Bonn 1990.

Wanitschke, M. (Hrsg.): Quellen zur Geschichte Thüringens. Archivierter Mord. Der SED-Staat und die NS-»Euthanasie« – Verbrechen in Stadtroda, Erfurt 2005.

Weimann, Y.: Medizin und Kolonialismus, Walter de Gruyter, Berlin/Boston 2021.
Weindling, P. J.: Virologist and National Socialist, in: Hulverscheidt, M./Laukötter, A., Infektion und Institution, Wallstein Verlag, Göttingen 2009, S. 232–249.
Weinert, E.: Ein Lesebuch für unsere Zeit, Aufbau-Verlag, Berlin (DDR) 1983.
Weise, N.: Eicke. Eine SS-Karriere zwischen Nervenklinik, KZ-System und Waffen-SS, Ferdinand Schöningh, Paderborn u.a. 2013.
Weiss, P.: Die Ästhetik des Widerstands, Suhrkamp Verlag, Frankfurt am Main 1983.
Welzer, H.: Täter, S. Fischer Verlag, Frankfurt am Main 2005.
Wiedemann, Ch.: Den Schmerz der anderen begreifen, Propyläen/Ullstein Buchverlage, Berlin 2022.
Wolters, Chr.: Tuberkulose und Menschenversuche im Nationalsozialismus, Franz Steiner Verlag, Stuttgart 2011.
Wrochem, O. von (Hrsg.): Nationalsozialistische Täterschaften, Metropol Verlag, Berlin 2016.
Wunder, M./Genkel, I./Jenner, H.: Auf dieser schiefen Ebene gibt es kein Halten mehr. Die Alsterdorfer Anstalten im Nationalsozialismus, Verlag W. Kohlhammer, 3. überarbeitete Aufl., Stuttgart 2016.
Zechmeister, K.: Arzt und Weltanschauung, Akademie-Verlag, Berlin (DDR) 1972.
Ziegler, F./Rempe, G.: Klara Oppenheimer, Verlag Königshausen & Neumann, Würzburg 2017.
Zimmerer, J./Lage, J. zur: Kolonialkriegerverehrung in (post-)kolonialen Zeiten, in: Zimmerer/Todzi 2021, S. 531–546.
Zimmerer, J./Todzi, K.S. (Hrsg.): Hamburg: Tor zur kolonialen Welt, Wallstein Verlag, Göttingen 2021.
Zimmermann, S./Wieland, G.: Die Kinderfachabteilung Stadtroda/Thüringen unter der Leitung des Psychiaters Gerhard Kloos – ein Beispiel der faschistischen Vernichtungspolitik »lebensunwerten Lebens«, in: Thom/Rapoport 1989, S. 213–216.
Zimmermann, V.: Medizin in einer Universitätsstadt, Göttingen 1933–1945, in: Friedrich, H./Matzow, W. (Hrsg.), Dienstbare Medizin, Vandenhoeck & Ruprecht, Göttingen 1992.
Zofka, Z.: Der KZ-Arzt Josef Mengele. Zur Typologie eines NS-Verbrechers, in: Vierteljahrshefte für Zeitgeschichte 34: 1986, S. 245–267.

Danksagung

Ich danke Ilona Meurer-Wurzer, Limburg, für Internetrecherche, Hilfe bei der Literaturakquise, für Textbearbeitung und für die Erstellung der Register.

Ich danke Anne Elsner, Hamburg, für stetige Hilfe bei Computerproblemen und für Unterstützung bei PC-Malaisen (oft mit Hilfe von Zoom). Außerdem hat sie meine Fotowünsche erfüllt.

Heinz Grossmann, Kronberg, hat mir unermüdlich meine Fragen zu den studentischen Korporationen beantwortet und Unterlagen zur Verfügung gestellt. Am 22. Februar 2024 wurde er 90 Jahre alt. Werner Hillebrecht, Windhoek, Namibia, hat mich auf die Publikationen aus dem Reichskolonialamt hingewiesen und so wertvolle Informationen über die deutschen Kolonialärzte beigesteuert. Dafür danke ich sehr. Dr. Joseph Kuhn, München, und Wiebke Kneib, Hamburg, haben mit Literatur ausgeholfen. Ganz besonders dankbar bin ich Eva Zinke, Frankfurt am Main, für mannigfache Unterstützung, Hinweise und Materialien. Prof. Dr. Rainer Frentzel-Beyme, Bremen, danke ich besonders herzlich dafür, dass ich die Lebensgeschichte seines Großvaters, vor allem dessen Briefe, verwenden und zitieren durfte.

Namensregister

Gine Elsner bei VSA:

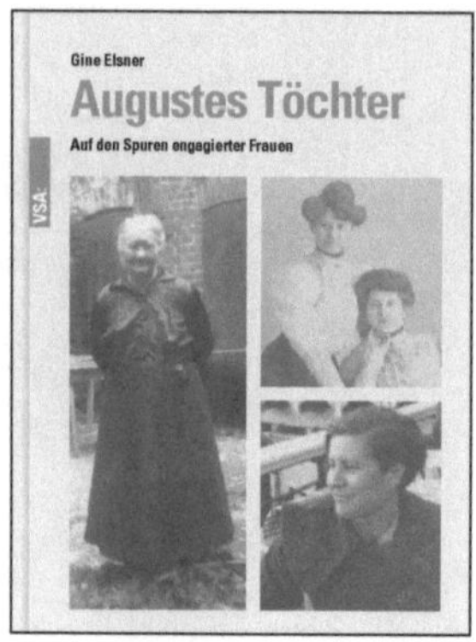

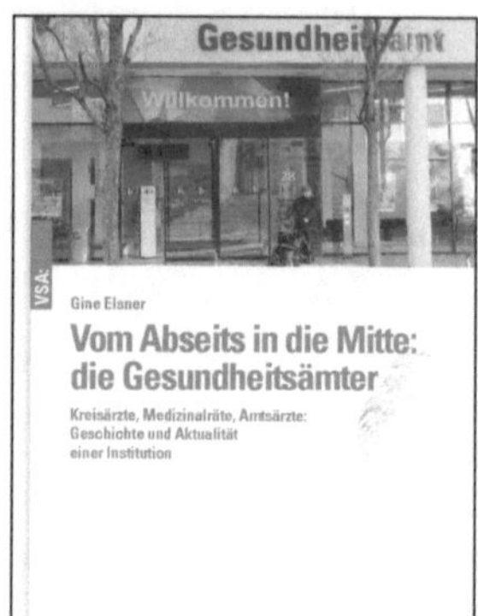

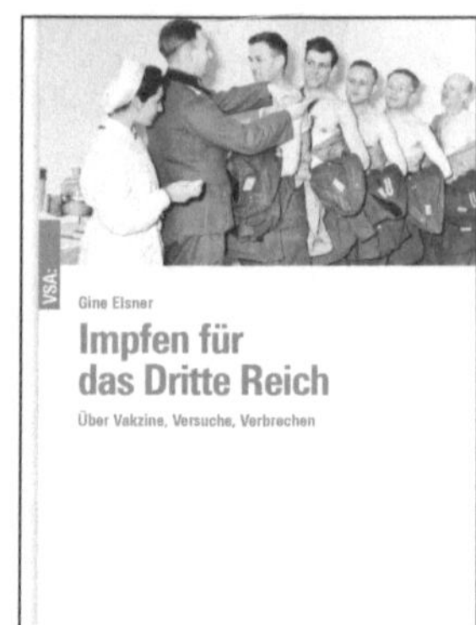

Gine Elsner
Augustes Töchter
Auf den Spuren engagierter Frauen
464 Seiten | Hardcover
mit Fotos | € 32.80
ISBN 978-3-96488-040-6
Das 20. Jahrhundert war auch das Jahrhundert der Frauen. Es brachte ihnen die Gleichberechtigung – aber auch viel Leid und Demütigung. Gine Elsner schildert Beispiele aus 150 Jahren Familiengeschichte, in denen Frauen das Überleben ihrer Angehörigen sicherten und für Fortschritt eintraten.

Gine Elsner
Vom Abseits in die Mitte: die Gesundheitsämter
Kreisärzte, Medizinalräte, Amtsärzte: Geschichte und Aktualität einer Institution
336 Seiten | Hardcover
€ 19.80
ISBN 978-3-96488-106-9
Lange Zeit gerieten die Gesundheitsämter ins Abseits, ihre Aufgaben wurden von den selbstständigen Ärzten übernommen. Seit dem Ausbruch der Corona-Pandemie rufen alle danach, die vernachlässigten und kaputt gesparten Gesundheitsämter besser auszustatten. Gine Elsner stellt die Funktion dieser gesundheitspolitischen Institution dar und zeichnet ihre Geschichte nach.

Gine Elsner
Impfen für das Dritte Reich
Über Vakzine, Versuche, Verbrechen
228 Seiten | Hardcover
mit Fotos | € 24.80
ISBN 978-3-96488-164-9
Die Erfolgsgeschichte des Impfens ist 225 Jahre alt. Aber die Geschichte hat auch Schattenseiten. Testungen mit neuen Impfstoffen bedürfen seit 1931 der Zustimmung der Testperson. Die NS-Ärzte scherten sich nicht darum. Vor allem die Wehrmacht brauchte dringend und schnell Impfstoffe gegen osteuropäische Seuchen.